Bernhard Voss

Körperspuren

Bernhard Voss

Körperspuren

Ursachen körperlicher
und psychischer
Symptome verstehen
und heilen

KÖSEL

Die Ratschläge und Übungen sind vom Autor und dem Verlag sorgfältig erwogen und geprüft worden. Sie bieten jedoch keinen Ersatz für kompetenten medizinischen Rat. Jede Leserin und jeder Leser ist für sein eigenes Handeln selbst verantwortlich. Alle Angaben in diesem Buch erfolgen daher ohne jegliche Gewährleistung oder Garantie seitens des Autors oder des Verlags. Eine Haftung des Autors bzw. des Verlags und seiner Beauftragten für Personen-, Sach- und Vermögensschäden ist ausgeschlossen.

Therapie unterliegt der Schweigepflicht. Deshalb sind alle Namen und einige entscheidende Details der Patientengeschichten geändert. Das betrifft Geschlecht, Alter, Orte sowie einige Szenen und Augenblicke. Gleichwohl sind alle Geschichten echt. Hinter jeder von ihnen stehen wahre Begebenheiten.

MIX
Papier | Fördert gute Waldnutzung
FSC® C147178
FSC
www.fsc.org

Penguin Random House Verlagsgruppe FSC® N001967

5. Auflage 2025

in der Penguin Random House Verlagsgruppe GmbH,
Neumarkter Str. 28, 81673 München
produktsicherheit@penguinrandomhouse.de
(Vorstehende Angaben sind zugleich Pflichtinformationen nach GPSR)

Umschlaggestaltung: Weiss Werkstatt München
Umschlagmotive: © Shutterstock.com (green_01, SilverCircle und Vector Goddes)
Illustrationen im Innenteil: Stefan Dangl (S. 92, 96, 114, 123, 142, 146, 154, 166, 176, 178, 192, 211, 247), Peter Hermes Furian/Shutterstock.com (S. 14)
Redaktion: Antje Korsmeier
Satz: Leingärtner, Nabburg
Druck und Bindung: Pixartprinting, Lavis
Printed in Italy
ISBN 978-3-466-31122-4
www.koesel.de

Für Leonie

Inhalt

Einleitung

Dieses Buch soll Ihnen helfen, Ihren Körper und damit sich selbst besser zu verstehen. Es folgt dabei zwei zentralen Thesen. Die erste These lautet, dass unsere Psyche ähnlichen anatomischen Gesetzmäßigkeiten unterliegt wie unser Körper. Die Psyche wird dabei als eigenständiges Organ betrachtet. Der Begriff Organ stammt aus dem Griechischen (organon) und bedeutet Werkzeug. Die inneren Organe dienen dem körperlichen Überleben, die Psyche hingegen vermittelt dem Organismus Erfahrungen mit der Welt und sich selbst. Während der Körper messbar ist, ist unsere Psyche erfahrbar. Auch in der Psyche gibt es ein Oben und Unten, ein Innen und Außen sowie verschiedene Tiefenebenen. Die psychische Anatomie ist, folgt man der These, genauso exakt beschreibbar, wie die medizinische Anatomie zum Beispiel Muskeln und Gelenke beschreibt. Wird die psychische Anatomie erst einmal verstanden, wird der Körper mit seinen Symptomen und Erkrankungen ebenfalls verstanden.

Die zweite These lautet, dass Zivilisationskrankheiten wie Rückenschmerzen, Tinnitus, Migräne etc. in der Gesellschaft zwar kollektiv zunehmen, aber nur individuell verstanden und gelöst werden können. Wenn sich jedoch physiologisches Wissen mit der Anatomie des Ego und psychodynamischen Wirkungsketten verbindet, ermöglicht diese spezielle Synthese aus osteopathischer Medizin und Psychotherapie neue Wege zum Verständnis bisher unverstandener Symptome.

Das Buch umfasst zwei Teile. Der erste Teil erläutert die Grundfunktionen der Psyche und verdeutlicht, inwiefern Körper und Psyche wirklich eine Einheit sind. So wird klar, warum die Frage, ob ein Symptom psychisch oder somatisch ist, prinzipiell falsch gestellt ist. Mit dem Resonanzprinzip erhalten Sie zudem einen Universalschlüssel, der Ihnen Zugang zu bisher möglicherweise verschlossenen Bereichen Ihres Bewusstseins öffnet und Sie in die Kunst des Körperlesens einweiht.

Der zweite Teil befasst sich mit einigen »Klassikern« gesellschaftlich weit verbreiteter Krankheiten. Die Darstellung von sogenannten osteopathischen Ketten ermöglicht Ihnen ein tiefergehendes Verständnis der Symptome. Falls es keine schulmedizinische Begründung für einen Kopfschmerz gibt, der aus dem Nacken aufsteigt und in den Hinterkopf ausstrahlt, könnte der Grund beispielsweise in einer nicht verarbeiteten Trauer liegen, die in der Lunge sitzt.

Idealerweise sollten Sie nach Abschluss der Lektüre Symptome übersetzen können und sich in Ihren körperlichen und psychologischen Räumen wie zu Hause fühlen. Um Sie dabei zu unterstützen, enthält dieses Buch viele Übungen, die Sie wie einen Erste-Hilfe-Koffer verwenden können. Manchmal braucht es zur Heilung nur eine kurze Einsicht, die wie ein Pflaster schützen kann. Ein anderes Mal können Visualisierungen und starke Ankersätze dabei helfen, Körper und Psyche, ähnlich einer Herz-Lungen-Massage, wiederzubeleben und zurück ins Gleichgewicht zu bringen. Entsprechend Ihrer persönlichen Geschichte können Sie die angebotenen Übungen ausprobieren und dosieren.

Entscheidend ist bei all dem die Einsicht, dass ein Symptom viele Geschichten kennt. Mit anderen Worten: Es existieren viele verschiedene ursächliche Deutungen für ein

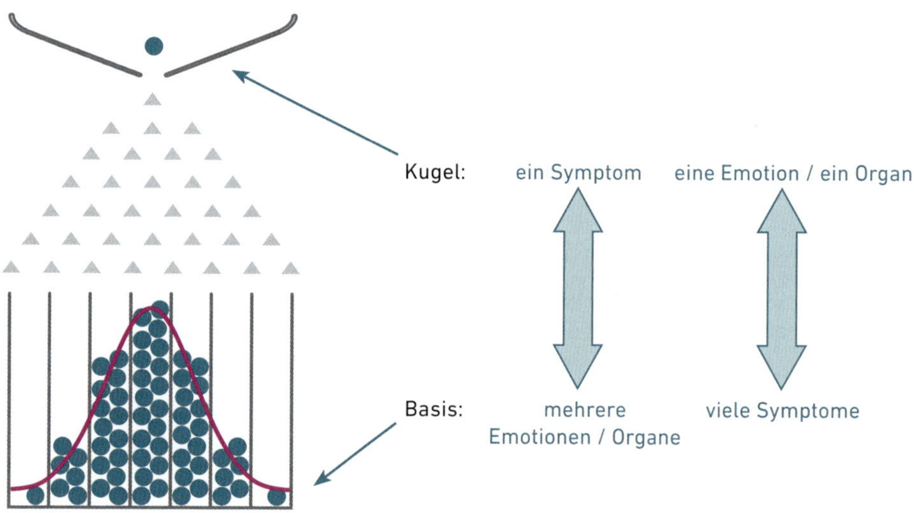

Das Galton-Brett veranschaulicht, dass ein Symptom ganz verschiedene Ursachen haben kann

und dasselbe Symptom. Die meisten dieser Deutungen sind wahr, aber einige sind wahrer als andere.

Das ist ungefähr so wie bei einem Galton-Brett. Ein Galton Brett ist ein mechanisches Werkzeug, um die Beziehung von Zufällen und Wahrscheinlichkeiten zu veranschaulichen. Wenn Sie bei einem solchen Brett oben eine Kugel einwerfen, kann sich die Kugel an jedem Nagel des Brettes entscheiden, ob sie nach rechts oder nach links fällt. Das bedeutet, dass es unmöglich ist vorauszusagen, wo exakt die Kugel unten ankommen wird. Allerdings gibt es Wahrscheinlichkeiten. Wenn Sie mehrere Kugeln einwerfen, wird sich die Mehrzahl der Kugeln an der Basis in der Mitte des Brettes wiederfinden und wenige an dessen Rand. Das entspricht der Gaußschen Normalverteilung. Körper und Psyche interagieren nach dem gleichen Prinzip.

Stellen Sie sich vor, Sie hätten seit Jahren einen empfindlichen Magen. Infolgedessen könnten Sie nach einigen Monaten oder Jahren Symptome wie Schulterschmerzen links, Tinnitus, anfallartigen Schwindel, linksseitige Rückenschmerzen oder unklares Herzrasen entwickeln. Wie das anatomisch funktioniert, wird im zweiten Teil des Buches dargestellt. In unserem Beispiel ist die Kugel symbolisch ein Organ, das, wenn es sich verspannt, tatsächlich zu ganz verschiedenen Symptomen führen kann. Welches Symptom sich konkret entwickeln wird, ist nicht vorhersagbar. Glücklicherweise gibt es jedoch Erfahrungswerte, die empirisch aufzeigen, dass Schulterschmerzen links fast immer mit Magenproblemen in Beziehung stehen. Bei einer Magenkugel würde sich also eine linke Schultersymptomatik auf dem Galton Brett in der Mitte der Basis ansiedeln (häufig), während sich Herzprobleme eher rechts oder links der Mitte wiederfinden würden (selten).

Damit nicht genug. Organe scheinen neben ihren physiologischen Funktionen auch Resonanzkörper für verschiedene Impulse der Psyche zu sein. Die Psyche funktioniert, ähnlich wie ein Organ, nach vorhersagbaren Gesetzmäßigkeiten. So ist zum Beispiel Wut ein anatomisch beschreibbarer Anteil unserer Psyche, der in allen Menschen vorhanden ist. Trauer, Aggression und Sexualität gehören genauso zu uns wie unsere Bauchspeicheldrüse, unser Dünndarm oder unser Herz.

Nun gibt es Organe, die empirisch als fantastische Resonanzkörper für Wut fungieren. Die Leber gehört dazu, genauso die Galle und Teile des Dickdarms. Drehen wir also das Experiment um. Ersetzen wir jetzt auf dem Galton-Brett die somatische Magenkugel durch eine emotionale Wutkugel. An der Basis des Brettes werden nun Resonanzorgane auftauchen, die erfahrungsgemäß auf wütende Impulse mit Spannung reagieren: in der Mitte die Organe, die häufig und am Rand jene, die selten auf Wut reagieren.

Unterdrückte Emotionen wie Wut oder Trauer sowie nicht gelebte Instinkte wie Aggression oder Sexualität führen also zu ganz verschiedenen Organstörungen. Für eine exakte Vorhersage sind Psyche und Körper dabei zu komplex. Wahrscheinlichkeiten ja, Kausalität nein. Das Gleiche gilt für den Bewegungsapparat.

Hinzu kommt, dass ein und dieselbe Emotion natürlich durch Hunderte individuelle Geschichten ausgelöst werden kann. Konsequent weitergedacht bedeutet das: Ein Symptom ist immer mit verschiedenen Organspannungen assoziiert, deren emotionale Verspannungen jedoch auf völlig unterschiedliche Patientengeschichten zurückgehen. Eine präzise Zuordnung eines Symptoms zu nur einer Emotion oder nur einer Geschichte ist also genauso unmöglich wie die klare Zuordnung einer Emotion zu einem Organ oder zu einem Gelenk. Kurz: Ein Symptom kennt unendlich viele Geschichten.

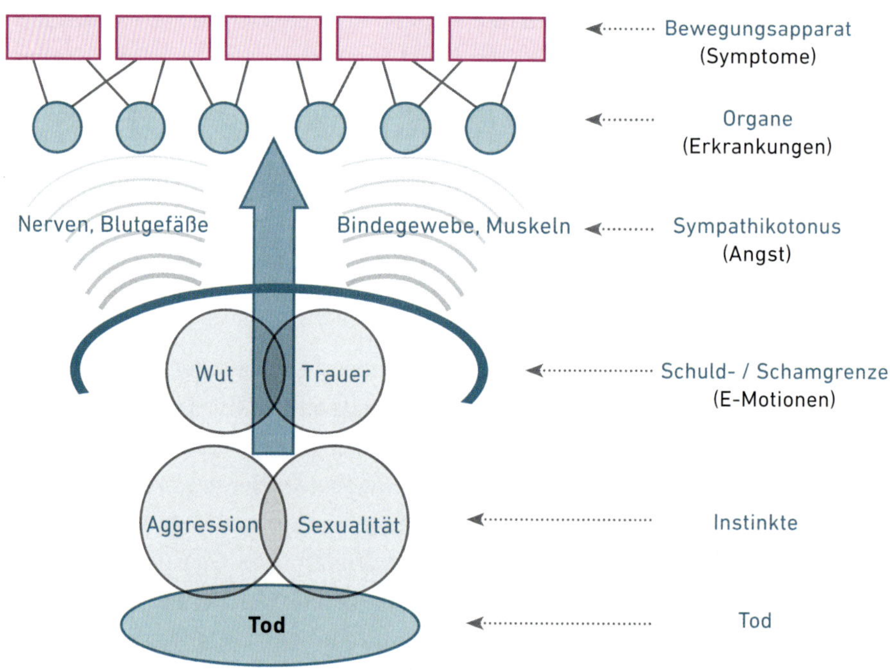

Diese Übersicht zeigt, wie aus psychotherapeutischer und medizinischer Sicht Symptome entstehen

Hier finden Sie eine erste Übersicht, wie aus psychotherapeutischer und medizinischer Sicht gleichermaßen Symptome entstehen:

Psyche und Körper sind eine Einheit und vom Prinzip her leicht zu verstehen. Da der Körper und die Psyche ständig vom Tod bedroht sind, sichern die Instinkte Aggression und Sexualität unser Überleben. Aggression sichert das persönliche Überleben, Sexualität das Überleben unserer Gene. Die Emotionen Wut und Trauer in all ihren Spielformen gewährleisten zusätzlich Orientierung in der Welt. Wird einer oder werden alle vier dieser überlebenswichtigen Impulse aufgrund von frühkindlichen Scham-Schuld-Mechanismen als subtile innere Bedrohung wahrgenommen, entsteht Angst. Der Körper schaltet dadurch in den Überlebensmodus. Als direkte Folge davon spannen sich Bindegewebe, Organe, Blutgefäße, Muskeln, Gehirn- und Nervenhüllen in Sekundenbruchteilen an. Bleibt die Spannung über einen längeren Zeitraum bestehen, werden die Gewebe unterversorgt und erste Symptome entstehen. Insbesondere die Organe, die unmittelbar mit dem Bewegungsapparat verbunden sind, führen dann zu den klassischen Zivilisationserkrankungen wie Rückenschmerzen oder Tinnitus. Halten die Symptome an, irritieren sie Psyche und Körper gleichermaßen. Dadurch erhöhen sie den psychosomatischen Alarmstatus. Schließlich manifestiert sich der innere Daueralarm in chronischen Erkrankungen von Körper und Geist.

Das war's schon. Eigentlich ganz einfach.

Der Tenor dieses Buches ist, dass aus den genannten Gründen einfache Links-Rechts-Deutungen von Symptomen nicht funktionieren. Solche pauschalen Deutungen bergen die reale Gefahr, dass sich eine Symptomatik durch Intellektualisieren auf Dauer verstärkt. Im Umkehrschluss ergibt sich daraus aber auch eine richtig gute Nachricht: Da die Psyche genau wie der Körper nach einfach zu verstehenden Gesetzen funktioniert, kann jeder Klient seine Symptome und damit seine individuelle Geschichte verstehen, verändern und meistens auch heilen.

Die Grundfunktionen von Psyche und Körper sind somit universell und einfach zu verstehen. Auch Körpersprache hat ihre eigenen Vokabeln, eine grundlegende Grammatik und Kommaregeln. Selbst wenn Sie, so wie ich, nie besonders gut in Grammatik waren, werden Sie sicher schon einmal erlebt haben, dass Sie selbst mit sprachlichen Grundkenntnissen in einem fremden Land sehr weit kommen können. Insofern ist dieses Buch auch als eine Einladung zu verstehen, Ihr inneres Vokabelwissen wieder aufzufrischen, zu erweitern und sich auf eine Abenteuerreise ins Wunderland Ihrer eigenen Geschichte zu begeben. Sie brauchen dabei nur den Spuren Ihres Körpers zu folgen.

Erster Teil
Die Kraft der Psyche

Kapitel 1: Die vier Fenster der Medizin

Wahrheit hat vier Fenster.

Das gilt vor allem in der Medizin. Um die Wechselwirkung von Körper und Psyche integral zu verstehen, sollte ein Symptom mindestens von vier Seiten beleuchtet werden. Diese scheinbar widersprüchlichen Sichtweisen ergänzen sich und tragen so zu einem tieferen Verständnis von Erkrankungen bei.

Zumindest behauptet dies Ken Wilber, einer der führenden Vertreter eines integralen Weltbildes. Integral bedeutet in diesem Zusammenhang, dass bei der Wahrnehmung der Welt mindestens vier Blickwinkel ständig in unserem Bewusstsein aktiv sind und sich zu einer Gesamtsicht integrieren. Dementsprechend beschreibt Wilbers integrales Modell auch eine neue medizinische Sichtweise, in der das vorherrschende wissenschaftliche Denken zwar als ein wesentlicher Teilaspekt der Medizin betrachtet wird, letztlich aber nur eine von vier möglichen Wahrheiten darstellt. Erst die Synthese der vier Fenster erklärt schlüssig, wie Symptome und Erkrankungen entstehen. Neben der wissenschaftlichen Sicht berücksichtigen die drei anderen Fenster die individuelle Geschichte des Patienten, seine Beziehungen und sein gesellschaftliches Umfeld. Alle vier Fenster stehen gleichberechtigt nebeneinander und beeinflussen sich gegenseitig. Das subjektive Empfinden eines Patienten ist in diesem integralen Medizinbild genauso wertvoll wie die Analyse von Blutwerten oder sein Beziehungsstatus.

Symptome sind also weder »primär psychisch« noch »rein somatisch«. Die Wahrheit des Körpers ist umfassender als diese zwei Fensterperspektiven. Die Frage, ob die Ursache eines Symptoms in erster Linie körperlich oder psychisch ist, ist falsch gestellt. Eine Diskussion allein aus diesen beiden Perspektiven wird zu keiner befriedigenden Antwort führen. Je nach Betrachtungsweise kommt man dabei zunächst zu unterschiedlichen Ergebnissen. Erst durch die Integration der vier Blickwinkel werden Symptome aus ihrem Kontext heraus verständlich und Therapien effektiv planbar. Das Wissen um die vier Fenster der Medizin ist die unabdingbare Voraussetzung, um komplexe Krankheitsgeschichten integral zu verstehen.

Rolands Augen blitzen zornig. Der Coach und Seminarleiter leidet seit fünf Jahren unter tiefsitzenden Rückenschmerzen, die ihm nicht nur den Schlaf rauben. Mit 49 Jahren sind seine Bandscheiben natürlich nicht mehr ganz frisch. Rolands Freunde, die sich alle in seiner Altersklasse bewegen, klagen allerdings nicht über quälende Rückenschmerzen mit Ausstrahlungen ins rechte Bein. Dabei hat Roland immer die Ratschläge seiner Ärzte und Kollegen befolgt. Er ernährt sich bewusst, macht regelmäßig Sport, nimmt sich Zeit für sich selbst, meditiert, und in seiner monatlichen Männergruppe holt er sich emotionale Unterstützung und reflektiert sich selbst.

Roland sitzt mir gegenüber und ist genervt. Die neueste Kernspinuntersuchung hat nur den bekannten Befund, die Degeneration seiner letzten Bandscheibe (L5/S1), bestätigt. »Habe ich etwa für den Rest meines Lebens diese Schmerzen, oder was heißt das jetzt?«, grollt Roland mich an.

Das ist eine wirklich gute Frage. Ohne einen Blick durch die vier Fenster der Medizin lässt sie sich nur schwer beantworten. Würde man Rolands schulmedizinischer Odyssee folgen, wäre sein Fall wirklich aussichtslos: Rückenschulung, Rückengymnastik, Progressive Muskelrelaxation, Schmerzmittelgabe, Ruhigstellung für zwei Wochen, Physiotherapie mit manueller Therapie, Wärmeanwendungen. All diese Therapien entspringen dem schulmedizinischen Fenster. Aus dieser Sicht ist jede der verordneten Maßnahmen sinnvoll, nur leider hat nichts davon funktioniert. Rolands frustrierter Zorn wäre verständlich. Was also ist passiert? Wieso reagiert Rolands Rücken nicht auf die »evidence based«, also wissenschaftlich bewiesenen Methoden? Die vier Fenster der Wahrheit helfen in solchen scheinbar unlösbaren Fällen immer weiter.

»Ich«: Das intrapersonale Fenster (individuell)

Dieser Quadrant beschreibt unser inneres Erleben, das naturgemäß zutiefst subjektiv ist. In diesem Quadranten sind alle individuellen Wahrnehmungen, Vorlieben und inneren Haltungen zu Hause. Ob jemand eher Hunde oder Katzen mag, lieber Erdbeeren als Himbeeren isst, Blau oder Rot zu seiner Lieblingsfarbe erkoren hat: Darüber kann man nicht streiten. In dieser Ecke der Wahrheit ist einfach alles, zumindest subjektiv, wahr. Hier hat der Patient immer »recht«. Die Aussage »Ich glaube mein Rücken bricht durch« ist »richtig« und genauso wahr wie ein mit dem Schmerz in Verbindung stehendes Gefühl der Hilflosigkeit. Vielleicht assoziiert ein Patient als Auslöser des Symptoms Kopfschmerz seine Schreibtischhaltung. Ein anderer beschreibt den Streit mit dem Lebenspartner als Auslöser seiner Beschwerden. Beide Darstellungen entspringen einer intrapersonalen Wahrheit, die vom Therapeuten zunächst vorurteilsfrei gehört werden sollte. Integrale Medizin

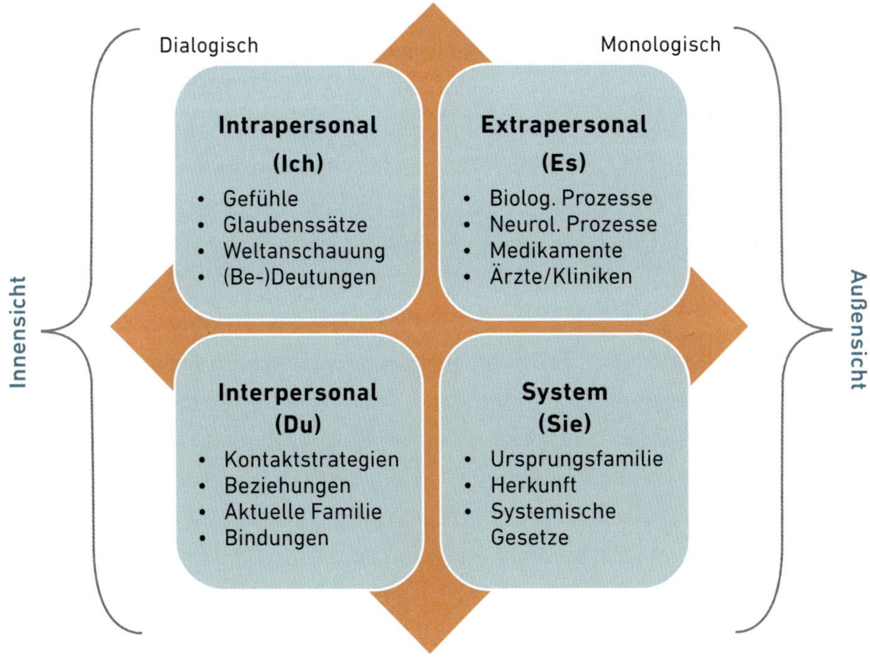

Jedes Symptom lässt sich aus vier verschiedenen Perspektiven betrachten (nach Ken Wilber)

bezieht den Patienten aktiv mit in den Heilungsprozess ein. Die Bedeutung des emotionalen Zustands zu dem Zeitpunkt, an dem Symptome zum ersten Mal auftreten, kann gar nicht hoch genug eingeschätzt werden. Genauso gehören alle im Therapeuten entstehenden Empfindungen in dieses Fenster der Medizin. Alle Resonanzen wie Assoziationen oder Bilder, die im Kontakt entstehen, sind wesentlich für den Therapieverlauf.

Psychotherapeutische Verfahren aber auch die immer mehr Beachtung findende Psychoneuroimmunologie arbeiten in diesem Quadranten und ergänzen herkömmliche, schulmedizinische Behandlungen.

Das intrapersonale Fenster kann nur durch Innenschau erforscht werden. Zu verstehen, was ein Klient mit seinem Symptom verbindet, setzt allerdings die Bereitschaft zum (inneren) Dialog voraus. Intrapersonale Wahrheiten entfalten sich nur durch Kommunikation. Insofern ist das individuelle Fenster und, wie wir später sehen werden, auch das Beziehungs-Fenster *dialogisch*. Das heißt, dass der Patient hier in den Dialog mit sich selbst tritt. Gerade dadurch wird dieses Fenster der Wahrheit erfahr- und erlebbar. Gleichzeitig entzieht es sich jeder noch so feinen Messmethode. Die Antwort auf die Frage, wie Symptome und Erkrankungen entstehen, lautet in diesem Fenster etwa wie folgt: Der Klient hält starke Emotionen wie Wut oder Trauer und/oder instinktive Antriebe wie Aggression und Sexualität in sich zurück. Emotionale und körperliche Hochspannungen sind die Folgen einer inneren Impulskontrolle. Die innere Zurückhaltung führt dann früher oder später zu körperlichen und/oder psychischen Störungen. Vereinfacht gesagt: Aus dem Ich-Fenster betrachtet, befinden sich Patienten in einem (An-)Triebskonflikt, der sich in Symptomen verkörpert.

In Rolands Fall begannen die Symptome etwa ein Vierteljahr nach der schmerzlichen Trennung von seiner Frau. Sie eröffnete ihm von heute auf morgen, dass sie sich neu verliebt habe und ausziehen werde. Das gemeinsame Kind würde sie mitnehmen, den Rest erführe er über ihren Anwalt. Als geschulter Coach hat Roland auf diese Eröffnung zunächst mit Verständnis reagiert und in den nächsten Monaten nach konstruktiven Lösungen gesucht. Das konnte allerdings einen immer noch anhaltenden Sorgerechtsstreit um die gemeinsame Tochter nicht verhindern. Setzt man voraus, dass Roland kein vollkommen erleuchteter Yogi aus dem Himalaya ist, ist es mehr als wahrscheinlich, dass die unerwartete, radikale Ablehnung durch seine Ex-Partnerin in ihm auch Aggressionen ausgelöst hat. Als Coach ist er jedoch etwas zu »verkopft«: In ge-

wohnter Manier hat er seine Aggression durch das Analysieren der Situation wegrationalisiert und intensiv nach einer kognitiven Lösung gesucht. Das hatte Folgen. Aus körpertherapeutischer Sicht reagiert bei gestauten Aggressionen fast immer der Beckenboden samt den Beckenorganen mit einer deutlichen Spannungserhöhung. Diese Spannung wiederum hat aus osteopathischer Sicht einen unmittelbaren Einfluss auf die Funktion der untersten Wirbelsäulenbandscheibe (L5/S1). Betrachtet man Rolands Symptome also aus dem individuellen Fenster, ist sein Rückenschmerz eine bisher nicht ausgedrückte, massive Aggression gegenüber seiner Ex-Frau. Die Lösung seiner Rückenschmerzen wird also nicht ohne aktives Lösen seines Aggressionsstaus gelingen. Die Frage, warum Rolands System so sehr darauf trainiert ist, Aggressionen nicht auszudrücken, wird der Blick durch das Du-Fenster beantworten.

Nimmt man die Erklärung zur Symptomgenese des Ich-Fensters ernst, dann werden die Arbeit mit inneren Bildern, die Schulung von Körperwahrnehmung und Ausdrucksstärke zu wesentlichen therapeutischen Werkzeugen auf dem Weg zur Gesundheit. Solche Techniken nehmen in den letzten Jahren gerade in der Behandlung von chronisch erkrankten Patienten einen immer größeren Raum ein. Das Wissen um Körper- und Organsprachen ist dabei für Patienten und Therapeuten ein entscheidendes Hilfsmittel, um Symptome in ihrer Ganzheit zu verstehen. Die Einbeziehung des subjektiven Erlebens des Patienten, wird in einer modernen Medizin zunehmend zum Schlüsselfaktor für eine effektive Behandlung. Ganz nebenbei hilft die aktive Einbeziehung von Patienten in den Therapieverlauf, Dauer und Kosten einer Therapie zu reduzieren.

»Du«: Das interpersonale Fenster (Beziehung)

Kein Mensch lebt für sich allein. Unser inneres Erleben ist abhängig von den familiären und kulturellen Werten, in denen wir aufgewachsen sind und die uns umgeben. Das interpersonale Fenster beschreibt, wie wir uns unterbewusst mit den Ansichten und Glaubenssätzen insbesondere unserer Eltern identifizieren. Von ihnen lernen wir, wie man im Leben mit starken emotionalen Impulsen umgeht. Während das individuelle Fenster eine Erkrankung als Zurückhaltung von Emotionen und Instinkten beschreibt, zeigt das Beziehungsfenster, von wem wir das gelernt haben. Auch dieses

Fenster ist *dialogisch* und würde Symptome und Erkrankungen als reinszenierte kindliche Beziehungskonflikte beschreiben.

Rolands Vater stürzte, als Roland fünf Jahre alt war, beim Reparieren des Dachs von der Leiter und brach sich das Genick. Einen Tag später verstarb er auf der Intensivstation. Rolands Mutter verdrängte den Schock und die Trauer um den Verlust ihres Mannes. Noch tiefer verdrängte sie die unter der Trauer versteckte Aggression auf ihren Mann, der sie urplötzlich verlassen und mit ihrem fünfjährigen Sohn hatte sitzen lassen. Nach dem Tod ihres Mannes ging sie keine ernsthafte neue Beziehung ein. Stattdessen rutschte Roland zunehmend in die Rolle des Ersatzmannes für seine Mutter hinein. Betrachtet man Rolands Rückenschmerzen aus diesem Fenster, sind sie zum einen von seiner Mutter übernommene, nicht ausgedrückte Aggression. Zum anderen spiegeln sie Rolands eigene kindliche Aggression seiner Mutter gegenüber wider, die ihn nach dem Verlust ihres Mannes in die Rolle als dessen Ersatz gedrängt hatte. Rolands Mutter lebte ihrem Jungen nicht vor, dass Trauer und Aggression gleichermaßen zur Trauerverarbeitung gehören. Beide müssen ausgedrückt werden, damit ein System nicht erkrankt. Als Rolands Frau ihn plötzlich verließ, hat das aufgrund seiner Muttergeschichte bei ihm kindlich-unverdaute Aggressionen reaktiviert.

Das uns umgebende emotionale Beziehungsklima kann durchaus Symptome auslösen und den Verlauf einer Krankheit entscheidend prägen. So sind zum Beispiel Blasenentzündungen kurz nach der Hochzeit keine Seltenheit und werden selbst in der Schulmedizin als »Honeymoon Disease« (Flitterwochen-Krankheit) bezeichnet. Nach Trennungen oder Abschieden entzünden sich gerne die Nieren, und der Magen rebelliert nicht selten nach Entscheidungen, die getroffen und danach bereut wurden. Auch der »sekundäre Krankheitsgewinn«, also die vermehrte Aufmerksamkeit, die ein Patient aufgrund seiner Symptomatik bekommt, wirkt häufig als Beziehungskitt und bezieht sich ebenfalls auf das soziale Umfeld des Patienten. Beziehungen zu anderen genauso wie die Beziehung zu uns selbst und unseren Körper prägen unser Leben. So zeigen Untersuchungen, dass Krebspatienten in Selbsthilfegruppen länger leben als Patienten ohne ähnliche soziokulturelle Unterstützung. Wird hingegen eine Erkrankung kulturell geächtet oder gar als Strafe Gottes angesehen, wie bei Aids oder Geschlechtskrankheiten, kann dies zur Verschlimmerung der Symptome beitragen.

Humanistische Psychotherapien, allen voran die Gestalttherapie, aber auch körperzentrierte Therapien sind Ausdruck eines *dialogischen* Therapieansatzes des Du-Fensters. Hier treten beide, Therapeut und Patient, in jeder Begegnung mit sich selbst und mit dem Gegenüber unmittelbar in Beziehung. Folgt man dem empirischen Wissen der humanistischen Therapieformen erklären früh erlernte Verhaltensmuster und Glaubenssätze spätere Erkrankungen. Dementsprechend gilt im Beziehungsquadranten: Kontakt hilft heilen. Das Ich-Fenster hingegen propagiert: Selbstwahrnehmung heilt.

Beides ist wahr.

Nicht zuletzt beschreibt das Du-Fenster auch unser sprachliches Beziehungsumfeld. Das richtige Wort zur richtigen Zeit heilt genauso, wie Klänge, Musik, Gebete oder rezitierte Mantren Gesundungsprozesse unterstützen. Natürlich macht es in diesem Zusammenhang auch einen Unterschied, ob ein Zellverband als »gut-« oder »bösartig« beschrieben wird. Das Ich erfährt sich eben immer auch am Du.

»Es«: Das extrapersonale Fenster (Wissenschaft)

Die sogenannte klassische Schulmedizin ist Ausdruck des oberen rechten oder Wissenschaftsfensters. Im Wesentlichen beschäftigt sie sich mit den messbaren, physiologischen Bedingungen unseres Organismus wie Blutwerten, Röntgenbildern oder EKGs. Unübertroffen in der Akut- und Notfallmedizin, behandelt sie mit physischen Eingriffen, Medikamenten, Operationen, Schmerzmitteln etc. Dem Modell liegt der Gedanke zugrunde, dass physiologische Erkrankungen physiologische Ursachen haben, und das ist, schaut man allein durch das wissenschaftliche Fenster der Wahrheit, auch völlig richtig. Sogar die Psyche hat hier ihren Platz. Als medizinisch begründbare Wissenschaft trifft man sie in der Psychiatrie. Das wichtigste psychotherapeutische Verfahren in diesem Fenster ist die Verhaltenstherapie, die sich auf Lerntheorien stützt. Zielcoaching findet hier ein Zuhause genauso wie Managementtrainings, Ernährungsberatung und andere kognitive Zugänge zum Patienten. Das Wissenschaftsfenster ist für sich betrachtet natürlich genauso wahr wie das Ich- und das Du-Fenster, auch wenn sich die Vertreter der Ich-Du-Fenster dieser Wahrheit gerne mal verschließen. Psyche und Soma sind bei der Betrachtung der vier Fenster nur verschiedene Ausdrucksformen *eines* Bewusstseins. Schaut man nur durch das wissenschaftliche Fenster, dann sind körperliche Probleme ausschließlich das Produkt von Fehlhaltungen (Sitzen ist das neue Rauchen), degenerativen Alterungsprozessen, Fehlernährung, Störungen des Immunsystems und so weiter. Psychische Störungen werden hier mit gestörten Neurotransmittern erklärt oder als genetisch eingestuft. Der Blick durch das wissenschaftliche Fenster ist *monologisch* weil eine Diskussion mit Blutwerten oder CT-Bildern wenig hilfreich ist.

Rolands Symptome sind aus dem Es-Fenster nicht erklärbar. Er raucht nicht und seine Blutwerte sind in Ordnung. Zwar treibt er nicht übertrieben viel Sport, aber er bewegte sich ausgiebig, ist kommunikationsfähig und ernährt sich gesund. Keiner der »Klassiker« passt zu ihm. Dass seine Bandscheibe nach 49 Jahren natürlich nicht mehr taufrisch, sprich laut Kernspinuntersuchung degeneriert ist, ist völlig altersentsprechend. Bandscheiben degenerieren natürlicherweise und es gibt genügend Patienten, die die gleichen radiologischen Befunde wie Roland aufzeigen, dabei allerdings völlig schmerzfrei sind.

Die Verdienste der modernen Medizin sind für unzählige Patienten ein echter Segen. Sie rettet jeden Tag Leben, lindert Schmerzen und erleichtert als Palliativmedizin das Sterben (Ich-Fenster). Ohne ein medizinisch einwandfrei funktionierendes Gehirn wären wir kaum beziehungsfähig, und unsere Fähigkeiten zum Dialog (Du-Quadrant) wären bestenfalls auf dem Niveau einer Nachmittags-Talkshow. Bei Patienten wie Roland bleiben die Interventionen des Wissenschaftsfensters allerdings häufig deshalb wirkungslos, weil es die Geschichten hinter der körperlichen Geschichte des Patienten nicht berücksichtigt. Eine Scheidung oder ein Sorgerechtsstreit kann auch das beste MRT der Welt nicht abbilden.

Können zurückgehaltene Emotionen wie bei Roland wirklich eine Bandscheibe degenerieren lassen? Wenn Emotionen die Ursache von Rolands Rückenschmerzen sind, müsste dann nicht Rolands Gehirn, zum Beispiel mit Antidepressiva, behandelt werden? Schulmedizinisch gesehen entstehen Emotionen schließlich im Gehirn.

Keine Frage: Jedes emotionale Erleben lässt sich auch als hirnorganische Funktionen abbilden. Eine Korrelation von Emotionen bzw. Empfindungen und dem gleichzeitigen Auftreten von Erregungsmustern im zentralen Nervensystem ist unbestreitbar Das bedeutet jedoch nicht, dass deswegen auch ein ursächlicher Zusammenhang besteht. Die Intelligenz der Psyche geht weit über die Ausschüttung von Transmittersubstanzen im Gehirn und Rückenmark hinaus. Wir sind mehr als unser Gehirn. Tief empfundenes Mitgefühl oder die Liebe zu unseren Kindern ursächlich auf das elektrische Feuerwerk einiger Hirnzellen zu reduzieren, wird der Komplexität der menschlichen Existenz nicht gerecht. Vielmehr erleben wir uns als emotionale Wesen und gleichzeitig manifestiert sich dabei das Spektakel unserer Wahrnehmungen auch als messbare EEG-Kurve.

Schulmedizinische Diagnosen werden wie in Rolands Fall durch das Verstehen von grundlegenden Psychodynamiken ergänzt und vertieft. Anatomisch-physiologisches Wissen trifft besonders in Körper- und Organsprachen auf empirische Erkenntnis. Das erleichtert die Therapieplanung. So reichen sich medizinische Physiologie (Es-Fenster) und praktische Psychodynamik (Ich/Du-Fenster) die Hände. Werden die drei Sichtweisen um den Ausblick aus dem transpersonalen Fenster (Sie-Fenster) ergänzt, können Symptome in all ihren Facetten wirklich verstanden werden.

»Sie«: Das transpersonale Fenster (Systeme)

Auch unsere Eltern hatten Eltern. Auch die wurden durch ihre Eltern geprägt und so weiter. Hinter jedem von uns steht also eine unendlich lange Kette von Frauen und eine genauso unendlich lange Kette von Männern. Auch deren genetische und sozio-kulturelle Informationen nehmen Einfluss auf unser Leben. Der systemische Blickwinkel sucht die Spannungsursache eines Symptoms somit im Familiensystem. Denn natürlich hat es einen Einfluss auf unser Denken und Fühlen, ob wir aus einer preußischen Offiziersfamilie oder einem Altachtundsechziger-Haushalt stammen. Soziale und kulturelle Normen nehmen Einfluss auf unsere inneren Überzeugungen und beeinflussen dadurch unsere innere und äußere Haltung. Auch sozial ererbte Verbote können sich als Spannungen verkörpern und über Generationen »psychologisch vererbt« werden. Wachsen Kinder beispielsweise in einem lustvollen, körperbetonten Umfeld auf, in dem Knuddeln, Liebkosen und Sich-gegenseitig-in-den-Arm-Nehmen alltäglich ist, werden daraus später Erwachsene mit lustvollen Beziehungen und freien Beckenstrukturen.

Bei Roland war das anders. Seine Rückenschmerzen sind die Folge seines verspannten Beckenbodens. Damit folgt er unterbewusst einer Familientradition. Rolands männliche Vorfahren waren bis zu seinem Urgroßvater allesamt hart arbeitende Handwerker. Ihr Leben war geprägt durch ihre Berufe, mit denen sie »im Schweiße ihres Angesichts« ihre Familien versorgten. Für emotionalen Ausdruck, Lust und

Kommunikation blieb wenig Zeit. Die Väter erzogen ihre Söhne so, wie sie es von ihren Vätern gelernt hatten. Roland hatte aus systemischer Sicht kein Rollenvorbild, das ihm hätte zeigen können, wie »Mann« mit Trennungen und Schmerz umgeht. Es ist nicht unwahrscheinlich, dass Rolands Berufswahl (Seminarleiter und Coach) ebenfalls ein unterbewusster Versuch gewesen ist, sich von Dogmen und Restriktionen seiner »Männerkette« zu lösen.

Die Art, wie wir unseren Körper erleben, ist also abhängig von den sozialen Rahmenbedingungen, in denen wir groß geworden sind. Der soziokulturelle Kontext (Sie-Fenster), in dem wir uns bewegen, prägt innere Haltungen (Ich-Fenster) und die damit verbundenen Spannungsmuster (Es-Fenster) genauso wie unsere Beziehungsmuster (Du-Fenster). Alle vier Fenster der Wahrheit sind, ganz gleich ob wir sie wahrnehmen oder nicht, ständig in uns aktiv und formen unser Selbstverständnis genauso wie unsere Körperspannungen.

Selbst der Körper folgt dem systemischen Prinzip. Auch Zellfunktionen sind abhängig von ihrer »soziokulturellen Umgebung«. Keine Zelle funktioniert, wie wir in Kapitel 4 noch genauer sehen werden, für sich allein. Zellen sind soziale Wesen, die von dem sie umgebenden sogenannten »Milieu intern« abhängig sind. Das »Milieu intern« verbindet Zellen mit dem Blut-, Lymph-, Nerven- und dem Immunsystem. Erst durch ihre Umgebung leben, erkranken, sterben oder gesunden Zellen. Auch wenn eine Zelle in sich keine Störung aufweist, ist ihre Funktion dennoch zutiefst abhängig vom flüssigen Milieu ihrer Umgebung. Ist die Umgebung gestört, erkrankt die Zelle. Nur durch ein gesundes Umfeld können Zellen, Zellverbände, Gewebe und schließlich Organe ihre Lebenskraft entfalten.

Zellen, Gewebe, Organe und die Psyche: Ohne eine nährende, wohlwollende Umgebung ist keines der Systeme auf Dauer überlebensfähig. Der Blick durch das systemische Fenster verdeutlicht die familiären Hintergründe einer Erkrankung. In diesem Fenster der Wahrheit gilt: Unterbewusste, familiäre Bindungen können krank, aber auch wieder gesund machen.

So braucht ein Patient mit akutem Herzinfarkt zunächst ein effektives Rettungssystem mit gut ausgebildeten Notfallmedizinern (Es-Fenster). Ist das Überleben erstmal gesichert, hilft das psychodynamische Verstehen des individuellen (Ich-Fenster) und familiären Backgrounds (Sie-Fenster), zukünftige Herzinfarkte zu vermeiden. Die mitfühlende Begleitung durch Angehörige oder Therapeuten (Du-Fenster) hilft zusätzlich, destruktive Beziehungsmuster aufzulösen und dadurch Körper und Geist zu entspannen. Mit dem Wissen aus den vier Fenstern der Medizin lassen sich Rolands Rückenschmerzen nun leicht verstehen:

Die Trennung von seiner Frau hat Rolands kindliches Trauma des Verlassenwerdens mit der dazugehörigen Aggression reaktiviert (Ich-Fenster). Durch die zusätzliche Identifizierung mit der unterbewussten Aggression seiner Mutter (Du-Fenster) und den mangelnden männlichen Vorbildern, wie man damit umgeht (Sie-Fenster), hatte Rolands Bewusstsein keine andere Möglichkeit, als die kindlichen Aggressionen zu verdrängen. Die daraus resultierende, jahrelange Beckenspannung hatte seine Bandscheibe destruiert und seine Symptome ausgelöst (Es-Fenster).

Eine Antwort auf Rolands frustrierte Frage, ob er den Rest seines Lebens Schmerzen haben würde, könnte wie folgt lauten: Gelingt es in der Behandlung, gemeinsam mit der osteopathischen Lösung von Rolands Beckenorganen (Es-Fenster) auch seine darin vergrabenen Aggressionen (Ich-Fenster) freizusetzen, ist es sehr wahrscheinlich, dass sein Becken nach all den Jahren der Hochspannung endlich nachgibt. Erfahrungsgemäß wird ein nachträglicher innerer Abschied vom früh verstorbenen Vater Roland auch dabei helfen, die Trennung von seiner Frau zu verarbeiten (Du-Fenster). Das stärkt sein männliches Selbstverständnis und erleichtert ihm die von seiner Männerkette nur unzureichend vorgelebte Vaterrolle (Sie-Fenster).

Rolands Behandlung ist nicht leicht. Zum einen fällt es ihm schwer, der Wut auf seine Mutter, die ihn als Ersatzmann instrumentalisiert hatte, Ausdruck zu geben. Noch viel schwerer fällt es ihm, Trauer und Enttäuschung über den Verlust seines Vaters, der ihn als Kind zurückgelassen hatte, abfließen zu lassen. Am schwersten aber fällt es Roland, sich selbst zu verzeihen, dass er es über all die Jahre versäumt hat, seine emotionale Geschichte zu klären, was schließlich zur Trennung von seiner Frau geführt hat. All das gelingt mit Höhen und Tiefen. Heute ist Rolands Rücken so gut wie schmerzfrei und so stabil wie seine neue Beziehung.

Roland ist kein Einzelfall. Rückenschmerzen als Zivilisationskrankheit hängen bei genauer Betrachtung sehr viel mehr mit inneren Geschichten als mit altersentsprechend abgeflachten Bandscheiben zusammen. Das gilt für alle in modernen Gesellschaften zunehmenden Erkrankungen. Symptome wie Tinnitus, Schwindel, Migräne oder Rückenschmerzen haben alle etwas gemeinsam: Sie gleichen dem Aufleuchten der Tankanzeige im Auto. In diesem Fall käme niemand auf den Gedanken, nur das Lämpchen im Armaturenbrett auszuwechseln. Viel zielführender ist die Frage, was eigentlich dazu geführt hat, dass der »innere Tank« leer ist. Wird die Ursache gefunden, ist die Lösung dauerhaft.

In Kürze

Ein wirklich umfassendes Verständnis von Erkrankungen berücksichtigt alle Fenster der Medizin gleichermaßen. Jede der vier Sichtweisen ist für sich genommen wahr, aber eben nicht *nur* wahr. Ein integrales Verständnis von Symptomen und deren Heilung umfasst immer das individuelle Erleben des Patienten (Ich), seine möglicherweise traumatisch erlebten Kontaktunterbrechungen (Du), seine Familiengeschichte (Sie) und die daraus resultierenden, messbaren körperlichen Auswirkungen (Es).

Kapitel 2: Die Anatomie des Ego

Menschen sind sich weltweit körperlich und emotional ähnlicher, als sie denken. Dieses Kapitel zeigt, dass auch die Psyche – ähnlich wie der Körper – über eine generelle Grundstruktur verfügt. Mit Hilfe dieser psychologischen Anatomie sollten Sie am Ende dieses Kapitels in der Lage sein, (fast) jedes Symptom psychodynamisch übersetzen zu können.

Anatomisch und in den inneren Welten unterscheiden wir uns nur um Nuancen. Das ist zunächst vielleicht eine kleine Kränkung für unser Ego. Gleichzeitig ist es medizinischer und psychologischer Alltag. Medizinische Anatomie beschreibt grob gesagt, dass der Kopf oben, die Beine unten sind. Auch in Bezug auf Knochen, Organe und Nerven unterscheiden sich Menschen kaum. Das ist, wie gesagt, nicht besonders originell und dennoch eine gute Botschaft. Es bedeutet, dass es anatomisch betrachtet keinen Unterschied macht, ob Sie in Reykjavík oder in Kapstadt zum Arzt gehen. Der menschliche Körper funktioniert anatomisch und physiologisch weltweit nach den gleichen Gesetzen.

Neben der medizinischen existiert allerdings auch eine innere, psychodynamische Anatomie. Auch hier gibt es ein Oben und Unten und ein Innen und Außen. Ähnlich dem Körper gilt auch für die Psyche: Psychologisch funktionieren Menschen weltweit nach gleichen Gesetzmäßigkeiten. Die Anatomie des Ego beschreibt diese Gesetzmäßigkeiten. Sie verdeutlicht, wie sich Symptome mit individuellen Geschichten von Menschen verbinden. Wird die persönliche Geschichte verstanden, wird auch das Symptom verstanden.

Sie können die Anatomie des Ego wie ein psychosomatisches Schweizer Messer verwenden. Mit diesem universellen Werkzeug können Sie prinzipiell jedes Problem, ganz gleich ob körperlicher oder psychischer Natur, zunächst verstehen und danach teilweise oder vielleicht sogar ganz auflösen. Die Anatomie des Ego wird Ihnen ganz pragmatisch jeden Tag aufs Neue helfen, sich selbst, Ihren Körper und Ihre Mitmenschen zu verstehen. Die Anatomie des Ego entmystifiziert Symptome, die scheinbar »über Nacht gekommen sind« oder die »kein Arzt behandeln kann«. Denn die meisten Symptome, an denen Menschen leiden, sind erklärbar. Mit couragierter Introspektion, Konsequenz und mit ein bisschen Glück sind sie auch fast immer lösbar.

Das setzt allerdings manchmal einige nicht ganz angenehme Selbsteinsichten voraus. Eine dieser Einsichten ist zum Beispiel die Erkenntnis, dass wir unsere Symptome selbst verursachen. Krankheitsverläufe folgen immer einem inneren roten Faden. Einem Faden, den wir selbst gewebt, gefärbt und geflochten haben. Das gilt für alle Symptome und Erkrankungen.

Das ist kein Grund für Selbstvorwürfe. Ganz im Gegenteil. Es bedeutet, dass wir, wenn wir die Symptome selbst verursacht haben, sie auch selbst wieder auflösen können. Dazu ist es notwendig, den inneren roten Faden zunächst einmal zu verstehen. Symptome, emotionaler oder körperlicher Natur, die nicht dem Alter geschuldet sind, deuten auf Webfehler oder Knoten im selbstgedrehten roten Lebensfaden hin. Wenn also Aspirin bei chronischen Kopfschmerzen nicht mehr hilft, kann die Anatomie des Ego Licht ins psychodynamische Dunkel des Kopfinneren bringen.

Eine weitere wenig erfreuliche Erkenntnis ist, dass unsere Psyche nur ein geringes Maß an Freiheit kennt. Ein Großteil unserer Handlungen ist unterbewusst vorbestimmt und nur bedingt das Produkt eines freien Willens. Wir nehmen unsere subtilen psychischen Kontrollmechanismen meist nicht bewusst wahr. Und dadurch, dass wir sie nicht wahrnehmen, gewinnen sie Kraft und nehmen uns, auch wenn das die Wenigsten zugeben würden, die Macht über unsere Entscheidungen.

Die Einsicht, dass Prägungen der Kindheit unser erwachsenes Leben wesentlich mitbestimmen, ist von elementarer Bedeutung. Durch diese Erkenntnis werden echte Heilungsvorgänge erst möglich. Konsequent betrachtet, lassen sich nicht nur alle psychischen, sondern auch alle körperlichen Symptome auf kindlich erlernte Vermeidungen zurückführen. Das klingt gewagt, lässt sich aber mit der Anatomie des Ego leicht verstehen.

Das erfordert ein bisschen Mut. Der bekannte Theologe und systemische Familientherapeut Bert Hellinger hat dazu einmal sehr treffend bemerkt: »Alles Gute wird erzittert und erbibbert.« Recht hat er.

Willkommen in Hollywood

Stellen Sie sich vor, Sie stünden auf der Bühne und hätten für Ihre Arbeit schon drei Oskars erhalten. Einen Oskar für die beste Hauptrolle, einen für die beste Nebenrolle und einen für die beste Regie.

Hier kommt die gute Nachricht: Genauso ist es. Sie sind ein umjubelter Star. Sie haben es bis nach ganz oben geschafft. Es gibt dabei nur einen klitzekleinen Haken: Davon bekommt leider niemand etwas mit. Es sei denn, Sie erzählen Ihr Leben einem geschulten Therapeuten. Dieser wird Ihnen wahrscheinlich empathisch nickend zuhören, um Sie dann freundlich, wie es seine oder ihre Art ist, darauf hinzuweisen, dass Sie in einem Film leben, der mit der Realität rein gar nichts zu tun hat. Dann kommt es noch dicker. Trotz Ihrer eloquenten Einwände wird Ihr geschulter Begleiter des Weiteren darauf bestehen, dass Sie sich bei der Entwicklung Ihrer Rollen auch all Ihre körperlichen Beschwerden selbst ins Drehbuch geschrieben haben.

Peng.

Das tut beim ersten Mal meist weh. Wenn Sie allerdings den Mut haben, noch ein paar intensive Stündchen mit diesem Menschen zu verbringen, werden Sie nicht umhinkommen zuzugeben, dass alles, was Sie bisher erlebt und woran Sie geglaubt haben, tatsächlich Teil eines, wenn auch gut gemachten, Films gewesen ist. Bei einigen Menschen ist der Film eine unglückliche Romanze erster Güte, bei anderen eine Komödie mit ungewissem Ausgang. Einige inszenieren ihr Leben auch als Horrorfilm.

Wenn Sie die erste narzisstische Kränkung überstanden haben (Ihr Therapeut scheint magisch mehr über Sie zu wissen als Sie selbst), sind Sie bereit für die zweite und letzte therapeutische Kränkung: Als Drehbuchautor sind Sie für alles, was in Ihrem Leben und Ihrem Körper geschieht, voll und ganz verantwortlich. Sie waren und sind weiterhin Autor, Neben- und Hauptdarsteller, vor allem aber Regisseur Ihres ganz eigenen Lebensfilms. Willkommen in der psychologischen Traumfabrik. Das Wissen darum bietet Scheitern und Chancen zugleich: Drehbücher kann man umschreiben und Charakterrollen neu definieren.

Ein ganzes Leben in sieben Jahren

Die ersten sieben Lebensjahre prägen unser gesamtes Leben. Alle großen humanistischen und analytischen Therapieformen sind sich darin einig:

Sämtliche Angst und Schuldmechanismen entstehen in dieser Zeit. Dabei bleibt es aber nicht. Die Anatomie des Ego ist auch diesbezüglich unbestechlich. Mit Ausnahme der Verhaltenstherapie, die beschreibt, dass Konditionierungsprozesse auch später stattfinden können, sind in diesem einen Punkt ausnahmsweise einmal alle Therapeuten weltweit einer Meinung. Alle unsere scheinbar so erwachsenen Verhaltensweisen, Stärken, Schwächen, Überzeugungen, emotionalen Strategien, körperlichen Spannungszonen und Erkrankungen, Partnerwahlen etc. entwickeln sich auf Grundlage der Erfahrungen dieser sensibelsten Jahre unseres Lebens. Einige Forscher gehen dabei sogar noch weiter. Der Neurobiologe Gerald Hüther etwa sagt, dass es keine Zeit in unserem Leben gab, in der wir mehr lernten als in der intrauterinen Phase. In der Zeit also, die wir im Bauch unserer Mutter verbrachten.

Tatsächlich haben wir in dieser Phase Dinge vollbracht, die sich viele selbst mit einem voll ausgewachsenen Körper nicht mehr zutrauen würden. So haben wir uns, als befruchtete Eizelle gerade einmal sandkorngroß, schon einen Platz in der Welt und damit das Gefühl der Zugehörigkeit erobert. Es war nämlich keinesfalls so, dass uns der Platz im mütterlichen Uterus freundlich zugewiesen worden wäre. Ganz im Gegenteil. Bereits am sechsten Tag unserer körperlichen Existenz haben wir damit begonnen, mütterliche Zellen aufzuessen. Anders hätten wir keine zwei Wochen überlebt. Eine versorgende Nabelschnur samt Plazenta – die wir übrigens auch selbst, also direkt aus unserem embryonalen Körper entwickelt haben –, kam als Versorgungspipeline erst viel später dazu. Konsequent betrachtet waren wir damals embryonale Kannibalen. Eine Hebamme, die eines meiner Seminare zur Entstehung von Charaktertypologien besuchte, bezeichnete unsere embryonale Aktivität in dieser Phase einmal sehr treffend als »feindliche Übernahme«.

Das Gefühl der Zugehörigkeit, der Sicherheit, der Anbindung sowie das Vertrauen, dass die große, fremde Welt uns nährt und unterstützt, haben wir uns also selbst hart erarbeitet. Unnötig zu erwähnen, dass die erste Welt, die wir kennenlernten, unsere Mutter war. Welterfahrung ist Muttererfahrung. Wie Menschen auf die Welt schauen, ob sie sie als sicheren oder bedrohlichen Ort ansehen, spiegelt ihre frühe Muttererfahrungen.

Und natürlich sind auch alle Beziehungsmuster letztlich Muttermuster. Bei wem sonst sollten wir Verbindung und Kontakt gelernt haben? Mit anderen Worten: Alle Spannungs- und Entspannungsmuster, die später im Leben zu körperlichen Erkrankungen und Symptomen führen können, sind einst im Mutterland entstanden.

Vertrauen ist der Anfang von allem. Das Gefühl, sicher und gut versorgt zu sein, entsteht nur in und mit der Mutter. Im besten Fall glückt die frühe Mutterbindung. Daraus entwickeln sich dann vertrauensvolle Menschen, die sich selbst und andere lieben und versorgen. Ein rational abwägendes Gehirn wäre in dieser frühen Entwicklungsphase eher hinderlich gewesen und war in dieser Zeit unseres Entstehens sowieso noch so gut wie nicht angelegt. Wenn es also im späteren Leben mit dem Vertrauen hapert, Beziehungen scheitern und auch das Geld immer knapp ist, hat das tatsächlich primär mit unserer Muttergeschichte zu tun.

Vertrauen und Versorgung sind *die* bestimmenden Themen des Lebens und entwickeln sich in den ersten zwei Lebensjahren. In späteren Entwicklungsphasen, also zwischen dem zweiten und fünften Lebensjahr werden diese beiden Urthemen dann durch die Entwicklung von innerer Autonomie und Macht ergänzt. Schließlich, vom vierten bis zum Abschluss des siebten Lebensjahres kommt noch das Thema Leistung hinzu.

Den Umgang mit all diesen Themen lernen Kinder Schritt für Schritt am Vorbild ihrer Eltern. Durch klare Handlungsanweisungen (»Du darfst dem Malte nicht einfach sein Schüppchen klauen«) und Verbote (»Hör sofort auf, dein Schwesterchen zu hauen«) entwickeln sie langsam ein Gewissen und eine robuste Frustrationstoleranz. Das funktioniert intrapsychisch nicht ohne die gleichzeitige Entwicklung einer physiologischen Scham- und Schuldgrenze. Ein freudianisches »Über-Ich« das uns sagt, was erlaubt ist und was nicht, ist also durchaus gesund. Erlernte Scham- und Schuldgefühle ermöglichen im Erwachsenenleben erst ein kultiviertes Miteinander. Ohne ein gesund entwickeltes Gewissen würden wir uns heute noch schamlos gegenseitig die Weibchen klauen und Konkurrenten schuldlos eiskalt ausschalten. Probleme entstehen immer erst dann, wenn die Scham-Schuldgrenze in einigen Bereichen undurchdringlich geworden ist. Psychische und körperliche Symptome sind dann die unübersehbaren Folgen von unterdrückter kindlicher Freiheit.

Mit sieben Jahren ist unsere psychische Entwicklung in ihren Grundzügen abgeschlossen. Lernen wir weiter, dann auf Grundlage bereits bestehender, selbst kreierter Überzeugungen und Sichtweisen. Insofern lernen wir nur noch etwas *dazu*. Die von uns

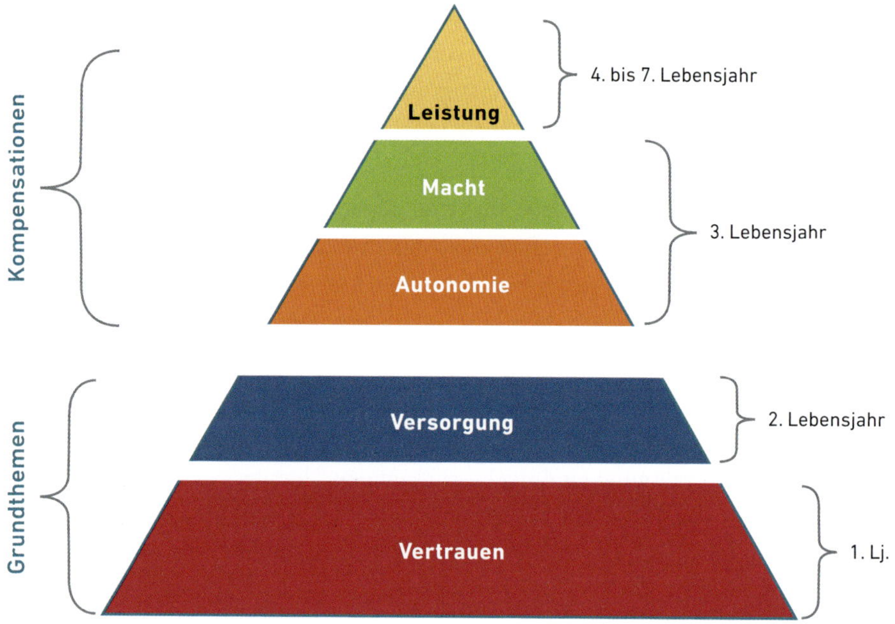

In den ersten sieben Lebensjahren wird die »psychologische Festplatte« beschrieben (© Voss-Institut)

kreierten ursprünglichen Programme auf unserer »psychologischen Festplatte« geben dabei den Rahmen vor.

Bis zur Pubertät, in der sogenannten Latenzzeit, passiert in unserer Psyche dann außer Reifung nicht viel Neues. Mit beginnender Pubertät probieren wir dann erstmals die großen Themen des Lebens aus: Vertrauen, Versorgung, Autonomie, Macht und Leistung. Die Pubertät ist sozusagen die Generalprobe, in der wir ein erstes Mal, geschützt durch das sichere Umfeld unserer Eltern, sämtliche inneren Programme einmal durchspielen und Feinschliff an unsere unterbewusst entworfene Dramaturgie legen. All das auf ganz großer Bühne und vor Publikum. Natürlich machen wir dabei unsere Eltern regelmäßig wahnsinnig. Denen fliegen nämlich die Späne unserer Feinschliffinszenierung regelmäßig um die Ohren.

Auch wenn es erstmal schwer zu glauben ist: Das Organ Psyche entwickelt sich bei allen Menschen gleich, ist berechenbar und funktioniert unisono nach den immer gleichen Gesetzen. Lebensskripte werden in Kindertagen geschrieben, in einer Zeit also, in der wir noch über keinerlei Entscheidungskompetenz verfügen. Später sind nur noch geringe Spielplanänderungen möglich. Nach bestem Wissen und Gewissen geschrieben, orientieren wir uns dabei am Vorbild unserer Eltern. An wem sonst sollten wir uns als noch unerfahrene Bühnenautoren auch orientieren? Die Eltern sind die ersten Superstars unserer Kindheit. Es gibt keine Menschen, die mehr Einfluss auf unser Lebensskript haben als jene ersten Götter, die uns das Leben schenkten.

Mit Ende des siebten Lebensjahres haben wir das Drehbuch dann zugeklappt, weil wir glaubten, alles von ihnen gelernt und verstanden zu haben, und spätestens ab dem achten Lebensjahr beginnt die Illusion der freien Entscheidungen. Erst viele Jahre später macht sich das unterbewusste Lebensskript als subtiles Unbehagen bemerkbar. Vielleicht tauchen unerklärliche körperliche Symptome auf. Erste Skriptfehler werden sichtbar.

Als Tina in meine Praxis kommt, ist sie Mitte dreißig, schlaflos und leidet seit einigen Jahren zunehmend unter allen möglichen, scheinbar zusammenhanglosen Symptomen. Sie hat vom Nacken anfallartig aufsteigende Kopfschmerzen, die Kniegelenke tun ihr weh, und wenn sie fest zubeißen will, knackt ihr rechtes Kiefergelenk bedrohlich. Hinzu kommen Verdauungsbeschwerden, wiederholte Blasenentzündungen, und im vergangenen Jahr ist sie wiederholt mit beiden Füßen »umgeknickt«. Ihr Job bei einer Behörde langweilt sie zunehmend. Seit einiger Zeit denkt sie intensiv darüber nach, schwanger zu werden. Es gibt diesbezüglich nur ein kleines Problem: In Tinas Leben gibt es keine Partnerschaft. Kurz: Tina befindet sich in einer echten Krise. Natürlich hat sie verschiedene Ärzte aufgesucht – mit dem Ergebnis, dass sie sich trotz einiger medikamentöser Therapien nicht besser fühlt. Tina sucht verzweifelt nach der Ursache ihrer Beschwerden. Nachdem ich sie körperlich untersucht habe, zeigt sich, dass ihr Körper in jedem nur denkbaren Bereich deutlich hyperton, sprich massiv angespannt ist. Ihre Muskeln und Bindegewebe sind dabei genauso hyperton wie ihre Organe und ihr Zwerchfell.

Wie wir im zweiten Teil des Buches sehen werden, lassen sich körperliche Beschwerden wie Tinas mittels sogenannter »osteopathischer Ketten« mit hoher Wahrscheinlichkeit erklären. Die viel wesentlichere Frage aber war: Wieso hatte sich Tina überhaupt auf allen Ebenen ihres Körpers so sehr angespannt?

In der Anatomie des Ego werden hohe Spannungen als das Produkt von Schuldgefühlen und der Zurückhaltung emotionaler Impulse beschrieben. Tinas Hochspannung war in jeder Zelle ihres Körpers spürbar. Sie musste sich also unterbewusst für irgendetwas verzweifelt schuldig fühlen. Weiter hielt sie (wahrscheinlich seit Jahren) extrem starke Emotionen zurück. Tinas umknickende Füße, ihre schmerzenden Knie und die Blasenentzündungen legten aus körpertherapeutischer Sicht ein in ihrem ersten Lebensjahr nur rudimentär angelegtes Urvertrauen nahe. Wie wir noch sehen werden, deuten vom Nacken hochziehende Kopfschmerzen auf den Versuch hin, frühe emotionale Impulse nicht mehr erinnern zu wollen. Etwas musste also in Tinas früher Kindheit stattgefunden haben, das sie sehr verletzt hatte.

Tinas weitere Symptome, das feste Zwerchfell, die Oberbauchbeschwerden, der knackende Kiefer, lassen sich als Verkörperung von stark zurückgehaltenen Aggressionsimpulsen übersetzen. Der uninteressante Job, die ausweglose Partnerlosigkeit (»Ich treffe immer die falschen Männer«) deuteten auf die Reinszenierung einer inneren Leere genauso wie Tinas verzweifelte Sehnsucht nach einem Kind. Die Basisprogramme Vertrauen und Versorgung waren auf Tinas emotionaler Festplatte so gut wie nicht vorhanden. Was also war passiert?

In Tinas Anamnese stellt sich heraus, dass sie im Alter von sechs Monaten zur Adoption freigegeben worden war. Die Ursache dafür ist ihr unbekannt. Tina beschreibt ihre Ersatzeltern als liebevoll und ist fest davon überzeugt, eine glückliche Kindheit gehabt zu haben. Die Adoption sei »nie ein großes Thema gewesen«. Doch tief in ihr wurzelt das (illusorische) Schuldgefühl, es nicht geschafft zu haben, ausreichend liebenswert zu sein, um nicht von der eigenen Mutter verstoßen zu werden. Dies konnten die Adoptiveltern mit all ihrer Liebe nicht kompensieren. Genauso wenig wie Tinas nicht entwickeltes Vertrauen in die Welt und damit verbunden ihr Gefühl der inneren Leere und Sinnlosigkeit.

Nun ergeben Tinas Symptome einen Sinn. Ihr hypertoner Körper hält ihre verständliche frühkindliche Aggression darüber zurück, dass die eigene Mutter sie abgelehnt hatte. Das Gefühl, schon als Baby nicht wertvoll gewesen zu sein, bestimmt seitdem ihr gesamtes Leben. Tinas Schuldgefühle verkörpern sich in ihren Geweben; sie halten dort seit über dreißig Jahren ihre lebendigen emotionalen Impulse zurück, verbieten ihr eine sinnvolle Tätigkeit genauso wie eine befriedigende Partnerschaft.

Kompensatorisch versucht Tinas Psyche, ihren früh verdrängten Schrecken in dem Wunsch nach einem Kind zu erlösen. Es dauert einige Zeit, bis sich Tina ihrer Geschichte und den damit verbundenen, verdrängten Impulsen stellen kann. Wie bei adoptierten Kindern nicht unüblich, besteht Tinas tiefste Verletzung darin, von ihren biologischen Eltern abgelehnt worden zu sein. Es braucht viele Tränen und noch sehr viel mehr Ausdruck von Hass und Wut, bis sich Tinas Systeme entspannen können. Inzwischen hat sie ihren Job gewechselt, hat einen neuen Partner und ihrem Körper geht es deutlich besser.

Krisen in der Beziehung oder im Beruf sowie körperliche Erkrankungen können, wie bei Tina, dazu dienen, dass man innehält und sich einer Selbstüberprüfung unterzieht. Krisenzeiten verdeutlichen die Webfehler im Lebensskript. Etwas scheint nicht mehr zu stimmen. Wir fühlen uns festgefahren, hilflos und bisherige Lösungen funktionieren nicht mehr. Auftauchende Ängste und Schuldgefühle können ab jetzt zu exzellenten Wegweisern werden und Wege in die Freiheit aufzeigen.

Die Anatomie des Ego beschreibt ähnlich exakt wie die medizinische Anatomie, welche psychodynamischen Anteile es in uns gibt und wie diese, inneren Gelenken gleich, miteinander kommunizieren. Die Hauptbestandteile sind die Persona, der Schatten, das Ego und das Selbst; sie werden im Folgenden näher erläutert.

Die Persona

Die Persona (lateinisch: Maske) ist mit der Oberfläche unseres Körpers vergleichbar. Sie stellt die äußerste Schicht unseres Bewusstseins dar. Da die Persona »nur« die beleuchtete Oberfläche unserer psychischen Anatomie darstellt, wird sie manchmal auch das »falsche Selbst« genannt. Ursprünglich wurde der Begriff Persona vom antiken Autor Gellius mit »durch Klang« übersetzt. Die Per-Sona ist der uns bekannte Teil unserer Psyche, durch den wir uns in der Welt ausdrücken oder »klingen«. Menschen mit einer starken Persönlichkeit werden gehört und ziehen gern die Aufmerksamkeit auf sich. Die Persona beinhaltet alle Wesensteile unseres Charakters, die wir manchmal mehr, manchmal weniger als Anteile von uns akzeptieren. Dazu gehören auf der einen Seite Mut, Entscheidungsfreude, Tatkraft, Fürsorge usw., auf der anderen Seite gibt es Charaktereigenschaften, die wir nicht gleich offen kommunizieren.

So tauchen Zorn, Wut, Rache, Hinterlist oder Neid selten in Bewerbungsschreiben auf. Erst auf Nachfrage geben Menschen zu, dass sie auch nachtragend, berechnend oder eifersüchtig sind. Mit etwas Selbstreflexion wird jeder von uns zumindest vor sich selbst zugeben müssen, dass es Eigenschaften gibt, auf die wir nicht gerade stolz sind.

Ganz gleich wie wir unsere Emotionen und Gedanken auch bewerten: Wichtig für unsere innere Gesundheit ist, dass wir uns möglichst vieler emotionaler und instinktiver Aspekte unserer Psyche so bewusst wie möglich sind. Leuchten die Inhalte unserer Psyche erst einmal im Licht des Bewusstseins, erlangen wir Macht über sie. Wenn sich also jemand wie Tina seines mangelnden Vertrauens bewusst wird und wirkliche Veränderungen in seinem Leben initiieren möchte, dann kann er sich aktiv um Vertrauen bemühen. Echte Transformation zum Thema Vertrauen ist möglich. Dazu gibt es Übungen, die funktionieren. Das ist der Vorteil der Persona. In dieser äußeren Schicht unseres Bewusstseins sind uns unsere Persönlichkeitsanteile bewusst und können ergänzt, verändert oder ersetzt werden. Wo Licht ist, ist freilich auch Schatten.

Der Schatten

Der Schatten ist nach C. G. Jung der »dunkle Bruder« der Persona. Während sich in der Persona alle uns bewussten Anteile unserer Psyche befinden, sammeln sich im Schatten alle von uns verdrängten Anteile. Freud nannte diesen Bereich des Bewusstseins das »Es«. Manchmal wird es auch treffend als »Kind-Ich« bezeichnet, denn jeder Mensch entwickelt seinen Schatten in den ersten sieben Jahren. Unangenehme innere und äußere Erfahrungen werden aus der sich in dieser Zeit entwickelnden Persona in den sicheren Schatten verdrängt.

Für Kinder sind Emotionen *die* Wegweiser durch eine fremde Welt. Sie sind darauf trainiert, emotional zu kommunizieren und haben noch keine »erwachsenen« Strategien; die Ratio mit ihrer Frustrationskontrolle kommt erst später dazu. Kinder können, wenn's hart auf hart kommt, psychodynamisch nur zwei Dinge tun: abspalten oder verdrängen.

Abspaltung bedeutet in diesem Zusammenhang, dass die intelligente kindliche Psyche Vorkommnisse als nicht existent oder als unwesentlich erklärt. Abgespaltene Bewusstseinsinhalte werden in den tiefsten Teil des Schattens verbannt und sollen dort auf ewig im Vergessenen bleiben.

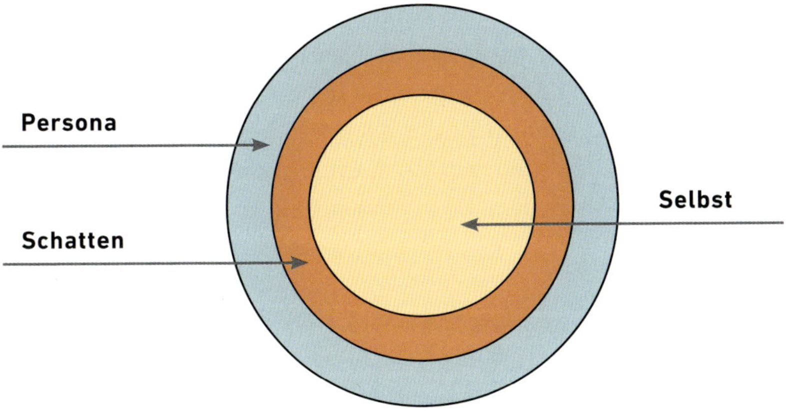

Schatten und Persona legen sich wie Schichten außen um das Selbst

So hatte Tina die Trennung von ihrer leiblichen Mutter im sechsten Lebensmonat abgespalten. Tinas Psyche war zu diesem Zeitpunkt noch nicht reif genug, den Trennungsschmerz zu verarbeiten. Ihr Vernichtungsschmerz wurde abgespalten und tauchte erst dreißig Jahre später als körperlicher Schmerz wieder auf.

Verdrängung ist demgegenüber eine fortschrittliche psychische Funktion. Diese Fähigkeit unserer Psyche, Unerträgliches zu verdrängen, macht gleichzeitig ihre Stärke aus. Verdrängung ist somit der Ausdruck eines gesunden psychischen Systems. Etwa ab dem zweiten Lebensjahr kann unsere Psyche schmerzhafte Prozesse bis zur Wiedervorlage in oberflächlichere Schattenebenen verschieben. Dort bleiben sie gut versteckt, aber dennoch erreichbar. Auch das kostet Kraft und führt zu Symptomen, ist aber leichter lösbar.

Das Verschieben von unangenehmen Erfahrungen geschieht, wie wir schon gesehen haben, vollkommen unbewusst. So füllt sich der Schatten nach und nach mit allen möglichen unangenehmen Erinnerungen, die wir nicht ertragen wollten oder konnten. Je schwieriger die ersten Jahre der Kindheit, desto dicker der Schatten. Das hat seinen Preis. Von unserer bewussten Aufmerksamkeit unbemerkt, übernimmt er seiner eigenen Schwerkraft folgend immer mehr die Kontrolle über die Persona und damit über unser Leben. Kollektive Erkrankungen wie Rückenschmerzen oder Tinnitus sind dann die somatischen Folgen von jahrzehntelanger Selbstvermeidung. Der Körper wird so zum Spiegel des inneren Erlebens. Aufgrund von individuellen Geschichten entstehen Zivilisationserkrankungen, die im zweiten Teil des Buches beleuchten werden.

Wenn also demnächst jemand an Sie herantritt mit der Äußerung, dass Sie ja wohl einen Schatten haben, dann stimmen Sie ihm am besten freudig zu. Je mehr Sie es vor sich und der Welt leugnen, dass Sie genauso destruktiv, wütend traurig, verzweifelt, triebhaft (um nur einige Schattenanteile zu nennen) wie all jene Menschen sind, an denen Sie genau diese Anteile ablehnen oder gar verabscheuen, desto mehr wird Ihr Leben zum Schattenboxen.

Der beliebteste Trick Ihres Schattens ist die Projektion. Da wir den Schatten als Teil unserer Persönlichkeit nicht einfach abschneiden können, projizieren wir ihn nach außen. Dort trifft unsere Projektion auf genau die Personen, von denen wir glauben, dass sie ignorant, träge, rassistisch, eingebildet, unfähig Auto zu fahren oder einfach nur zu dumm sind, uns zu verstehen. Natürlich sehen wir dabei in einen Spiegel. In dem vollkommen unfähigen Autofahrer, der vor uns mit Tempo 80 auf der linken Spur klebt, erkennen wir letztlich nur Charakterteile von uns selbst.

Eine Schattenübung

Schreiben Sie eine Liste von zehn Charaktereigenschaften auf, die Sie bei anderen Menschen innerhalb kürzester Zeit auf die Palme bringen. Legen Sie einfach los und denken Sie so wenig wie möglich nach.

1 ____________________	6 ____________________
2 ____________________	7 ____________________
3 ____________________	8 ____________________
4 ____________________	9 ____________________
5 ____________________	10 ____________________

Gehen Sie danach wie folgt vor. Sagen Sie laut: »Bei anderen Menschen hasse ich, dass sie ....« und dann lesen Sie Ihre Liste vor. Warten Sie danach einige Augenblicke. Dann lesen Sie die Liste noch einmal laut vor. Nur diesmal beginnen Sie mit den Worten »Ich bin ....«

Ist es Ihnen leichtgefallen? Wenn ja, dann haben Sie entweder alle Ihre Schattenteile transformiert oder Sie haben geschummelt. Wenn Letzteres der Fall war, schreiben Sie ganz oben auf Ihre Liste: »Betrüger«.
Die gute Botschaft lautet: Alle Schatten gleichen sich. Vom Buschmann in Afrika bis zu den Inuit in der Arktis: Wir verdrängen kollektiv die gleichen psychischen Inhalte.

Das Ego

Sie sind wie alle andern. Sie sind ein Egoist und das ist gut so. Das Ego ist die Summe aus Persona und Schatten. Mein Ego und Ihr Ego gleichen einander. Alle Egos gleichen einander. Wir unterscheiden uns letztlich nur in Nuancen. Als Menschen verdrängen wir zwangsläufig in den ersten Jahren unangenehme Erfahrungen. Selbst als Erwachsene können wir nicht 24 Stunden mit dem Gefühl der Ablehnung, des Mangels oder der Ohnmacht umgehen. Stattdessen lenken wir uns ab. Zu den Ablenkungen zählen exzessiver Sport, Fernsehshopping, Pornographie, Alkohol oder üppiges Essen, um nur einige der klassischen Schattenvermeidungsstrategien zu nennen.

Kinder, insbesondere Kleinkinder sind ihren eigenen Emotionen und dem emotionalen Klima ihrer Umgebung unmittelbar ausgesetzt. Kinder können nicht ausweichen. Mir sind zumindest keine Berichte von Zweijährigen bekannt, die sich in Feinripp-Unterwäsche, eine Flasche Wodka trinkend, auf YouTube Pornos runterladen. Sie rennen auch nicht in Funktionswäsche – mit hochrotem Kopf und verzweifelt nach Luft ringend – joggend durch den Stadtpark. Kinder nehmen höchst sensitiv jede emotionale Färbung, insbesondere die ihrer Eltern auf, und verarbeiten sie auf ihre individuelle Weise. Die guten ins Töpfchen (Persona), die schlechten ins Kröpfchen (Schatten). Das Drama der wahrnehmungsbegabten Kinder besteht in ihrer natürlichen Fähigkeit, die Umwelt ungefiltert wahrzunehmen. Je mehr Wahrnehmungsfähigkeit, desto mehr Verdrängung ist notwendig. So entstehen innere Monster. Um unseren Wesenskern oder unser empfindliches Selbst zu schützen, müssen wir als Kinder einzelne Erfahrungen von der Oberfläche in die Tiefe unseres Bewusstseins verschieben.

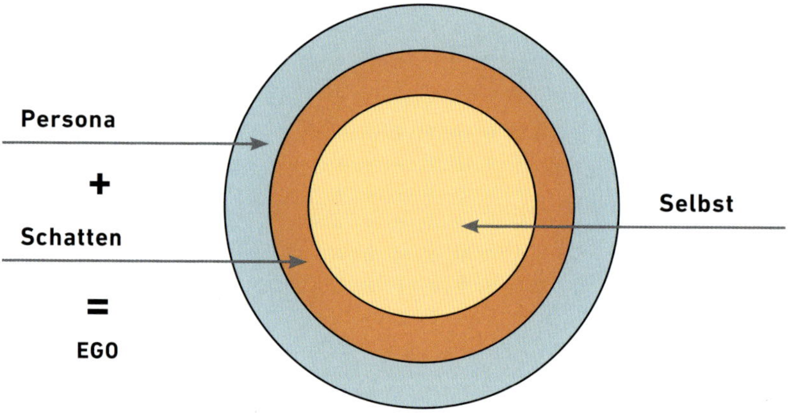

Das Ego – bestehend aus Schatten und Persona – ist der »Schutzmantel« des Selbst

Das in Kindertagen von uns geformte Ego ist höchst emotional. Deshalb stimmt die Regel: Je emotionaler ein Streit geführt wird, desto kindlicher ist der dem Streit zugrunde liegende Grundkonflikt. Der Begriff »E-motion« lässt sich in diesem Zusammenhang als »nach außen gerichtete Bewegung« übersetzen. Emotionen drängen nach verbalem Ausdruck und nach Ausdrucksbewegungen. Dabei wird der Körper zum perfekten emotionalen Ausdrucksorgan. Ohne den Körper ist emotionaler Ausdruck unmöglich.

Eine Körpersprache-Übung

Stellen Sie sich frei in den Raum und erzählen Sie zunächst einem imaginären Publikum von einem Ereignis, das Sie emotional berührt hat. Das kann der letzte Urlaub gewesen sein oder ein Treffen mit Freunden. Dann stoppen Sie, während Sie möglichst fließend weitererzählen, nach und nach jegliche Bewegung in folgenden Körperabschnitten:
Beginnen Sie mit den Beinen und Füßen. Lassen Sie hier keine Bewegung mehr zu und erzählen Sie weiter. Schließen Sie dann Becken und Rumpfbewegungen aus Ihrer Erzählung aus. Dann, noch schwieriger, fahren Sie mit Ihrer Erzählung

fort, jetzt allerdings ohne Ihre Arme zu bewegen. Danach stoppen Sie, dabei immer schön weiterredend, jede Bewegung von Ihrem Hals und Kopf. Falls Sie jetzt noch in der Lage sein sollten, emotional zu kommunizieren, unterbrechen Sie nun noch jeglichen mimischen Ausdruck. Kein Lächeln, kein Stirnrunzeln mehr. Zum Abschluss stoppen Sie Ihre Augenbewegungen und versuchen Sie dennoch, munter weiterzureden. Dann lassen Sie schlagartig alle Spannung los und beenden Sie Ihren Vortrag in drei Sätzen.
Diese kleine Übung macht die unmittelbare Verbindung von emotionalem Ausdruck und Körperspannung sehr schnell deutlich. Unterdrücken wir unseren Körper, indem wir ihn anspannen, hemmen wir unseren emotionalen Ausdruck. Umgekehrt funktioniert das genauso. Wenn Sie möchten, steigern Sie die Übung, indem Sie den gleichen Vortrag vor Publikum (Familie, Freunde, Firma) halten.

Das Selbst

Bis zu diesem Punkt ist die Anatomie des Ego eine ziemlich trübe Botschaft. Bisher sind wir nur eine Oberfläche (Persona), und wenn wir tiefer schauen, finden sich in unseren dunklen Abgründen (Schatten) selbst erschaffene Monster: Unsere kreativsten Impulse wie Wut, Trauer, Aggression und Sexualität lauern knapp unter der Bewusstseinsoberfläche. Aufgrund kindlicher Missverständnisse wurden aus unseren Ressourcen Bedrohungspotenziale. Tatsächlich scheinen sie eine zweifache Bedrohung für uns zu sein. Zum einen bedrohen sie das geschönte Persona-Bild, das wir von uns selbst gemacht haben. Zum anderen schätzen wir ihr Potenzial falsch ein und versuchen dementsprechend, die Welt vor ihnen zu bewahren. Falsch verstanden lagern sie seitdem gut gesichert im Schattentresor unseres Bewusstseins.

Nur mühsam gezähmt durch eine bis zur Perfektion ausgebaute Scham-Schuldgrenze wirken sie unbemerkt im Dunkeln. Freiheit wird dadurch zur Illusion, physische und emotionale Schmerzen sind die Folge. Die Erkenntnis, dass wir auch noch höchstpersönlich für das emotionale Desaster verantwortlich sind, ist zusätzlich frustrierend. Schließlich haben ausschließlich wir selbst unsere emotionale Festplatte programmiert.

Seit Kindertagen bestimmen die unbewussten Schattenprogramme unser Leben und unsere Körper. Kein sehr positives Menschenbild, zugegeben.

Glücklicherweise haben die sogenannten humanistischen Therapieformen diesen eingeschränkten Blick auf unsere Konfliktverarbeitung deutlich ergänzt. Schon C. G. Jung erweiterte Freuds strenge Sicht auf den »psychischen Apparat« um das Selbst. Das Selbst entzieht sich jeglicher Begrifflichkeit. Es lässt sich nicht beschreiben. Nach Jung wirkt es frei von Emotionen und Instinkten in der Stille hinter dem Schatten. Unbeeindruckt von Verdrängungen und Konflikten stellt das Selbst den gesunden, von Konflikten und Symptomen unberührten Teil unserer Psyche dar. Jung sah es gleichermaßen als Ursprung und Ziel jeglicher individuellen Entwicklung. Fritz Perls, der geistige Vater der Gestalttherapie, nannte das Selbst »die unmittelbare Begegnung mit dem Sein«. In der Anatomie des Ego ist das Selbst unserem Wesenskern vergleichbar, der das Hier und Jetzt unverstellt wahrnimmt. Es fühlt, es liebt und wird dabei nicht von Emotionen oder Instinkten getrübt. Das Ego wird durch diese Sichtweise zum Schutzmantel, der das Selbst umgibt.

Eigentlich wollen wir alle immer nur wir selbst sein. Wir kommen bloß selten dazu. Alltag hat seinen Preis. Ein gut geöltes Ego mit einigermaßen integrierten Schattenteilen lässt uns ja allen Anforderungen des Lebens gerecht werden. Wozu braucht es da ein Selbst? Die Antwort lautet: Weil wir sterben werden. Das Ego ist vergänglich, das Selbst nicht.

Wir erleben das Selbst jeden Tag. Es sind diese kleinen Momente, in denen die Zeit stillzustehen scheint. Vielleicht lächelt uns ein Kind an oder wir schauen aufs Meer. Wir sitzen am Feuer oder stehen auf dem Gipfel eines Berges. Der erste Sonnenstrahl, der morgens durch die Bäume fällt, eine Filmszene, ein Musikstück oder die Berührung eines liebenden Menschen: In solchen Selbst-Momenten steht die Welt still. Zeit existiert nicht mehr. Alles ist Augenblick. Nicht, dass wir in diesen Momenten überschwänglich glücklich wären. Es ist mehr als das. Wir erleben zeitlose Stille, Zustimmung und Einheit. Jegliche Trennung zwischen dem Ich und der Welt löst sich auf. Worte reichen nicht aus, um diesen Zustand zu beschreiben. Die Erfahrung von unzähligen Bewusstseinsforschern (zu denen auch Sie und ich gehören) aus allen Zeitaltern war und ist kulturübergreifend immer die gleiche: Wir sind reines Bewusstsein, das sich selbst erlebt.

Im Licht dieser Wahrheit ist unser Körper genauso Ausdruck unseres Bewusstseins wie unsere Sprache, unsere Gedanken, unsere Emotionen und unser Verhalten Spielformen von Bewusstsein sind. Selbst-Bewusstsein war schon lange vor unserer bewussten Wahrnehmung existent und kann von jedem, auch darin sind sich alle großen Bewusstseinslehrer dieser Welt einig, erfahren werden. Meditation schult diese erfahrbare Wahrnehmung von Bewusstsein. Meditation, in welcher Form auch immer, führt bei regelmäßigem Training zwischen den Ohren zu mehr Lebensglück. Punkt.

Das Selbst existiert. Jenseits unseres Ego sind wir freie, liebende, zeitlose Wesen. Das ist eine transkulturelle Gewissheit. Das Selbst hat, je nach Kultur, unterschiedliche Namen. Ganz gleich, ob es Tao, Atman, Seele, Christus- oder Buddha-Natur genannt wird: Es beschreibt den liebenden, überpersönlichen Kern unseres Wesens. Diese Sichtweise ist nicht verhandelbar. Andernfalls wären alle großen Bewusstseinslehrer dieser Welt wie Buddha, Jesus, Franz von Assisi, Teresa von Avila oder der Dalai-Lama alle ausnahmslos durchgeknallte Psychotiker. Leugnet man ihre Ansichten, dann wären wir nichts weiter als ein sinnfreier Sack Zellen, den das Wasser erfunden hat, damit er an Land spazieren gehen kann. So wie unsere Nieren Urin produzieren, hätte irgendwann unser Gehirn damit begonnen, Denken zu produzieren. Liebe, Mitgefühl und Freundschaft wären lediglich Nebenwirkungen von Neurotransmittern. Eine solche Sichtweise ist natürlich zulässig. Damit erübrigt sich jede Diskussion über die Verbindung von Körper und Bewusstsein. Von diesem Standpunkt aus betrachtet, macht es auch keinen Unterschied, ob wir leben oder sterben. Millionen Jahre der Evolution hin oder her: Unser Leben wäre nur ein kurzes, unbedeutendes Aufblitzen von Licht zwischen zwei Ewigkeiten des Dunkels. Allerdings kenne ich niemanden, der diese radikale Sichtweise in einem defekten Flugzeug, das sich gerade im Sturzflug dem Erdboden nähert, konsequent durchhalten würde.

Die Angst vor Schuld

Unser Ego fürchtet nichts mehr als Ablehnung und Strafe. Schuld und Scham sind ihre natürlichen Begleiter. Was sollen auch die Leute denken, wenn man plötzlich frei und autonom wäre? Angst vor Ablehnung kennt jeder. Sie ist *die* unvermeidliche Grenzerfahrung. Das Gleiche gilt für plötzlich auftauchende und bisher unbekannte Unsicherheiten, subtile Ängste und vegetative Entgleisungen. Auch sie gehören zu Therapieverläufen dazu.

Selbstbewusstsein hat seinen Preis. Als überpersönlicher Wesenskern ist unser Selbst in ständiger Ausdehnung begriffen, dabei wird es nur vom Ego begrenzt. Zunächst schiebt das Selbst unbewusste Schattenteile nach außen in die bewusste Persona. Das ist unvermeidlich und nicht angenehm. Im verzweifelten Abwehrkampf an der Grenze zwischen Persona und Schatten erlebt das Ego jetzt seine erste große Angst. Die Angst vor Schuld erzeugt großes Unbehagen.

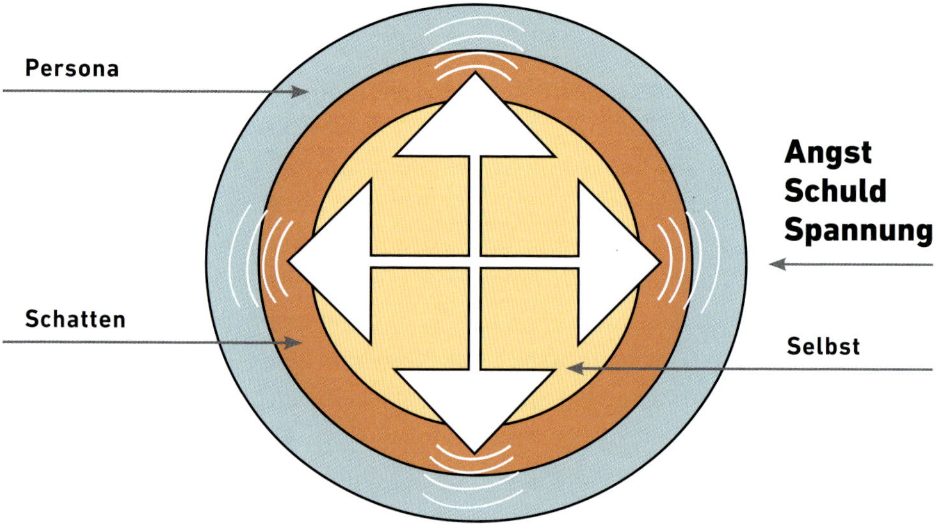

Die Ausdehnung des Selbst schiebt verdrängte Schattenteile in die bewusste Persona

Jeder von uns ist unterbewusst fest davon überzeugt, dass wir, wenn wir diese Grenze überschreiten, ganz sicher dafür bestraft werden. In Wirklichkeit nehmen Patienten erstmals ihre eigentlichen Kraftpotenziale wirklich wahr: ihre Emotionen und Instinkte. Gleichzeitig fürchten sie ihre Macht. Anstatt sich zu freuen, fühlen sie sich zunächst schuldig für ihre ungelebte Kraft. Das ist nur allzu menschlich. In den Momenten, in denen wir uns unseres vollen inneren Potenzials bewusst werden, fürchten wir, unsere Umwelt damit zu überfordern. Gleichzeitig tauchen unbewusst all die verpassten Möglichkeiten und Chancen unseres Lebens, die wir aufgrund unserer Zurückhaltung nicht gelebt haben, vor unserem inneren Auge auf.

Unbehagliche Schuldgefühle sind in Behandlungsverläufen also immer sichere Anzeichen von innerem Wachstum. So gesehen sind Schuld und Scham unvermeidliche, die Selbstausdehnung begleitende, Dehnschmerzen der Psyche. Auch Freiheit hat ihren Preis. Die Ausdehnungsphase des Selbst kann durchaus zu Paarkonflikten, zu Problemen im Freundeskreis oder am Arbeitsplatz führen. Das Organ Psyche braucht einfach Zeit, um sich an die dazugewonnenen Schattenteile zu gewöhnen. Soll der Körper gesunden, kostet das manchmal psychodynamisch deutlich mehr Kraft als vermutet.

Verstärken sich auch körperliche Symptome zu Anfang einer Behandlung, deutet das auf eine mangelnde Adaptationsfähigkeit der Gewebe hin. Zellen und Organe müssen sich nach einer Behandlung, genau wie das Organ Psyche, ebenfalls an ihre neuen Bewegungsfreiheiten gewöhnen. Das kennt jeder, dessen Arm oder Bein einmal eingegipst war. Wird der Gips nach sechs Wochen entfernt, vermeiden Patienten zunächst das volle Bewegungsausmaß eines Gelenks. Erst durch kontinuierliches Training können Gewebe ihre neu gewonnenen Freiheiten wirklich nutzen. Deshalb gilt ein Gelenk nach längerer Immobilität zunächst auch nur als übungsstabil. Erst später wird es, durch intensives Training, belastungsstabil.

Das Gleiche gilt für unsere Psyche. Der Umgang mit dem »dunklen Bruder« muss ebenfalls geübt werden. Erst Gewöhnung macht ihn im Alltag belastungsstabil. Das fällt nicht leicht. Selbstbewusstsein fordert zu Beginn einer Therapie zunächst Schattenbewusstsein.

Wären Wachstum und Gesundung wirklich so einfach, wie uns die Werbung in Slogans wie »Schlank und gesund in sechs Wochen«, »Null-Prozent-Finanzierung« oder »Alle elf Minuten verliebt sich ...« suggeriert, würden wir alle vor Gesundheit und Glück nur so strahlen. Die meisten Ärzte und Therapeuten wären dann arbeitslos, die Krankenhäuser könnten zu Studenten-WGs umgebaut werden, und die wenig verbleibenden Fachärzte würden ausschließlich Hausbesuche machen. Alle Menschen würden ewig jung unter karibischer Sonne leicht bekleidet ihr Glück genießen. Alle wären vollkommen entspannt, kerngesund und würden den »endless summer« leben und sich nebenbei von weißen Schokoladekugeln ernähren. Ein schönes Bild, zugegeben.

Heilungsprozesse laufen anders ab. Die Ausdehnung des Selbst ist zu Anfang meist schattenschwarz, Papageien tauchen dabei auch selten auf, und Schuldgefühle sind an der Tagesordnung. Als sichere Wachstumszeichen in Heilungsprozessen sind diese Schuldgefühle glücklicherweise nur temporär. Sie sind, anders als die von unserem Ego jahrzehntelang zwischen Persona und Schatten akribisch aufgebaute Scham-Schuld-Barriere, natürlich und vergänglich. Sobald sich unsere Psyche an ihr emotionales und instinktives Potenzial gewöhnt hat, lösen sich Scham und Schuld buchstäblich in Luft auf.

Bei Scham und Schuld hilft nur eins: Ein dickes Fell, das aus Frustrationstoleranz gewebt ist und eine »Be brave-Haltung«. Das gilt für alle am Prozess Beteiligten, besonders für Freunde und Familie. Wie gesagt: Angst vor Schuld und Angst vor Freiheit sind vergänglich, auch wenn es sich im Moment des Erlebens ganz anders anfühlt.

Die Angst vor Freiheit

Die letzte und tiefste Angst, die nach durchlebten Schattenprozessen früher oder später in jedem Entwicklungsprozess auftaucht, ist die Angst vor Freiheit. Sie liegt unter der Angst vor Schuld, ist subtiler und scheinbar unlogisch. Beide Ängste fühlten sich ähnlich an, sind psychodynamisch aber grundverschieden.

Im ersten Fall wehrt sich unser Ego mit Händen und Füßen gegen jegliche Veränderung und fürchtet seine selbst verdrängten Impulse. Was wären wir schließlich ohne unsere gelernten Verspannungen, Verdrängungen, Charakterstrukturen, geliebten Verhaltensstereotypen und auswendig gelernten Glaubenssätze? Im zweiten Fall lauert kein Schatten mehr unter der Bewusstseinsschwelle. Es droht etwas sehr viel Größeres. Es droht die so ersehnte emotionale und körperliche (Schmerz-)Freiheit.

Freiheit als Bedrohung? Klingt völlig verrückt und ist dennoch psycho-logisch. Denn echte Freiheit kostet uns etwas. Echte Freiheit gibt es nicht zum Nulltarif, sondern nur zum Preis absoluter Selbstverantwortung. Wahre Selbstverantwortung lässt keinen Spielraum mehr für externe Schuldzuweisungen: Ab einem gewissen Punkt der Heilung können wir unmöglich anderen die Macht und Autorität über unser Leben überlassen.

Das hat Auswirkung auf alle Bereiche des täglichen Lebens. Plötzlich sind nicht mehr der Chef, abstrakte Faszien, der Schreibtisch, die Eltern oder der Ehepartner für unseren Rückenschmerz verantwortlich. Wir verstehen endlich, dass Computermäuse mit unseren Ellenbogen nicht Tennis oder Golf spielen. Wir verstehen, dass alle, aber wirklich auch alle Probleme, die wir erleben, ausschließlich hausgemacht sind.

Das ist die Zeit der Ego-Dämmerung.

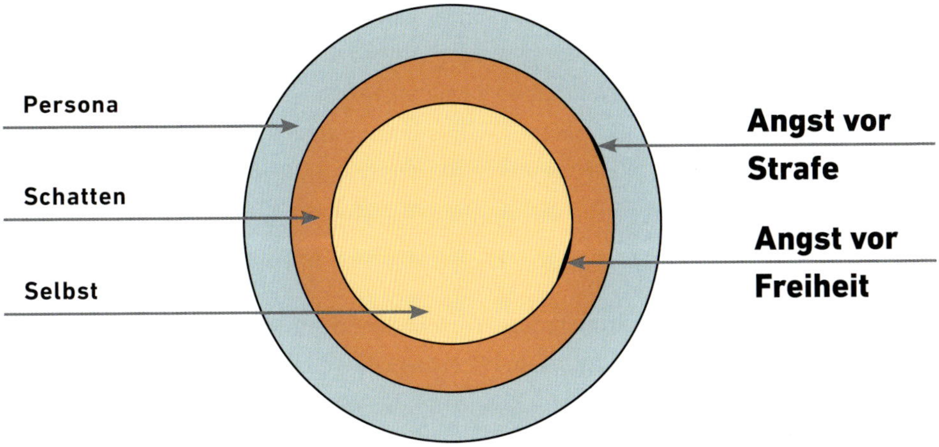

Es gibt zwei Grundängste: die Angst vor Strafe und die Angst vor Freiheit

Dem Ego dämmert jetzt, dass ursprüngliche Freiheit nicht nur die Freiheit von der Meinung anderer ist, sondern auch die Freiheit von den eigenen überspannten Überzeugungen und Meinungen impliziert. Das gilt für körperliche wie emotionale Verspannungen gleichermaßen. Ab einem gewissen Punkt sind wir im Prozess der Selbsterkennung für all unsere Spannungsmuster selbst verantwortlich. Freiheit stößt das Ego von seinem Thron und integriert es in etwas Größeres. Unter Zuhilfenahme all seiner Abwehrstrategien wird sich das Ego dagegen wehren, in die Bedeutungslosigkeit zu verschwinden. Das ist ein echter Transformationsprozess. Deshalb braucht wirkliche Freiheit manchmal Jahre, um ganz belastungsstabil zu werden. Hinzu kommt, dass Freiheit keinen Rosengarten verspricht und zu Beginn auch nicht von Konfettiregen begleitet ist. Das passiert erst später.

In der Gestalttherapie, einer ganzheitlich orientierten, psychotherapeutischen Methode, wird diese Geisteshaltung als »Owning« beschrieben. Owning bedeutet, dass der Klient der »Owner«, also der Besitzer, nicht nur seines Körpers, sondern auch all seiner geistigen Prozesse ist. Als Besitzer seines selbstgebauten, psychosomatischen Hauses ist der Klient damit logischerweise auch zu hundert Prozent für alles verantwortlich, was in seinen inneren Räumen geschieht. Nach diesem Konzept haften spätestens jetzt Eltern nicht mehr für ihre Kinder.

Gelingt es uns, diese unbegrenzte »Owning«-Haltung ganz und gar einzunehmen, ist das damit verbundene Freiheitserleben unbezahlbar. Die Umsetzung des »Owning« führt zu tiefgreifenden körperlichen und geistigen Veränderungen. Wir verinnerlichen damit die grandiose Erfahrung, dass wir schon in Kindertagen die (unbewusste) Macht hatten, Grundmuster unserer Psyche und die daraus resultierenden körperlichen Symptome zu erschaffen. Schon als Kinder hatten wir also Zugang zu dieser grenzenlosen Kraft. Verkörpert sich diese Kraft und wird sie zellulär erlebbar, entfaltet sie sich in unserer Psyche als zeitlose Freude des Selbst.

Symptome, jene einst von Kinderhänden erschaffenen Kunstwerke, werden sich dann in der Sonne des Bewusstseins auflösen. Wir haben alles im Gepäck, was wir zur Lösung unserer Muster brauchen. Im Wesentlichen sind das unsere Emotionen und Instinkte, die wir im nächsten Kapitel beleuchten.

In Kürze

- Die Anatomie des Ego beschreibt analog zur medizinische Anatomie den psychischen Apparat, dessen Gesetzmäßigkeit für alle Menschen gleichermaßen gelten.
- Die Persona ist dabei die bewusste Oberfläche, der Schatten die verdrängte Tiefe der Psyche.
- Persona und Schatten bilden gemeinsam das Ego und dienen dabei als Schutzmantel des Selbst, des Wesenskerns des Menschen.
- Verdrängte Schattenaspekte resultieren in Angst vor Schuld
- Verdrängte Selbstaspekte resultieren in Angst vor Freiheit.

Kapitel 3: Emotionen und Instinkte

Die großen Emotionen Wut und Trauer sowie die Grundinstinkte Aggression und Sexualität werden beinahe chronisch missverstanden. Dieses Kapitel ermöglicht Ihnen einen neuen Blick auf sich selbst und die in Ihnen schlummernden emotionalen und instinktiven Kraftwerke.

Dabei bedarf nicht jedes Symptom einer Innenschau. Bei Kopfschmerzen hilft häufig Aspirin und bei leichtem Magendruck ist eine fünfjährige Psychoanalyse auch nicht zwingend indiziert. Wir altern, wir werden aller statistischen Wahrscheinlichkeit nach in unseren letzten Lebensjahren erkranken, und wir werden schließlich sterben. Alter, Krankheit und Tod sind die Determinanten unseres Lebens. Vielleicht sterben wir ja sogar mit einem tollen Cholesterinspiegel und fantastischem Blutdruck. Das macht, absolut betrachtet, keinen Unterschied. Schließlich sterben Triathleten genauso wie Couchpotatos. Es geht weniger darum, den Tod durch lebenslanges Training zu vermeiden, als vielmehr darum, unser Leben als das kostbare Geschenk anzunehmen, das es ist. Das gelingt jedoch nur, wenn wir uns selbst bedingungslos annehmen. Ohne Schatten kein Licht. Veränderung fängt innen an.

Wut oder die Kraft der Veränderung

Schauen wir uns also an, was wir gemeinsam mit siebeneinhalb Milliarden anderen Menschen auf diesem Planeten kollektiv verdrängen. Wie gesagt, Sie und ich sind psychodynamisch betrachtet wirklich nichts Besonderes, weil jede Kindheit mit Frustrationen gespickt ist. Frustrationstoleranz, also die Fähigkeit, auf eine unmittelbare Bedürfnisbefriedigung zu verzichten, ist, wenn sie gelingt, ein wesentlicher Entwicklungserfolg der

Kindheit. Auch wenn uns die Werbung das Gegenteil glauben machen will: Die Fähigkeit zum Verzicht bleibt ein wesentlicher Aspekt der erwachsenen, integrierten Persönlichkeit. Das äußert sich unter anderem darin, dass wir im Alltag auf unkontrollierte Wutausbrüche verzichten. Stattdessen können wir die emotionale Impulskraft der Wut für Veränderung von genau den Situationen verwenden, die diese Wut in uns ausgelöst haben.

Babys und Kinder verzichten ungern. Wenn sie Hunger haben, schreien sie, und wenn sie das Spielzeug aus dem Regal nicht sofort bekommen, reagieren sie selten mit Altruismus. Wenn wir als einigermaßen erwachsene Menschen Hunger haben, werfen wir uns nicht mehr zu Boden und trommeln mit den Fäusten. Wir bestellen einfach eine Pizza. Deshalb werden spontane Wutausbrüche im Büro in der Regel auch misstrauisch beäugt. Dabei ist die Energie unserer Wut, neben anderen Impulsen, so ziemlich das Beste, was wir psychisch betrachtet besitzen. Hier also ein Plädoyer für eine ganz besondere Emotion:

Wut ist das Potenzial der Veränderung. Wut will Dinge bewegen. Wut ist kraftvoll, und wenn sie eine Farbe hätte, wäre sie wahrscheinlich rot. Wut hat viele Gesichter und ist nicht immer leicht zu erkennen. So ist Zorn ein Gesicht von Wut, genauso wie Empörung, Neid und Missgunst ebenfalls Spielformen der Wut sind. Wenn wir jemandem innerlich über Jahre hinweg Vorwürfe machen (»Das verzeihe ich dir nie«) oder Rachegelüste hegen (»Das zahle ich dir heim«), sind auch dies subtile Spielformen von Wut.

Wie wir schon bei der Beschreibung des Schattens gesehen haben, besteht das Problem nicht darin, dass wir ehemals gelernt haben, Wut zu verdrängen. Das ist ganz normal. Ein Problem entsteht erst dann, wenn wir als Erwachsene unsere verdrängten Wutschatten nicht mehr wahrnehmen, nicht nutzen, geschweige denn ausdrücken. Gelingt es hingegen, unsere Wut auszudrücken, wird sie zu einem echten Kraftpaket, das die Welt aus den Angeln heben kann.

Wut will etwas von der Welt und damit auch von unserem Gegenüber. Wut findet sich nicht mit den Gegebenheiten ab, sondert fordert Wandel. Wut hört erst auf, wenn es eine befriedigende Lösung gibt. Echte Wut will Bestehendes transformieren, aber sie will es nicht zerstören. Wut ist fruchtbar und nicht zerstörerisch. Kurz: Wut tut gut.

Es ist ein Montagnachmittag im September des Jahres 1989. Die Straßen der Stadt sind voller Menschen. Leipzig brodelt. Es ist Herbst und mutige, wütende Menschen treffen sich auf den Straßen. Sie haben die Nase gestrichen voll. Sie wollen keine

Gängelung mehr und auch keine falschen Versprechen. Sie wollen alle das Gleiche: Sie wollen Freiheit.

Zunächst treffen sie sich in Leipzig. Später kommen sie auch in anderen Städten zusammen. Sie werden sich in Dresden treffen, in Karl-Marx-Stadt, in Magdeburg, Plauen, Rostock, Potsdam und in Schwerin. Erst demonstrieren sie montags, später auch an anderen Wochentagen. Sie alle zeigen ihr Gesicht. Sie alle sind wütend. Der Ausdruck ihrer Wut wird ein Land erschüttern und in der ganzen Welt gehört werden: »Wir sind das Volk«.

Nicht Zweifel, nicht Zögern und auch nicht Angst haben zum Ende der DDR geführt. Es war die berechtigte Wut der Bevölkerung über die desaströsen wirtschaftlichen und politischen Folgen von vierzig Jahren SED-Herrschaft. Hunderttausende wütende Bürger waren der Schlüssel zu einer weltweit anerkannt friedlichen Revolution, die zur politischen Neuordnung führte.

Wut und Frieden schließen einander also keineswegs aus. Das gilt für Staaten, aber auch für jeden von uns persönlich. Ohne die Integration unserer wütenden Teile werden wir innerlich keinen Frieden finden.

Das »Wut-tut-gut«-Prinzip wirkt auch in Partnerschaften. Solange die Partner aufeinander wütend sind, ist die Beziehung lebendig und fordert Veränderung. Jeder Paartherapeut kennt das: Hinter Wortlosigkeit und unheilvollem Schweigen lauert meistens eine nicht ausgesprochene Wut. Gelingt es den Partnern, zu ihrer individuell verdrängten Wut zurückzufinden, wird die Beziehung wieder lebendig. Mit der Wut im Gepäck besteht dann die berechtigte Hoffnung auf einen Neuanfang.

Eine Wut-Übung für Paare

Setzen Sie sich Ihrem Partner gegenüber. Halten Sie dabei einen Abstand von etwa doppelter Armeslänge. Schauen Sie Ihrem Partner direkt in die Augen. Halten Sie Ihren Blick und den Blick Ihres Partners für einige Sekunden wortlos aus. Sprechen Sie dann den Satz »Ich bin wütend« wenn möglich direkt in die Augen Ihres Gegenübers hinein. Ohne zu zögern antwortet Ihr Partner mit genau dem gleichen Satz.

Im Idealfall schaffen Sie es, diesen Satz jeweils zwanzigmal auszusprechen und dabei langsam Ihre Stimmkraft zu steigern. Machen Sie sich bewusst, dass Sie Ihren Partner in dieser Übung nicht vor Ihrer Wut schützen müssen. Stellen Sie sich vielmehr vor, dass Sie Ihrem Gegenüber in der Übung Ihre Wut schenken. Das fordert von Ihnen und Ihrem Partner, ähnlich wie von den Teilnehmern der Montagsdemonstrationen, echten Mut. Am Ende der Übung haben Sie beide wahrscheinlich ein bisschen rote Gesichter. Gleichzeitig werden Sie bemerken, dass Sie gar nicht anders können, als Ihren Partner jetzt anzulächeln. Weiter werden Sie feststellen, dass Sie ihm gegenüber deutlich friedlicher gestimmt sind.

Ist Ihnen die Übung schwergefallen? Dann wissen Sie jetzt, welchen Schattenteil Sie gemeinsam mit Ihrem Partner verdrängen. Probieren Sie es dann einfach noch mal und beginnen die Übung diesmal mit ganz leiser Stimme. Sie sind mit diesem Problem nicht allein. Verdrängte Wut ist nun mal ein echter »Klassiker« in Psychotherapiepraxen.

Astrid kommt mit akuten Schulterschmerzen in meine Praxis. Sie ist vorher beim Arzt gewesen, der einen entzündeten Schleimbeutel in ihrer Schulter diagnostiziert hat. Für diesen Schmerz gibt es keinen erkennbaren Auslöser. Weder hat Astrid Arbeiten über Kopf ausgeführt, etwa ihre Zimmerdecke gestrichen, noch hat sie schwere Gegenstände bewegt. Unfälle oder andere Anlässe, die die akuten Schulterschmerzen hätten erklären können, gibt es auch nicht. »Es kam einfach so über Nacht«, gibt Astrid in der Anamnese an.

Da Schultern sich nicht grundlos entzünden und es keinen somatischen Auslöser gibt, erforschen wir gemeinsam das psychologische Klima, in dem der Schulterschmerz aufgetreten war. Es stellt sich heraus, dass Astrid etwa eine Woche, bevor die Schmerzen begannen, in ihrem Job bei einer Beförderung (Astrid arbeitete als Bürokauffrau) übergangen wurde. Die Beförderung war ihr zuvor von ihrem Chef als »so gut wie sicher« angekündigt worden. Als der große Tag kam, wurde dann eine andere Kollegin mit der neuen Position belohnt. Verständlicherweise hat dieser Vorgang in Astrid starke Wut ausgelöst.

Astrid ist das vierte von fünf Kindern. In ihrer Kindheit war das Übergangenwerden gewissermaßen an der Tagesordnung. Insbesondere ihre Mutter hatte aufgrund der angespannten wirtschaftlichen Situation kaum Zeit, sich besonders um Astrid zu kümmern. Zwar hatte sie dies ihren Kindern immer wieder versprochen (»Wir machen bald alle zusammen etwas gaaaanz Schönes«), doch sie hielt ihre Versprechen nie ein, weil sie schlichtweg überfordert war.

Die Situation, im Büro übergangen zu werden, ist für Astrid also eine Reinszenierung früher Kindheitserfahrungen. So wenig Astrid als Kind ihre Wut darüber ihrer Mutter gegenüber ausdrücken konnte, so wenig kann sie als erwachsene Frau ihre Wut gegenüber ihrem Chef ausdrücken. Drei Tage nach dem Vorfall im Büro war ihre rechte Schulter massiv entzündet und die verordneten Medikamente konnten den Schmerz nur bedingt lindern.

Körpertherapeutisch betrachtet ist die rechte Schulter eng mit dem Ausdruck von Wut, Zorn oder Empörung verbunden. Die rechte Schulter ist sozusagen das Gelenk, das »Nein« sagen kann. In Kapitel 11 gehen wir noch genauer auf die Psychodynamik der Schultern ein. Ist, wie bei Astrid, ein gesunder Wutausdruck schon seit der Kindheit innerlich verboten, sind Probleme mit der rechten Schulter-Nacken-Region im späteren Leben, wenn auch nicht vorprogrammiert, so doch sehr wahrscheinlich.

Die Behandlung von Astrid beinhaltet neben der osteopathischen Lösung der Schulter und der damit verbundenen Bauchorgane auch die Integration der Wut gegenüber ihrer Mutter. Letzteres fällt Astrid aus verständlichen Gründen zunächst besonders schwer. Als es ihr aber im therapeutischen Setting gelingt, ihre Wut nachträglich lautstark auszudrücken, heilt ihre Schulter wiederum »über Nacht«.

Wut kommt allerdings nie allein. Wut hat sozusagen einen Spielpartner. Wenn Wut die Vorderseite einer Medaille ist, dann steht Trauer auf deren Rückseite. Es gibt so wenig Wut ohne Trauer, wie es Trauer ohne Wut gibt. Schauen wir uns also die zweite große Emotion an, die mehr oder weniger kollektiv ins Schattenreich verdrängt wird.

Trauer oder die Kraft des Mitgefühls

Wer kennt das nicht? Ein Abschied, eine schmerzliche Trennung, ein Todesfall: Trauer gehört zu den unvermeidlichen Erfahrungen des Lebens. Trauer braucht ihre Zeit, um in der Psyche verarbeitet zu werden. Nicht umsonst sprechen wir von einem Trauerjahr. Ein Jahr, das unser Unterbewusstsein braucht, um einen geliebten Menschen, eine große Liebe oder einen Lebensabschnitt loszulassen.

Im Gegensatz zur Wut ist Trauer still. Neben der lauten, explosiven Wut wirkt die implosive Trauer eher leise und sanft. Trauer ist, wenn integriert und zugelassen, die zweite große emotionale Kraft, die unser Leben bereichert. Nur durch das Zulassen unserer eigenen Trauer sind wir fähig, Menschen, die Ähnliches erlebt haben wie wir, mitfühlend zu verstehen. Erst dann sind wir in der Lage, emotionalen Schmerz wirklich zu teilen. Dadurch dass wir Trauer selbst erlebt und gespürt haben, dass sie zwar Spuren hinterlässt, aber sich dennoch wieder auflöst, werden wir zu Empathie-Experten. Trauer formt unser Mitgefühl. Dazu braucht es keine spezielle psychotherapeutische Ausbildung.

Genau wie Wut hat Trauer viele Gesichter. Betroffenheit, Verlassenheit, Ausweglosigkeit und Einsamkeit sind Boten der Trauer. Kaum jemand wird bestreiten, dass diese Empfindungen schmerzhaft sind. Droht uns Trauer zu überwältigen, wird sie, genau wie ihr Spielpartner Wut, von unserer intelligenten Psyche verdrängt. Auch hier dient die Verdrängung dem emotionalen Überleben. Die Trauer wird im Schatten zwischengelagert, um später in emotional fassbaren Portionen nachverdaut zu werden. Trauer kommt immer in Wellen. Monate, manchmal auch Jahre nach einem Verlust tauchen sie wie aus dem Nichts auf, um nachträglich integriert zu werden. Das ist ein gutes Zeichen. Die Psyche gibt immer nur das frei, was verarbeitet werden kann.

Trauer ist gesellschaftlich eher akzeptiert als Wut. Zerfließt jemand in der Öffentlichkeit in einem Meer aus Tränen, sind tröstende Worte und Taschentücher schnell zur Hand. Trauer schafft Nähe, Wut eher Distanz. Dennoch ist nicht jede Träne Ausdruck von Trauer und nicht jede zornige Bemerkung ein Ausdruck von Wut. Manchmal ist es genau umgekehrt. Viele Menschen, die »nah am Wasser gebaut« sind, verstecken ihre geheime Wut hinter einem tränenverschleierten Blick. So bekommen sie emotionale Unterstützung und können durch die Dauerumarmung der Umwelt ihre Wut geschickt umgehen. Umgekehrt versteckt ein notorischer Nörgler häufig tiefe Trauer hinter seinen gebrummelten Vorwürfen. So verhindert er erfolgreich, dass ein Schmerz in der Tiefe seines Herzens erneut berührt wird.

Wut und Trauer – beide Emotionen streben nach Ausdruck. Welcher Abflusskanal gewählt wird, macht intrapsychisch fast keinen Unterschied. Durch den Ausdruck dieser Energien wird die Psyche gleichermaßen entlastet. Ein emotionaler Überdruck kann sich also in trauernder Wut oder wütender Trauer entladen. Je nach Situation wird also mal Trauer, mal Wut ausgedrückt. Genauso wie Wut kann sich Trauer in Symptomen offenbaren, die eine gefühlte Ewigkeit von dem ehemals Trauer auslösenden Ereignis entfernt sind.

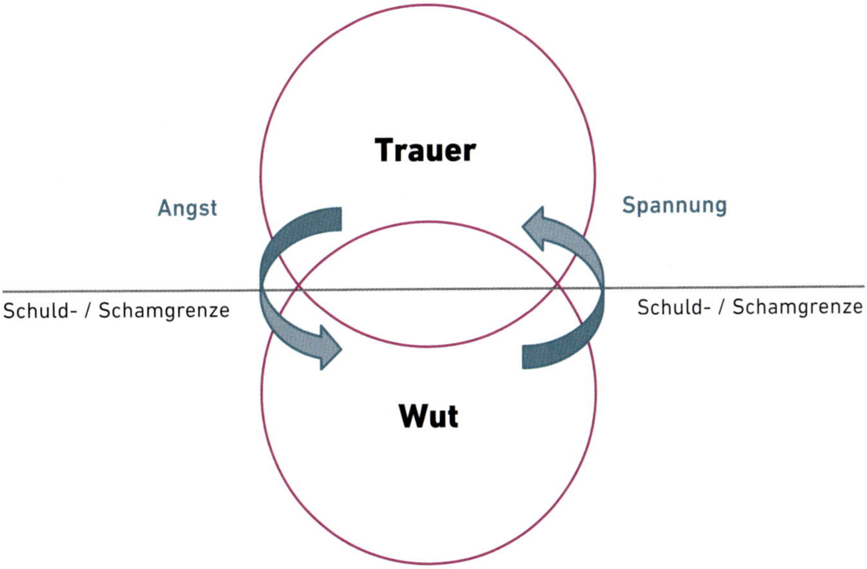

Trauer und Wut sind die zwei Seiten einer emotionalen Energie

Frank, ein vitaler Mittfünfziger mit Familie, Haus und Kind, ist mit unklaren Herzbeschwerden, dem Gefühl nicht mehr so richtig durchatmen zu können und einem vom hinteren Nacken aufsteigenden Kopfschmerz zu mir gekommen. Der Schmerz ist tagsüber annehmbar, wird aber zur Nacht hin beinahe unerträglich. Natürlich ist schulmedizinisch alles abgeklärt. Die Symptome scheinen so gar nicht zu dem optimistisch gestimmten, lebensbejahenden, privat und beruflich erfolgreichen Mann zu passen.

In der Anamnese stellt sich heraus, dass Franks langjährige Kollegin und gleichberechtigte Gesellschafterin vor etwa drei Monaten – in der Zeit, als die Symptome zum ersten Mal auftraten – aus dem gemeinsamen Unternehmen ausgestiegen ist. Frank und sie hatten eine Marketingagentur aufgebaut, und nach 15 intensiven Jahren mit allen Höhen und Tiefen hatte sich die Kollegin entschieden, mehr Zeit mit ihrer Familie zu verbringen. Ein für beide Seiten fairer Auflösungsvertrag wurde vereinbart, und seit drei Monaten ist Frank nun alleiniger Chef.
Während er von der gemeinsamen Zeit und insbesondere von den harten Gründerjahren erzählt, wird Franks Stimme erstaunlich weich. Seine Augen schauen häufig an mir vorbei. Es ist, als würde er in die Vergangenheit blicken. Mit einem kurzen Räuspern und verlegenem Lächeln holt er sich dann ins Hier und Jetzt zurück, um nur wenige Momente später wieder abzugleiten.
Wir werden im fünften Kapitel sehen, dass Resonanz als therapeutisches Instrument durch nichts zu ersetzen ist. Nun, meine Resonanz auf Franks Darstellung ist mehr als deutlich: Ich werde furchtbar traurig. Also frage ich Frank, ob ihn der Verlust seiner Kollegin traurig mache. Natürlich verneint der aktive Manager in ihm diese These sofort, hält mir stattdessen einen Vortrag über die Notwendigkeiten des Geschäftslebens und beendet ihn mit einem tiefen Seufzen. Es dauert dann noch einige Minuten, bis der starke Mann, der er zweifellos ist, seine Trauer um den Verlust der Kollegin zugeben kann.
Es verwundert nicht, dass Franks Vater ebenfalls sehr aktiv und erfolgreich war. Dieser hatte seine drei Söhne zu leistungsorientierten jungen Männern erzogen. Für Trauer war den drei Brüdern im unbewussten Konkurrenzkampf um die Anerkennung ihres Vaters keine Zeit geblieben. Franks Mutter war zwar liebend, konnte aber der fordernden Haltung ihres Mannes kaum etwas entgegensetzen. Kurz: Beide Elternteile waren für Frank keine Vorbilder im Umgang mit Trauer. Deshalb gehört die Fähigkeit zu trauern nicht zu Franks primären Qualitäten. Das lässt Franks Kopfschmerzen in einem neuen Licht erscheinen.

Die Lunge ist aus körpertherapeutischer Sicht ein Organ, das bei zurückgehaltener Trauer anspannt. Das ist keine schulmedizinische Wahrheit, sondern vielmehr die jahrelange empirische Erfahrung vieler Körpertherapeuten. Trauer und Lungen sind Spielpartner. Die Lungen dienen häufig als Überlaufbecken für nicht verarbeitete

Trauer. Allgemein gesprochen deuten Lungenprobleme wie Entzündungen, Asthma oder chronische Bronchitis auf nicht abgeschlossene oder akute Trauerprozesse hin. Nicht integrierte »Lungentrauer« kann vielfältige Auswirkungen haben:

Spannt die Lunge als Organ mit dem sie umgebenden Lungenfell an, überträgt sich deren Spannung über kleine Bänder an den Lungenspitzen auf einen Bindegewebsschlauch im hinteren Hals. Dieser Schlauch aus kontraktilem Bindegewebe (*Fascia cervicalis profunda*) endet anatomisch unter der Schädelbasis. Verdrängen wir also alte Trauer und verspannt deshalb die Lunge, überträgt sich deren Spannung durch Faszienschlingen direkt auf die Schädelbasis. Die Schädelbasis wird dadurch komprimiert und nach unten gezogen. Das hat unmittelbare Auswirkung auf die Nerven und Blutgefäße, die durch die Schädelbasis ein- und austreten. Zusätzlich werden durch den Lungenzug an den Halsfaszien Nervenbahnen der Halswirbelsäule irritiert. Einige dieser Nerven sensibilisieren den Hinterkopf. Durch 25 000 ganz normale Atemzüge pro Tag wird die Lungenspannung 25 000 Mal an den Nerven und Gefäßen der Halswirbelsäule und Schädelbasis zerren. Körperliche Aktivitäten wie Sport steigern, via erhöhter Atemfrequenz, die Anzahl der »Trauerzüge« natürlich erheblich. So kann vermeintlich gesunder Sport bei vorgespannten Geweben Symptome kreieren und verstärken, anstatt sie zu lösen.

Franks unterbewusste Trauerverdrängung wird also 25 000 Mal pro Tag durch seine Atemzüge widerholt. Die Anzahl der Wiederholungen (pro Woche verzerrt Franks Lunge immerhin etwa 200 000 Mal seine Schädelbasis) hat schließlich zu seinen unklaren Kopfschmerzen geführt. Anders als Tina hat Frank keine Wut, sondern tiefe Trauer in seinem oberen Nacken abgespalten. Eine vorgespannte Lunge kann zusätzlich leicht ein Druckgefühl im Brustkorb auslösen. Ebenso wie das subjektive Empfinden, nicht mehr richtig durchatmen zu können. Das sind genau die Beschwerden, mit denen Frank zu mir gekommen ist.

Frank hat also konsequent betrachtet kein orthopädisches oder internistisches Problem. Frank trauert. Nicht mehr, aber auch nicht weniger. Da er seit Kindertagen darauf trainiert ist, Trauer zu unterdrücken, ist dieser Reflex beim »Verlust« der geschätzten Kollegin reaktiviert worden. Franks Lunge spannt an, und diese Spannung verursacht in der Folge seine Symptome. Der Ausdruck von Trauer fehlt als Programm auf seiner emotionalen Festplatte. Das ist Frank, bei aller persönlichen Eloquenz, ganz und gar nicht bewusst gewesen. Fünfzig Jahre Unterdrückungstraining haben eben ihren Preis.

In den folgenden Behandlungen gelingt es Frank, einhergehend mit dem osteopathischen Lösen seiner Lunge und seines Zwerchfells, auch seine Trauer zuzulassen und auszudrücken. Im sicheren Rahmen des therapeutischen Raums holt er seine Ex-Kollegin noch einmal vor sein inneres Auge und erzählt ihr, wie sehr er sie vermisst. Seine Tränen sagen mehr als tausend Worte. Danach ist sein Brustkorb »wie befreit« und die bohrenden Kopfschmerzen verschwinden in den folgenden Wochen. Hilfreich ist sicher auch, dass er zwischenzeitlich seiner Ex-Kollegin einen Freundschaftsbesuch abstattet und ihr offen von seiner Trauer erzählt. Die Integration seiner Trauer hat übrigens seinem männlichen Auftreten und seinem Erfolg als Geschäftsmann keinesfalls geschadet.

Frank und Tinas Kopfschmerzen scheinen sich zu gleichen. Die Geschichten hinter ihren Symptomen sind jedoch vollkommen unterschiedlich. Beide haben starke Emotionen abgespalten. Bei Tina sind es primär Wut und Aggression, bei Frank steht die Trauer im Vordergrund. Auch Astrid konnte ihre Wut nicht zulassen, hat aber statt mit Kopfschmerz mit Schulterschmerzen reagiert.

Medizinisch betrachtet gibt es bei allen drei Patienten keinen echten Auslöser für ihre Beschwerden. So sind »klassische« Symptome immer individuell begründet. Ein Symptom kennt eben viele Geschichten. Um sie zu verstehen, braucht es die aktive Hinwendung des Patienten zu seiner Historie. Das ist nicht immer leicht, aber unvermeidbar. Bei Kopfschmerzen wird das besonders deutlich. Kaum ein medizinisches Problem ist so verbreitet und so gut untersucht wie Kopfschmerz. Gleichzeitig ist kaum ein Symptom so therapieresistent wie Kopfschmerz. Wird die individuelle Psychodynamik nicht beleuchtet, wird das auch so bleiben. Das gilt für alle unklaren Symptome.

Da Trauer und Wut zwei Seiten einer Medaille sind, existiert in Franks System auch ein Quäntchen Wut darüber, von einer Frau »im Stich gelassen« worden zu sein. Natürlich stellt dies für jeden Therapeuten eine Steilvorlage zu einem verkapselten Mutterthema dar. Da sich Franks Symptome aber deutlich gebessert haben, gilt auch hier die Regel, die Josef Breuer, der Physiologe und Mentor von Sigmund Freud, einmal seinem Protegé anvertraute:

»Mein lieber Freud, vergessen Sie bitte nie: Nicht kratzen, wo's nicht juckt.«

In Kürze
Wut und Trauer, beide sind unverzichtbare emotionale Kraftwerke. Wut tut gut und bietet uns das Potenzial für Veränderungen. Trauer ist unser Potenzial des Mitgefühls. Wenn integriert, lenkt Wut unser Leben in neue Bahnen, und Trauer eröffnet neue Dimensionen der Empathie.

Aggression oder instinktsichere Entscheidungskompetenz

In der Tiefe des Schattens lauern zwei instinktive Superkräfte, die immer dann auf der psychodynamischen Spielfläche erscheinen, wenn es ums Ganze geht. Dann mobilisiert das Organ Psyche seine stärksten Kräfte: alles entscheidende Aggression und lustvolle Sexualität. Beides sind angeborene Instinkte und ständig in uns aktiv. Beide sichern unser Überleben.

Aggression sichert unser individuelles Überleben, Sexualität das Überleben unserer Gene. Dafür waren sie ursprünglich gemacht und haben uns 1,2 Millionen Jahre Steinzeit überstehen lassen. Heute, in unserer kultivierten Gesellschaft sind sie eher im schattigen Untergrund unserer Psyche aktiv. Dabei können sie noch viel mehr. Aggression, die Triebfeder jeglicher Entwicklung, führt zu Instinktsicherheit und Sexualität zu Beziehungskompetenz. Auch wenn Medien und Eltern den Begriff der Aggression heutzutage meist mit Gewalt verwechseln, ändert dies nichts an der Tatsache, dass Aggression neben unseren Emotionen und unserer Sexualität psychodynamisch die stärkste intrapsychische Kraft ist auf die wir uns immer verlassen können. Aggression ist eine instinktive, innere Bewegung. Richtig verstanden und gelebt, führt sie zu innerem und äußerem Reichtum.

Vergleichen wir unsere Psyche mit einem Ozean, dann sind Wut und Trauer die oberflächlichen, emotionalen Wellen. Sie kommen und gehen und sind unserem Bewusstsein einigermaßen leicht zugänglich. Die konstant in der Tiefe des Bewusstseinsozeans wirkenden, großen Strömungen sind unsere sexuellen und aggressiven Instinkte. Diese Antriebe sind für uns viel schwerer wahrzunehmen, dennoch bestimmen sie unser emotionales Befinden weitaus mehr, als uns bewusst ist.

Der Begriff der Aggression stammt von dem lateinischen Verb »aggredi« und bedeutet übersetzt so viel wie »herantreten an«. Um dieses Buch zu kaufen, mussten Sie zu einem Buchhändler gehen oder sich an den Computer setzen, um es im Internet zu bestellen. Beides waren aggressive Aktionen, weil Sie damit an jemanden oder etwas »herangetreten« sind. Während Sie sich gerade diesen Zeilen zuwenden, ist das ebenfalls eine Spielform des Herantretens so wie der Kauf des Buches einen aggressiven Akt darstellte. Genauso wäre die Entscheidung, jetzt nicht weiter zu lesen, ein Ausdruck von Aggression – vielleicht wollen Sie in diesem Moment ja viel lieber kochen, Sex genießen, arbeiten, schlafen oder spazieren gehen.

Ganz gleich welche Entscheidung wir treffen, es ist immer ein »Herantreten an« und somit ein Akt der Aggression. Aggression bedeutet, morgens aufzustehen, sich zu entscheiden, einen Kaffee zu machen, aus dem Haus zu gehen, zu arbeiten, jemanden anzurufen etc. All dies sind aggressive Aktionen. Niemand würde das mit Gewalt verwechseln. Gewalt entsteht erst dann, wenn wir unsere angeborenen Aggressionen eben nicht ausdrücken; wenn wir sie über Jahre anstauen, bis sie schließlich, einem Vulkanausbruch gleich, unkontrolliert ausbrechen. Das ist Gewalt.

Verbale Gewalt ist in diesem Zusammenhang ebenfalls Ausdruck eines Aggressionsstaus. Zynismus, übertriebene Ironie, verachtende Bemerkungen oder übertriebene Spitzfindigkeiten sind sozusagen kleine Vulkanausbrüche, mit der sich unsere Psyche von dem brodelnden Aggressionsstau zu befreien versucht. Depressive Episoden, Burn-outs, kleine Unfälle, Infektanfälligkeiten, chronische Nahrungsunverträglichkeiten, Autoaggressionserkrankungen ... sie alle deuten auf ein großes Thema hin: gestaute Aggression.

Werden diese Symptome nicht als das erkannt, was sie sind, und gelöst, laufen aggressionsgehemmte Menschen sehenden Auges in einen Burn-out. Weil sie ihre aggressive Entscheidungskompetenz so sehr blockieren, stehen sie morgens irgendwann nicht mehr auf, gehen nicht mehr zur Schule oder zur Arbeit und treffen auch keine Freunde mehr. Jegliche Lebendigkeit wird im inneren Abwehrkampf verbraucht. Das Zurückspannen der aggressiven Schattenteile verbrennt dabei so viel Lebensenergie, dass das Leben, die Beziehung und die Arbeit irgendwann sinnlos erscheinen. Kraftlos geworden, die Adrenalinausschüttung dabei auf beinahe Null reduziert, erkrankt schließlich auch der Körper. Die zugrunde liegende Psychodynamik ist dabei fast immer die gleiche: Grundgesunde Aggressionsimpulse und alle damit verbundenen lustvollen Affekte werden aufgrund von Fehlinterpretationen der Psyche »de-pressed«, also unter-drückt.

Kennen Sie Menschen, die von sich behaupten: »Ich kann einfach nicht Nein sagen«? Gerade in sozialen Berufen sind das nicht wenige. Dabei sind Ja- und Neinsagen gesunde Funktionen eines psychischen Organismus, der seine Aggression integriert hat. Wer nicht »Nein« zu anderen sagen kann, kann auch nicht wirklich »Ja« zu sich selbst sagen. Menschen, die zu Kinderzeiten emotional von ihren Eltern gelernt haben, dass Aggressionen »böse« sind, werden sich später im Leben mit dem freien Ausdruck ihrer natürlichen Impulse schwertun.

Das Unterdrücken lebendiger Impulse hat einen extrem hohen Preis. Dauerunterdrückung führt zu Dauerspannung des Körpers. Schon Sigmund Freud beschrieb diesen Mechanismus. Er formulierte, dass ein Unbehagen in der Kultur erst und ausschließlich durch Triebkontrolle erzeugt wird. Viel Kultur, viel Kontrolle. Viel Kontrolle, viel Spannung. Zivilisationserkrankungen wie Rückenschmerzen, Tinnitus etc. sind so gesehen das Produkt unterdrückter (An-)Triebe. Sie sind Ausdruck einer gesellschaftlich außer Kontrolle geratenen Impulskontrolle.

Ganz nebenbei wird mit der Annahme von aggressiven Anteilen parallel der zweite Säbelzahntiger der Psyche befreit. Aggression erlöst Sexualität. Ähnlich wie Trauer und Wut vervollständigen sich auch Eros und Thanatos zu einer Medaille. Waren Trauer und Wut die zwei Seiten unseres emotionalen Potenzials, sind Aggression und Sexualität die zwei Seiten unserer instinktiven Kraft. Wird das eine Potenzial geweckt, wird sich dadurch automatisch auch das andere entfalten. Das ist unvermeidlich. Wie schon erwähnt, unsere Psyche folgt, ähnlich unserem Körper, psychologisch-anatomischen Gesetzmäßigkeiten.

So sehr sich Körper und Geist auch manchmal dagegen wehren: Wir können Aggression unmöglich vermeiden. Selbst wenn Sie nun das Buch und ich den Laptop aus der Hand legen und sich einer friedvollen Meditation überlassen würden: Sie bleiben ein aggressives Wesen. Zumindest Ihr Körper tötet jede Sekunde.

Ihre Magensäure bringt gerade in diesem Moment Abermillionen von Bakterien um, die ja immerhin auch Lebewesen sind. Ihre Bauchspeicheldrüse zersplittert die Nahrung in molekulare Bestandteile, nachdem Ihre Zähne und Kiefer sie bereits im Vorwege zertrümmert haben. Ihr Körper macht keinen Unterschied, ob Sie Veganer sind oder nicht. Ihr Verdauungsapparat kennt genauso wenig Altruismus wie Ihr Immunsystem. Für Nicht-Veganer erübrigt sich die Diskussion, ob wir töten, sprich von Natur aus aggressive Wesen sind oder nicht, sowieso.

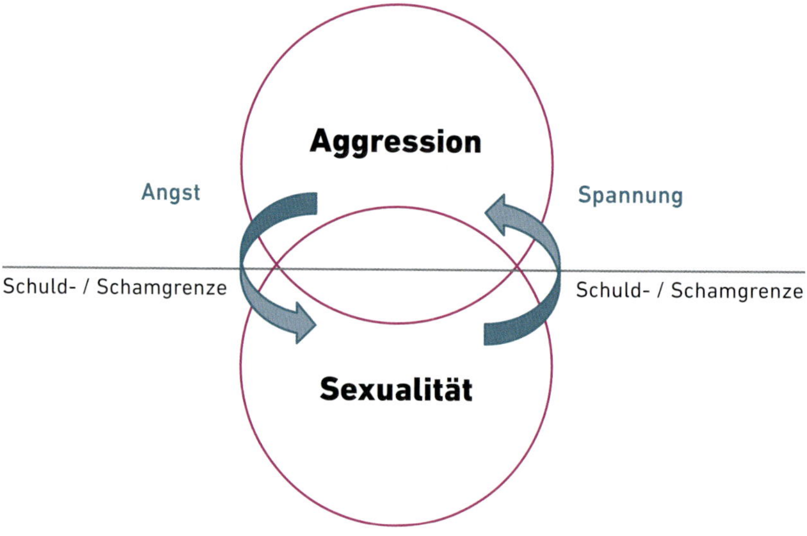

Aggression und Sexualität sind die zwei Seiten einer instinktiven Energie

Selbst wenn wir uns nur von Licht ernähren würden, bedeutete das keinen großen Unterschied. Unserem Immunsystem ist es schnuppe, ob wir auf Salat, Hamburger oder Licht stehen. Wir atmen. Mit jedem Atemzug nehmen wir selbstverständlich Bakterien und andere Kleinstlebewesen in uns auf. Auch jeder Körperkontakt, jede Berührung, jeder Kuss hinterlässt neben einem angenehmen Kribbeln auch Bakterien auf unserer halbdurchlässigen Haut. Dass uns der alltägliche Kontakt mit der Umwelt nicht umbringt, verdanken wir ausschließlich unserem hoffentlich funktionierenden hochaggressiven Immunsystem. Die Zellen, die unsere Thymusdrüse in dieser Sekunde produziert, um uns vor der Außenwelt zu schützen, heißen sinnigerweise »T-Killerzellen«. Diese Killerzellen patrouillieren, gleichsam militärisch organisiert, ständig durch unsere Blutbahnen. Treffen sie dabei auf Antigene, also auf Feinde des Körpers, greifen sie unbarmherzig an. Damit nicht genug. Um auf Nummer sicher zu gehen, mobilisieren sie zusätzlich eine ganze Armee von Söldnern in Form von B-Lymphozyten, die in ihren Kasernen (Lymphknoten und Milz) nur darauf warten, gegen die Körperfeinde loszuschlagen. Sollte beim immunologischen Paukenschlag versehentlich der eigene Körper ins Visier der Killerzellen geraten, entstehen daraus Allergien und Autoimmunerkrankungen. Dass in unserem Immunsystem scheinbar sympathische »Helferzellen« existieren, macht die Sache auch nicht viel besser. Die freundlichen Helfer töten, wenn auch auf etwas andere Weise, genauso effektiv wie die offiziellen Thymus-Killerkommandos. Das millionenfache Töten ist für unseren Körper ein banaler, medizinischer Alltag. Gewöhnen wir uns einfach daran: Wir sind Killer.

Konsequent zu Ende gedacht können wir, somatisch betrachtet, das fünfte christliche Gebot »Du sollst nicht töten« nicht befolgen. Würden wir unseren Körpern Aggression verbieten, würden wir sterben. Das gilt für die Psyche gleichermaßen. Verdrängen wir konsequent alle Aggressionen, arbeiten wir damit nicht nur gegen unsere Körperintelligenz, sondern wir müssten uns auch von der Umwelt vollkommen abkapseln. Damit gingen wir in den sozialen Tod. Die einzige – theoretische – Chance, aus dem Aggressionskreislauf bewusst auszusteigen, bestünde darin, uns aus der Evolutionskette zu verabschieden, sprich uns selbst zu töten. Aber auch dann hätten wir wieder getötet. Nicht durch Abspaltung oder Vermeidung, sondern nur durch Integration erlebt die Psyche Frieden.

Eine Aggressions-Übung

Lehnen Sie sich zurück, atmen Sie einmal tief ein und wieder aus und sprechen Sie dann den Satz aus: »Ich töte«.

Wenn Ihnen das Aussprechen des Satzes Unbehagen bereitet, deutet das auf Kindheitserlebnisse in Ihrem familiären Kontext hin, bei denen Aggressionen als bedrohlich erlebt und bewertet wurden. Wiederholen Sie deshalb den Satz einige Male, um sich an Ihre ganz gesunden, aggressiven Impulse zu gewöhnen. Damit entkoppeln Sie Ihre kraftvolle Aggression von destruktiven Gewalterfahrungen in Ihrer Familie. Wenn der Satz gelingt, löst er Sie von Kindheitserfahrungen und hebt Ihre Impulskraft aus dem Schattenbereich in den beleuchteten Teil Ihrer Psyche.

Vielleicht können Sie den Satz sogar schon genießen? Wunderbar. Wahrscheinlich verbinden Sie dann mit dem aussprechen der zwei Worte ein angenehmes Autonomie- und Machtempfinden. Macht und Autonomie sind die natürlichen Ausdrucksformen integrierter Aggression. Ermächtigen Sie sich also gerne weiter.

Integrieren Sie Ihre Aggressio-Energien, indem Sie den Satz wiederholt aussprechen. Er ist inhaltlich richtig, das genaue Gegenteil von »böse« und führt zu Lebensfreude.

Ermächtigung bedeutet, selbstständige Entscheidungen im Leben treffen zu können. Das ist das Ziel jeglicher Therapie. Ohne die Reaktivierung von gesunden Aggressionen klappt das nicht. Sätze können helfen, die kindlich programmierte Festplatte um kreative »Apps« zu ergänzen. Nach einiger Zeit übernehmen dann die »Apps« das Kommando und die alten Programme rutschen in den Hintergrund. »Ich bin aggressiv« und ähnliche Sätze sollten Ihnen idealerweise Freude bereiten. Sie öffnen das Tor zu neuer Lebendigkeit. Frei gelebte Aggressionen sind nur für unser schuldgeprägtes, überanständiges Ego eine Gefahr und für sonst niemanden.

Bei der kleinen Übung »Ich töte« fühlen sich viele Patienten zunächst sehr schuldig. Auch wenn sie verstehen, dass ihre körperlichen Beschwerden mit einer permanenten Unterdrückung aggressiver Impulse zu tun haben, fürchten sie, mit dem Aussprechen des Satzes ein ungeschriebenes Gesetz zu brechen. Das Zulassen von Aggressionen, selbst in einem sicheren Rahmen, kommt nicht selten einem Sakrileg gleich. Unterbewusst werden damit Strafe, Verachtung, Ausgrenzung und Einsamkeit assoziiert. Diese und andere irrationale Ängste haben, wie wir im letzten Kapitel gesehen haben, ihren Ursprung in der Kindheit. Sie entstehen, wenn stumme Tabus der Eltern einfach ungeprüft übernommen werden. Kinder gehen davon aus, dass ihre Eltern Götter sind. Immerhin haben sie sie erschaffen, ernährt und verfügen über viel mehr Lebenserfahrung. Folgerichtig übernehmen Kinder, einem psychologischen All-Inklusive-Vertrag ähnlich, sämtliche elterlichen Überzeugungen.

Machen wir uns also klar, dass anerzogene Tabus bloß Geister der Vergangenheit sind. Wir müssen diesen Geistern heute nicht mehr folgen. Wenn wir uns in diesem Moment dafür entscheiden, freier leben zu wollen, brauchen wir für diesen Prozess nur ein paar unserer aggressiven Energie zu mobilisieren. Das wird uns nicht umbringen. Ganz im Gegenteil. Sätze wie »Ich töte« helfen dabei ungemein. Sprechen Sie ihn doch gleich noch einmal aus.

Aggression oder »töten« beinhaltet auch die Kraft, sich von unbewussten, mit den Eltern geschlossenen Verträgen und den daraus resultierenden destruktiven Verhaltensmustern verabschieden zu können. Solche Muster gaukeln uns zum Beispiel vor, dass wir uns immer anstrengen müssen, um geliebt zu werden. Vielleicht erzählen sie auch davon, dass Kontakt immer mit Schmerz verbunden, Männer immer nur das Eine wollen und Sexualität schmutzig ist. Um sich von solchen oder ähnlichen Schattenbrillen zu befreien, ist es unumgänglich, sich zunächst von den inneren Eltern, den sogenannten Elternimagos, zu lösen. Schließlich beherrschen uns deren Regeln und Glaubenssätze nicht selten ein Leben lang. Sie verhindern nicht nur Lebensfreude, sondern lassen uns auch chronisch verspannen. Die Auswirkungen dieser kollektiven, ungeprüften Scheinanständigkeiten füllen ganze Arzt- und Therapiepraxen. Manfred Lütz, Buchautor und leitender Chefarzt einer Psychiatrie, nennt dieses überanständige Verhalten treffend »Normopathie«. Es ist eben normal geworden, sich anzupassen, anstatt selbstverantwortlich zu leben. Das Gegenteil von normal ist natürlich. Um uns von der allseits grassierenden Normopathie zu lösen und wirklich frei zu leben, können wir nur unser eigentliches Potenzial anzapfen. Dieses Potenzial heißt, neben unserer Sexualität, Aggression.

Hier also ein Plädoyer für Aggression: Aggression ist die Fähigkeit, Ja und Nein sagen zu können. Aggression ist *die* Triebfeder oder Energie, die uns handlungsfähig macht. Aggression lässt uns Entscheidungen treffen und bewahrt uns vor Stillstand und innerlichem Tod. An einer Aggression ist überhaupt nichts »Böses«, es ist der meist missverstandene Begriff der Psyche überhaupt. Aggressive Menschen sind sich ihrer Kraft bewusst und sind in der Lage, verantwortungsvolle Entscheidungen zu treffen. Aggressive Menschen sind klar in ihren Aussagen, gestalten ihr Leben aktiv, sind freundlich und instinktsicher.

Wünschen Sie sich also in Zukunft aggressive Vorgesetzte. Sie sind in der Lage, verantwortungsvoll Teams zu führen, und stehen kompromisslos hinter ihren Mitarbeitern. Aggressionsgehemmte Chefs vermeiden Krisen, fürchten Konsequenzen und wälzen ihre Führungsverantwortung auf ihre Untergebenen ab. Bitte verwechseln Sie dabei einen aggressiven nicht mit einem cholerischen Chef. Letzterer hat den gesunden Kontakt zu seinen Instinkten entweder nie gehabt oder irgendwann verloren. Da solche Menschen auf keine inneren Sicherheiten zurückgreifen können, kompensieren sie ihre Schwäche mit verachtenden Bemerkungen oder cholerischen Wutausbrüchen, die den jeweiligen Situationen nicht angemessen sind. Aggressive Chefs hingegen können delegieren, kritisieren und fördern gleichermaßen. Vor allem können sie eines: Entscheidungen treffen und später auch dazu stehen.

Heiraten ist übrigens auch ein hochaggressiver Akt. Ohne natürliche Aggressio, also das »Herantreten an ...«, gäbe es keine Partnerschaft. Um einen Menschen kennenzulernen, müssen wir ihn treffen, mit ihm reden und ihn berühren. Das alles sind Synonyme für Aggression. Chronische Partnerlosigkeit deutet also psychologisch betrachtet auf eine Aggressionsblockade hin. Parship und ähnliche Internetplattformen boomen nur deshalb, weil die meisten Menschen verlernt haben, offen an andere Menschen heranzutreten. Heiraten ist also ein aggressiver Akt. Mit dem »Ja, ich will dich« vorm Traualtar »töten« wir ganz locker mehrere Milliarden alternative Partneroptionen. Dass in diesem Zusammenhang auch der sexuelle Akt ein Mindestmaß an Aggression, sprich ein »Auf-den-anderen-Zugehen« voraussetzt, versteht sich von selbst. Schlechter Sex in Partnerschaften hat ursächlich nichts mit Sexualität zu tun, sondern deutet vielmehr auf gemeinsam verdrängte Aggressionen beider Beziehungspartner hin. Sind die Partner nicht bereit, aufeinander zuzugehen, endet nicht integrierte Aggression in Fremdgehaktionen, eiskalter Sprachlosigkeit, oder in einer blutigen Scheidung.

Die Einsicht, dass Paare immer gemeinsam verdrängen, ist Grundlage jeglicher Paartherapie. Beziehungspartner müssen in Krisen wieder lernen, wirklich miteinander, anstatt übereinander zu reden. Wirklich miteinander zu reden setzt allerdings bei beiden Partnern eine ausreichend integrierte Aggressio voraus. Deshalb heilt miteinander reden tatsächlich. Menschen, die verlernt haben, aggressiv, sprich gewaltfrei zu kommunizieren, reden nicht wirklich mit ihren Partnern, fühlen sich in großen Gruppen unwohl, neigen zu Prüfungsängsten und halten selten gute Vorträge.

Aggression beendet nicht nur destruktive Arbeitsverhältnisse und Beziehungen, sondern tritt gleichzeitig offen an neue Herausforderungen des Lebens heran. Integrierte Aggression schließt erfolgreich Studiengänge und Ausbildungen ab. Ewige Studenten sind genauso aggressionsgehemmt wie Menschen, die ihr Leben scheinbar ohnmächtig in unglücklichen Arbeits- und Geschäftsbeziehungen verbringen. Aufgrund ihrer gelernten Aggressionshemmung grenzen sich diese Menschen einfach nicht genügend von ihrer Umgebung ab. Dabei werden sie meistens von anderen Nicht-Nein-Sagern tatkräftig unterstützt. Ein von mitfühlendem Kopfnicken begleitetes »Ach, das kenn ich auch« hilft niemandem. So »nett« es auch gemeint ist, so fest hält es Betroffene in ihrem psychosomatischen Teufelskreis.

Um ganz klar zu differenzieren: Hilfsbereitschaft, die auf echtem Mitgefühl und innerem Überfluss beruht, kann gar nicht hoch genug geschätzt werden. Echtes Mitgefühl entsteht aus Überfluss. Mitfühlende Menschen sind sich gleichzeitig auch Ihrer instinktiven Kräfte bewusst. Sie können jederzeit »Nein« sagen. Im Gegensatz dazu ist ein unreflektiertes »Immer-für-alle-da-Sein« auf Grundlage einer Aggressionshemmung, pathologisch und tut niemand wirklich gut. Diese Form der ständigen Hilfsbereitschaft hinterlässt einen schalen Nachgeschmack. Schließlich müssen in diesem Fall die »armen Pfleglinge« für die neurotische Konfliktvermeidung der »Gutmenschen« herhalten.

Es dauert eine Weile, bis innere Programme neu konfiguriert sind. Wer nicht »Nein« zu anderen sagen kann, wird auch nicht »Ja« zu sich selbst sagen. Nicht umsonst nehmen Allergien und Nahrungsunverträglichkeiten als Ausdruck von fehlverstandener, nach innen abgeleiteter Aggression in der Gesellschaft deutlich zu. Das Immunsystem greift in diesen Fällen aufgrund psychischer Schuld-Scham-Mechanismen den eigenen Körper anstatt einer Person der kindlichen Vergangenheit an. Auch Rheuma, Multiple Sklerose, Colitis ulcerosa, Morbus Crohn oder hohe Infektanfälligkeit sind Ausdruck eines aggressionsgestörten Immunsystems. Das tut weh.

Beim Italiener um die Ecke könnte sich folgende Szene abspielen:
Sie: Was meinst du Schatz, soll ich heute mal Nudeln nehmen?
Er: Hase, nimm doch einfach, worauf du Lust hast. Ich nehm' die Nummer 23.
Sie: Die 23? Hm, Pizza? Oh, mit Sardellen. Die sieht aber lecker aus.
Er: Hmm.
Sie: Soll ich dann auch Pizza nehmen?
Er: Wie gesagt, Schatz, ich nehme die 23.
Sie: Die Nudeln sind hier aber auch so toll.
Er: Hmm.
Sie: Was meinst du? Nudeln oder doch Pizza? Schrecklich, das sieht hier alles soooo lecker aus.
Er: Hmmm.
Sie: Du sagst ja gar nichts. Jetzt hilf mir doch mal.
Er: Okay, lass uns doch beide Pizza nehmen, dann geht's wahrscheinlich auch schneller.

Sie: Pizza? Na gut. Welche soll ich dann nehmen? Wenn wir beide die gleiche bestellen, ist das doch auch blöd. Worauf hättest du denn noch so Lust?
Er: Ach, Schatz, such doch einfach irgendeine aus. Ich nehme auf jeden Fall die 23.
Sie: Oder vielleicht esse ich doch nur einen Salat? Pizza hatte ich auch schon letzte Woche, als ich mit Karin unterwegs war. Die haben hier aber auch eine große Auswahl. Ich weiß jetzt wirklich nicht, was ich nehmen soll …
Er: Hmm. Salat klingt auch gut.
Er: Der Kellner kommt.
Kellner: Die Herrschaften haben gewählt?
Sie: Ich kann mich einfach nicht entscheiden. Was würden Sie mir denn heute empfehlen?
Der Kellner erklärt in den nächsten Minuten die verschiedenen Optionen der Speisekarte.
Er: (verdreht die Augen)
Sie: Ach, Schatz, das klingt doch alles so toll. Ich kann mich gar nicht entscheiden (zum Kellner): Wir brauchen noch einen kleinen Moment.
Er (zum Kellner): Ich nehme' schon mal die 23. Und ein Bier.
Sie: Jetzt sei doch nicht so ungeduldig. Du hetzt mich immer so. Wir haben doch Zeit. Immer wenn wir mal einen gemütlichen Abend verbringen wollen, ist es das Gleiche. Du kannst dich einfach nicht entspannen.
Er: (nippt an seinem Bier).
Sie: Hörst du mir überhaupt zu?«
Er: Entschuldige, Schatz, ich habe gerade nachgedacht. Was hast du gesagt?
Sie: …

Unnötig zu erwähnen, dass der Pärchenabend im Streit endet.

Sie haben es natürlich sofort erkannt. In dieser Paarkollusion sind beide Partner aggressionsgehemmt. Er, indem er schweigt, und sie, indem sie keine Entscheidung trifft. Die gemeinsame, unterbewusste Aggressionshemmung dürfte auch die geheime Absicht der Beziehung sein. So wird Beziehung zur Verdrängung zu zweit.

Nicht zuletzt setzt auch die Wahrnehmung des eigenen Körpers Aggression voraus. Je gesünder und schuldfreier wir mit unseren lebendig-aggressiven Impulsen umgehen, desto mehr nehmen wir uns selbst wahr. Wer einmal selbst in Therapie oder Teilnehmer von Therapiegruppen war, weiß, wie beschwerlich der Prozess der Selbsterforschung sein kann. Ohne den Willen, sprich die Aggression, wirklich etwas verändern zu wollen, bleiben viele Symptome und Erkrankungen schicksalhaft im mysteriösen Schatten verborgen. Kein Facebook, Instagram oder sonstiger Algorithmus kann uns die Kraft, Schönheit und Ausdrucksstärke unserer Instinkte vermitteln. Aggression in ihrer schönsten Form ist gelebte, pure Liebe, Mitgefühl und Tatkraft. Wenn wir also ganz gesund und ganz und gar lebendig sein wollen, werden wir nicht darum herumkommen, unseren mächtigen, inneren Säbelzahntiger zu umarmen und lieben zu lernen.

Eine Erfolgsübung

Ohne Aggression kein Erfolg.

Sprechen Sie den folgenden Satz einmal laut aus: »Ich bin ein aggressiver Mensch.«

Steigern Sie dann den Satz, indem Sie sagen: »Ich bin ein aggressiver Mann.«

Als Frau sagen Sie: »Ich bin eine aggressive Frau.«

Enden Sie mit: »Ich töte.«

Jeder erwachsene und in sich freie Mensch sollte in der Lage sein, diese drei Sätze leicht, kraftvoll und ohne Schuldgefühl auszusprechen. Je mehr das gelingt, desto gesünder und erfolgreicher werden wir.

In Kürze

Aggression ist ein angeborener Instinkt und ständig in uns aktiv. Integrierte Aggression lässt uns entscheidungsfähig und instinktsicher leben. Sie hilft uns, einen Partner zu finden und unserer Berufung im Leben zu folgen. Mit Aggression schauen wir zuversichtlich in die Zukunft. Aggression verwandelt destruktive Impulse in kreative Impulse. Aggression schützt. Nicht zuletzt führt uns Aggression furchtlos aus dem inneren Kinderzimmer ins volle Leben.

Sexualität oder Beziehungskompetenz

Der zweite Säbelzahntiger, der sein Dasein noch häufiger im dunklen Schatten unseres Bewusstseins fristet, heißt Sexualität. Gelebte Sexualität ist genauso überlebensnotwendig wie ihr Bruder Aggression. Beide Energien sind nicht voneinander zu trennen. Aggressive Menschen sind lustvoll, und lustvolle Menschen sind aggressiv. Sie leben zwei Gesichter einer Energie. Was in anderen Kulturen vielleicht als Chi, Prana oder Kundalini beschrieben wird, entspricht in der westlich-psychologischen Kultur der Sexualität. Der Altmeister der Psychoanalyse, Sigmund Freud, hat Sexualität mit »Libido« beschrieben, was Latein ist und so viel wie Begehren oder Begierde heißt. Für Freud war die Libido *der* Lebenstrieb, der, wenn unterdrückt, zu neurotischem Verhalten führen musste. Später hat er den Begriff durch Eros (den griechischen Gott der Liebe) ersetzt und damit den Begriff der Sexualität vom rein körperlichen, sexuellen Akt gelöst.

Libido beschränkt sich also nicht auf körperlichen Sex. Das Lustspektrum umfasst viele Lebensbereiche. Es beinhaltet den Genuss eines guten Essens oder einen Opernbesuch. Die Akzeptanz des eigenen Körpers gehört genauso dazu wie die Fähigkeit, jemanden fest in den Arm zu nehmen. Eros umfasst also alles, was sinnliche Freuden bereitet. Schon in Freuds Welt dienten die beiden Energien, Eros und Thanatos, also Sexualität und Aggressio, über den reinen Selbsterhalt hinaus dem Streben nach einem lustvollen Leben.

Das stimmt mit einer modernen medizinischen Sichtweise vollkommen überein. Zum einen ist unser Körper, wie wir gesehen haben, eine Killermaschine, zum anderen erwacht alles, was wir durch Nahrungsaufnahme aufspalten und zerstören – wie Fette, Eiweiße oder Kohlenhydrate – danach zu neuem Leben. So baut zum Beispiel unsere Leber aus den Trümmern unserer Nahrung Enzyme, Hormone, Vitamine und speichert ihre Energie in Form von Zucker.

Diese Leberfunktionen symbolisieren sozusagen das genaue Gegenteil unseres aggressiven, katabolen Immunsystems. Die Leber, das größte menschliche Organ, funktioniert im Wesentlichen anabol. Sie baut mehr Energie auf als ab. Anabole und katabole Kräfte streben in unserem Körper ständig nach Homöostase. Sind beide Energien, die katabol-tötende und die anabol-aufbauende im Gleichgewicht, umarmen sich in der Psyche Eros und Thanatos. Körper und Geist sind dann gesund.

Beide Energien sind, jenseits jeglicher Moral, einfach das, was sie sind: Impulse, die unser körperliches und emotionales Leben sichern. Genauso wenig wie wir unsere körperlichen Reflexe vermeiden können, können wir diese beiden instinktiven Antriebe vermeiden.

Körper und Psyche haben sich parallel und in rasender Geschwindigkeit entwickelt. So hatten wir in den ersten Lebensmonaten unmöglich Zeit dafür, erst langwierig schlucken zu lernen. Das hat der Schluckreflex für uns erledigt. Genauso wenig hatten wir Zeit und Muße, in aller Ruhe Aggression und Sexualität zu lernen. Fehlt es an körperlicher und emotionaler Nahrung, beginnen Babys zu schreien und fordern mit angeborener Aggression ihr Recht ein. Gleichzeitig sollten durch Streicheleinheiten und emotionale Nähe ihre libidinösen Bedürfnisse befriedigt werden. Fehlt diese Nähe, werden Babys trotz ausreichender Nahrung krank. Sind sie hingegen ausreichend mit Nahrung und Liebe versorgt, können sie sich vertrauensvoll in den libidinösen Schlaf zurückziehen. Sexuelle und aggressive Antriebe sind angeborene Fähigkeiten. Es kommt nur darauf an, was wir aus ihnen machen.

Wir sind heutzutage nicht mehr von Hunger oder Krieg bedroht. Dennoch werden wir immer verspannter. Die kollektive Unterdrückung der beiden Säbelzahntiger Aggression und Sexualität führt in modernen Gesellschaften notwendigerweise zu kollektiven Spannungsmustern.

Das ist wirklich verrückt. Wir berauben uns freiwillig unserer Freiheit. Dabei ist die Alternative zur Unterdrückung mehr als verlockend: Ohne unsere neurotischen Unterdrückungstricks wären wir veränderungsbereite (Wut), mitfühlende (Trauer), entscheidungsfreudige (Aggression) und beziehungskompetente (Sexualität) Menschen.

Dass dem nicht so ist, zeigt der Erfolg von *Shades of Grey*. Inhalt der Bücher und Filme ist eine sozialverträgliche Version der beiden Instinkte Aggression und Sexualität. Eine vergleichbare Bücherreihe mit dem Titel *Wie streiche ich eine Decke weiß?* hat dagegen kein Bestsellerpotenzial. Das können wir schon. Deckenstreichen ist in unserer Psyche bereits integriert. So suchen Menschen in Sport, Filmen, Literatur und Hobbys nach den in ihnen brachliegenden Schattenteilen. Der Schatten sehnt sich nach Integration.

Würde Freud noch leben, würde es ihn wahrscheinlich diebisch freuen zu sehen, dass er mit seiner Sexualtheorie zur Neurosenentstehung voll ins Schwarze getroffen hat. Dabei hat Sex in seiner ursprünglichen Bedeutung nichts mit dem zu tun, was uns heute die Schamesröte oder ein verschmitztes Grinsen ins Gesicht zaubert. In seiner ursprünglichen Bedeutung meint »sexus« einfach unsere männliche oder weibliche Geschlechtszugehörigkeit. Mit dem Austausch von Körperflüssigkeiten hatte Sex ursprünglich also gar nichts zu tun.

Fakt ist jedoch auch, dass die Pornobranche eine der umsatzstärksten Industrien der Welt ist. Allein in Deutschland gehen geschätzt pro Monat etwa 1,2 Millionen Kunden zu Prostituierten, im gleichen Zeitraum erscheinen deutschlandweit mehr als 1000 neue Porno-DVDs. Mit Pornofilmen werden hierzulande jährlich über 800 Millionen Euro Umsatz gemacht. Die Einnahmen im Bereich der weltweiten Sexindustrie, die sowohl Pornografie, Sextourismus, Prostitution, Sexshops usw. umfasst, sind noch beeindruckender.

Bei dieser Darstellung sind noch nicht all die Internetklicks auf Pornoseiten berücksichtigt. Laut dem Internetportal pc-magazin.de beauftragte die britische Zeitung *The Guardian* das Unternehmen Similarweb, um den Anteil entsprechender Klicks herauszufinden. Die Studie ergab, dass in Deutschland inzwischen jeder achte Klick auf eine pornografische Internetseite geht. Damit führt Deutschland mit 12,5 Prozent im internationalen Klickwettbewerb, gefolgt von Spanien mit 9,6 Prozent. Der weltweite Durchschnitt der »Pornovisits« liegt dieser Studie zufolge bei 7,7 Prozent. Deutschland ist also nicht nur in der Autotechnologie, sondern auch in anderen Verkehrsbereichen führend.

Das wird auf absehbarer Zeit auch so bleiben. Sexuelle Impulse sind neben unseren Aggressionen die am stärksten verdrängten Anteile unseres Schattens. Dass nicht gelebte sexuelle Impulse früher oder später zu Symptomen führen zeigt sich deutlich am Anstieg der sogenannten Zivilisationskrankheiten.

Katrin klagt über tiefsitzende Rückenschmerzen, die auf die Rückseite ihres linken Beins ausstrahlen. Seit ihre beiden Kinder zur Schule gehen, ist sie wieder halbtags in einer Immobilienfirma tätig. Die Rückenschmerzen kennt sie von früher, wenn auch nicht in dieser intensiven Form. Die physiotherapeutischen Behandlungen, die medizinische Rückenfitness im Sportstudio und das täglich angewandte autogenen Training lassen ihre Schmerzen völlig kalt. Der behandelnde Orthopäde hat Katrin eine altersentsprechende Degeneration ihrer untersten Bandscheiben attestiert. Anders als ursprünglich vermutet, liegt jedoch kein Bandscheibenvorfall vor. Auch weitere schulmedizinische Untersuchungen blieben ohne Ergebnis. Es gibt scheinbar keine vernünftige Erklärung für den ausstrahlenden Schmerz.

Katrin ist Mitte vierzig, hat eine rundliche, mütterlich-liebende Ausstrahlung und wirkt bei ihrem ersten Besuch in meiner Praxis etwas verunsichert. Die osteopathische Untersuchung ergibt neben einer erhöhten Spannung im Unterbauch und einer fixierten oberen Halswirbelsäule vor allem ein sehr fixiertes Becken mit stark eingeschränkter Beweglichkeit in beiden Darmbeingelenken. Des Weiteren zeigt die Untersuchung eine massiv erhöhte Beckenbodenspannung mit festsitzendem Kreuzbein. Katrin kann sich aber an keinen Sturz auf ihr Becken erinnern, der die massiv erhöhte Spannung all ihrer Beckenstrukturen erklären würde. Auch internistisch und gynäkologisch ist alles in Ordnung.
Kurz: Katrin ist kerngesund.

Aus körpertherapeutischer Sicht kann das Becken als Zentrum der Instinkte betrachtet werden. Eine erhöhte Spannung des Beckens mit all seinen Muskeln, Faszien und Organen versucht also aus psychodynamischer Sicht, starke sexuelle und/oder aggressive Impulse zurückzuhalten. Kopf und Becken sind anatomisch miteinander verbunden. Deshalb reagiert der Übergang vom Kopf zum Nacken fast immer mit massiver Verspannung. Dann verdreht sich der Atlas, der oberste Halswirbel. In den Hinterkopf aufsteigende Kopfschmerzen können also mit einem fixierten Becken zusammenhängen. Die körpersprachliche Übersetzung des unbeweglichen Atlas deutet, wie schon bei Tina und Frank, auf einen früh erlernten Spaltungsmechanismus hin.

Katrins System versucht also mit aller Macht, starke Beckenimpulse, die aus dem Schatten ihres Beckens an die Bewusstseinsoberfläche drängen, abzuspalten. Das scheint zunächst gar nicht zu Katrin zu passen. Sie gibt an, glücklich verheiratet zu sein. Die Beziehung zu ihrem Mann und zu den Kindern sei harmonisch. Es gebe keinen Streit und keine Krisen. Alles scheint in bester Ordnung zu sein.
In der weiteren Anamnese stellt sich allerdings heraus, dass Katrin hauptsächlich als Assistentin des Juniorchefs arbeitet. Als sie beginnt, von ihrem smarten Vorgesetzten, der gut 15 Jahre jünger ist, zu erzählen, gerät Katrin geradezu ins Schwärmen. Ihre Augen leuchten und ihr Körper beginnt im Sessel vor mir hin und her zu rutschen. Sie kann gar nicht damit aufhören, all die Qualitäten ihres jungen Chefs herauszuheben. Sie erzählt davon, wie erfolgreich, klug und empathisch ihr Chef sei und wie sehr sie es genieße, für ihn zu arbeiten. Sie bekommt von ihm mehrmals am

Tag Anerkennung, Freundlichkeit und manchmal einen verschwörerischen Blick zugeworfen.
Die Diagnose ist nun ganz einfach: Katrin ist verliebt.

Allerdings ist sie nicht nur verliebt, sondern durch ihren smarten Chef auch sexuell erregt. Das ist in Katrins Unterbewusstsein natürlich verboten und höchst schambesetzt. Ihr inneres Sexualverbot äußert sich körperlich in ihrer Beckenhochspannung, während die Abspaltung ihrer ganz natürlichen, sexuellen Fantasien im blockierten Atlaswirbel zutage tritt.

Als ich Katrin die psychodynamische Übersetzung ihrer Symptomatik erkläre, errötet sie und weist meine Hypothese empört von sich. Sie sagt, sie sei doch glücklich verheiratet und könne gar nicht verstehen, wie ich überhaupt zu einer solch unglaublichen Behauptung komme. Für einen Moment habe ich die Sorge, dass Katrin aufspringt und die Praxis in höchster Erregung verlässt. Das geschieht zum Glück nicht. Katrins Aufregung legt sich, und während wir weiter über ihr Verhältnis zu ihrem jungen Chef sprechen, zaubert der »Junior« wieder ein Lächeln auf ihr Gesicht. Der Gedanke einer heimlichen Liebelei scheint ihr langsam zu gefallen. Es dauert zwar ein wenig, aber schließlich kann Katrin zumindest ansatzweise zugeben, wie attraktiv sie ihren neuen Chef findet.
Im Laufe der Behandlung erzählte Katrin von ihrer Kindheit. Ihre Mutter war aufgrund unglücklicher, sexueller Erfahrungen sehr »genant« gewesen und hatte ihre zwei Mädchen diesbezüglich sehr streng erzogen. Katrins Vater war beruflich viel unterwegs und wenig zu Hause gewesen. Katrin beschreibt ihn als fordernd und streng. Psychologisch betrachtet hat Katrin es ohne mütterliches Vorbild schwer gehabt, eine lustvoll-weibliche Identität zu entwickeln. Unterstützt durch die Strenge ihres Vaters war die Zurückhaltung von Lebenslust und sexuellen Impulsen zu einem Teil ihrer Persönlichkeit geworden. Es dauert ein wenig, bis sie so viel Vertrauen gefasst hat, um auch von ihren unerfüllten sexuellen Wünschen in Bezug auf ihren Mann zu erzählen. Die Darstellung ist, aufgrund ihrer kindlichen Prägung, natürlich stark von Scham- und Schuldgefühlen überlagert.
Nach einigen Probeläufen in meiner Praxis gelingt es Katrin jedoch, mit ihrem Mann über ihre gemeinsame Sexualität zu reden. Die Gespräche zeigen Wirkung. Katrins

Rückenschmerzen reduzieren sich unmittelbar nach dem ersten Gespräch mit ihrem Mann um die Hälfte und verschwinden in der Folge vollkommen.
Reden ist Aggressio, und Aggressio ist die andere Seite der Sexualität. Miteinander reden ist sexy, auch ganz ohne »dirty talk«. Soweit ich weiß, arbeitet Katrin heute noch in der gleichen Immobilienfirma, ist weiterhin glücklich verheiratet und ihrem Rücken geht es gut. Mehr Details bezüglich ihres smarten Chefs hat sie mir nicht verraten.

Früher oder später kommen wir alle nicht um die existenzielle Frage nach unserer sexuellen Identität herum. Geprägt durch Elternerfahrungen versuchen nicht wenige, diese Identitätsfrage ein Leben lang zu vermeiden. Doch spätestens wenn wir eine Beziehung eingehen, fordert unser Unterbewusstsein eine Antwort auf die älteste Frage der Welt.

Stellen Sie sich diese Frage jetzt selbst: Sind Sie ganz Mann oder Frau geworden? Leben Sie ihre natürlichen, sexuellen Impulse? Kennen Sie die Lustfantasien Ihres Sexualpartners? Falls nicht, fragen Sie Ihren Partner, bevor sich ein prophylaktisches Fremdgehen oder ein tiefsitzender Rückenschmerz entwickelt. Sollte Ihnen allein der Gedanke daran peinlich sein, deutet das auf eine hyperaktive Scham-Schuldgrenze hin. Folgerichtig dürften auch einige aggressive Anteile in Ihrem System noch nicht ganz integriert sein.

Sexualität und Aggression sind eine Energie mit zwei Gesichtern. Es ist erstaunlich, wie viele Paare, ausgestattet mit diesem einfachen psychodynamischen Grundwissen, neu gelernt haben, zunächst über ihre gegenseitigen aggressiven Impulse zu reden. Dass die Gespräche, als Nebenwirkung sozusagen, die sexuelle Energie der Beziehung revitalisiert haben, ist schlicht psycho-logisch.

In Kürze

Sexualität ist die andere Seite der Aggression. Sie ist die Urform jeglicher Lebensenergie und spiegelt sich in Lebenslust, Körperbewusstsein, Genussfähigkeit, sexueller Ekstase und Beziehungskompetenz.

Aggression, Sex und Tod

Auch der Tod ist letztlich eine Kraft, die uns antreibt. Viele Extremsportarten wie Freeclimbing oder Bungee-Jumping haben unterbewusst das Ziel, den Tod zu besiegen. Je extremer die Sportart verfolgt wird (kontraphobisches Verhalten), desto größer ist meist die Angst vor dem Tod. Aber nicht nur Extremsport versucht, dem Tod ein Schnippchen zu schlagen. Auch ein roter Porsche, gefahren von einem Mittsechziger mit zwanzigjähriger Blondine auf dem Beifahrersitz, deutet weniger auf die männliche Potenz des Fahrers hin als vielmehr auf seine verzweifelte Abwehr von Alter und Tod. Vorausgesetzt die Beifahrerin ist nicht die Tochter des vermögenden Wagenlenkers, kompensiert der laut röhrende Sportflitzer symbolisch nur die langsam dahinschwindenden aggressiven Teile des Fahrers. Gleichzeitig dämpft die junge Frau neben ihm die Furcht vor dem Verlust seiner männlichen Libido. Psychodynamisch formuliert, sichern uns Aggression und Sexualität vor dem Tod. Solange wir noch Konkurrenten aus dem Feld schlagen oder die Schönste im ganzen Land sein können, glauben wir unsterblich zu sein. In der Aggression besiegen wir »Feinde« und im sexuellen Akt können wir uns potenziell vermehren. Beides besiegt den Tod temporär.

Auch die kosmetische Industrie verdient Milliarden mit der todesvermeidenden Illusion von ewiger Jugend. Genauso wie die Autoindustrie und andere Branchen, die sich auf den Tod spezialisiert haben. Der Tod klopft an, wenn Menschen im Alter chronisch reizbar und die Statussymbole immer größer werden. Erreichen auch die Rechnungen für den Schönheitschirurgen schwindelnde Höhen, dann sollen diese Ersatzdrogen für Aggression und Sexualität dabei helfen, eine unterbewusste Todesangst zu bekämpfen.

Je mehr Tod im (familiären) System vorhanden ist, desto stärker versuchen Aggression und Sexualität ungebremst das Überleben zu sichern. Das äußert sich auch in Kaufräuschen oder Sexsucht. Je mehr der Tod kompensiert wird, desto neureicher das Verhalten und desto fester das Becken.

Dennoch spiegeln Symptome immer eine höchst persönliche Geschichte. Tina, Frank und Katrin teilen ihre vom Nacken hochziehende Kopfschmerzen als gemeinsames Symptom. Alle drei haben früh in ihrer Kindheit gelernt, emotionale Impulse abzuspalten, doch die Entstehungsgeschichten der Spannungsmuster unterscheiden sich deutlich voneinander. Tina hat Wut, Frank Trauer und Katrin sexuelle Impulse abgespalten. Auch Astrid hatte gelernt, Wut zurückzuhalten. Statt im Kopf hatte sie diese aber in ihrer

Schulter somatisiert. Ohne die Einbeziehung der individuellen Geschichten wäre eine Lösung der körperlichen Beschwerden kaum möglich gewesen. Gleiche Symptome haben unterschiedliche Geschichten, ähnliche Geschichten führen zu unterschiedlichen Symptomen.

Auf ungelöste Probleme reagiert unser Körper immer mit ein und derselben Antwort. Er verspannt sich. Wie sich psychologische Spannungen in unseren Geweben sicht- und messbar verkörpern, zeigt das nächste Kapitel.

In Kürze

Aggression sichert gefühlt das individuelle Überleben, Sexualität sichert das Überleben unserer Gene. Beide Instinkte, so glaubt das zumindest das Organ Psyche, verleihen uns Unsterblichkeit. Exzessiv betriebene Extremsportarten, Sexsucht, Kaufräusche, Statussymbole etc. deuten auf den Versuch hin, den Tod zu besiegen.

Kapitel 4: »Spannende« Gewebe

Angst ist die primäre Ursache somatischer und psychischer Symptome. Angst und Stress sind dabei lediglich Synonyme für ein und denselben Mechanismus: Impulsunterdrückung. Dieses Kapitel beschreibt die Folgen von konsequenter Impulsvermeidung und wie die daraus folgenden Angst- bzw. Stressreaktionen den Körper an seine Grenzen bringen.

Jörg hat schon seit Langem Magenprobleme. Immer wenn es besonders schlimm ist, reagiert auch sein Nacken mit massiven Verspannungen. Im Moment ist er eine Woche krankgeschrieben, weil sein Magen extrem schmerzt und er seinen Kopf gar nicht mehr bewegen kann. »Mein Arzt sagt, das sei psychosomatisch und ich solle lernen, mich zu entspannen«, sagt Jörg und schaut etwas hilflos zu mir herüber. »Ich weiß, ich habe viel Stress, aber das kann doch nicht alles sein oder?«

Doch, kann es. Stress als Ausdruck einer Impulsunterdrückung macht Jörgs Dauerverspannung mehr als erklärbar. Chronischer Stress ist chronische Angst und hat multiple Folgen für den Körper.

Die Anatomie der Angst

Jeder Mensch kennt Angst. Wenn wir uns mit ihr befassen, führt das fast immer in den Schatten. Unsicherheit und Irritation sind dabei ganz natürlich. Sie sind Vibrationen verdrängter Impulse an der Bewusstseinsoberfläche. Die aus dem Schatten aufsteigenden Impulse klopfen wie mit einem Besenstiel, sozusagen »von unten«, an die Bewusstseinsoberfläche. Diese emotionalen Klopfgeräusche äußern sich zunächst als Gedankenjagen, Konzentrationsprobleme oder Einschlafstörungen. All das sind sichere Anzeichen dafür, dass schon seit längerer Zeit starke Antriebe verdrängt wurden. Die Säbelzahntiger Aggression und Lust, wollen sich eben, genauso wenig wie die emotionalen Kraftpakete Wut und Trauer, nicht länger einsperren lassen. Verkleidet in Form von innerer Unruhe drängen sie lautstark an die Oberfläche des Bewusstseins und suchen nach Ausdruck. Emotional wird der innere Lärm von Patienten als Stress und körperlich als Hochspannung wahrgenommen.

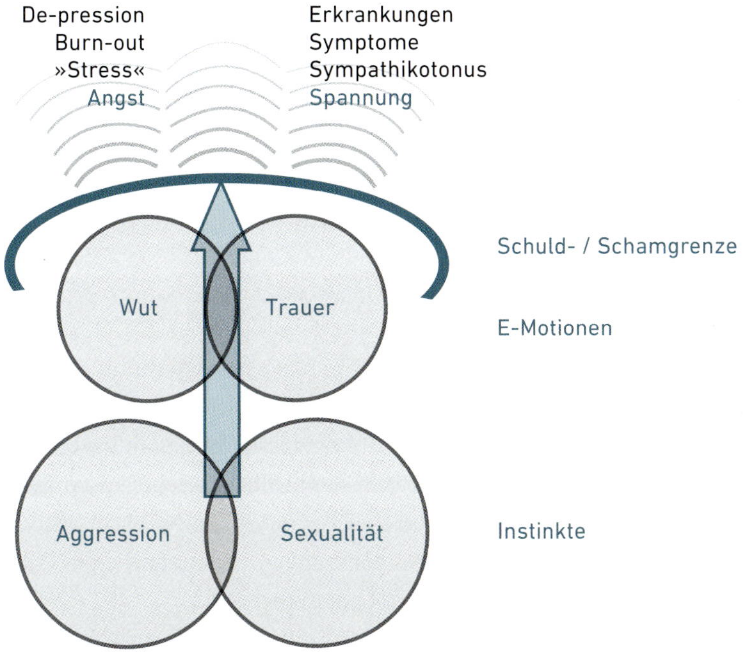

Spannung und Angst sind Ausdruck von zurückgehaltenen Impulsen (© Voss-Institut)

Um es ganz deutlich zu sagen: Angst ist kein Gefühl! Angst und deren Vorstufe Stress sind »nur« der oberflächliche Ausdruck von verdrängten, nicht integrierten Impulsen. Das Gleiche gilt für chronische, körperliche Spannungen. Spannungen und die daraus resultierenden Symptome sind »nur« der oberflächliche, körperliche Ausdruck einer letzten, verzweifelten somato-emotionalen Anstrengung des Unterbewusstseins, die Impulskontrolle weiter aufrecht zu erhalten. Angst, Stress und Spannungen sind somit identischer Ausdruck von inneren, nach Vervollständigung strebenden Prozessen.

»Stress« ist in diesem Modell nur ein modernes Wort für Angst. Angst und Stress sind Synonyme für einen sympathikotonen Erregungszustand des Gesamtorganismus. »Angst ist Erregung ohne Atmung«, heißt es nicht umsonst in der Gestalttherapie. Werden Menschen dabei unterstützt, wieder in Kontakt mit ihren gesunden Instinkten und emotionalen Impulsen zu kommen, senkt das automatisch den psychosomatischen Erregungspegel und der Körper kann gesunden. Wie wir im nächsten Kapitel sehen werden, ist intrapersonale Resonanz dabei der Schlüssel zum Erfolg. Mithilfe der intrapersonalen Wahrnehmung können Sie die emotionale Ursache fast jedes Symptoms »knacken«. Das setzt tatsächlich Mut voraus. Mut und vor allem die Bereitschaft, sich wirklich in allen Facetten des Bewusstseins wahrnehmen zu wollen.

Angst und das vegetative Nervensystem

Das Nervensystem des Körpers besteht aus einem bewussten und einem unbewussten Teil. Der bewusste Teil koordiniert motorisch die Körperbewegungen und lässt uns die Umwelt sensorisch wahrnehmen. Der unbewusste, autonom funktionierende Teil steuert die Tätigkeit der Organe und Drüsen sowie alle überlebenswichtigen Vitalfunktionen wie Herzschlag, Verdauung und den gesamten Stoffwechsel. Dabei kennt unser unterbewusstes, oder vegetatives Nervensystem in erster Linie zwei Antworten auf imaginäre oder reale Bedrohungen: Kampf oder Flucht.

Geht beides nicht, friert der Körper, obwohl bereits in höchste Erregung versetzt, sämtliche Aktivitäten ein. Fight, Flight, Freeze. Diese drei vegetativen Reflexe laufen in uns ab, um unser Überleben zu sichern. Früher waren es Säbelzahntiger, mit denen wir gekämpft haben (fight), vor denen wir geflüchtet sind (flight) oder vor denen wir uns versteckt haben (freeze). Heute werden die Säbelzahntiger durch Konkurrenten in der Firma, chronische Linksfahrer auf der Autobahn, Nachbarn mit Maschendrahtzäunen oder den Beziehungspartner ersetzt. Das vegetative Nervensystem macht da keinen Unterschied. Es schützt uns, koste es, was es wolle.

Im Falle einer wahrgenommenen Bedrohung schüttet der erregende Anteil des vegetativen Nervensystems, der Sympathikus, massiv den Neurotransmitter Noradrenalin aus. Auf diesen Botenstoff reagieren insbesondere unsere Nebennieren. Durch das Noradrenalin angeregt, beginnen sie ihrerseits unmittelbar mit einer massiven Adrenalinausschüttung. Das hat eine Flashwirkung auf den gesamten Körper:

Der Herzschlag erhöht sich, der Blutdruck steigt, die Pupillen weiten sich, und der Muskeltonus wird auf Kampfmodus erhöht. Die Atmung vertieft sich, die Leber flutet das Blut mit Zucker, und kalter Schweiß kühlt die Haut. Kampf- und Fluchtaktivitäten störende Funktionen wie Verdauung und Sexualität werden eingestellt. Dafür steigt die Spannung im Herzmuskel und in den Ringmuskeln des Bauches, die die Verdauung kontrollieren.

Sämtliche Organe, alle Bindegewebe, Nerven und Blutgefäße reagieren zeitgleich auf die den Körper durchflutenden Kampf- und Fluchthormone. Nach der kurzen Alarmphase befindet sich der Organismus nun in einem sympathikotonen Schock. Das bedeutet, dass der Körper jetzt auf allen Ebenen maximal vorgespannt ist und damit bereit, sein Leben so teuer wie möglich zu verkaufen.

Jörgs Symptomatik begann, als eines Freitagnachmittags kurz vor Büroschluss seine Mutter in Form seiner Vorgesetzten ohne anzuklopfen in sein Büro stürmte. Führungskräfte werden intrapsychisch nicht mit Vaterfiguren, sondern fast immer mit »Mutterimagos«, also inneren Mutterbildern verwechselt. Ob ein »Chef« männlich oder weiblich ist, spielt in diesem Zusammenhang eine untergeordnete Rolle. Garniert mit den Worten »Das schaffen Sie doch wohl bis Montag, oder?«, warf Jörgs »Mutter« mit leicht verächtlicher Geste einen Stapel Akten auf seinen Schreibtisch und rauschte wortlos aus dem Raum.

Nun ist Jörg sehr gut erzogen. Seit seiner Kindheit hat er gelernt, situationsangemessene, natürlich-aggressive Impulsantworten wie zum Beispiel ein gesundes »Nein« zu verschlucken. Jörg ist einfach nicht darauf trainiert, seinen Impulsen Ausdruck zu verleihen.

Anstatt also das Ansinnen seiner Chefin zu verneinen, nickte er wortlos. Und während seine Vorgesetzte wahrscheinlich ein schönes Wochenende verbrachte, verharrte Jörgs Körper seit diesem Freitagnachmittag im sympathikotonen Schock (freeze).

Um aus diesem Überlebensschock wieder herauszukommen, bräuchte Jörgs Körper eigentlich die Informationen vom vegetativen Gegenspieler des Sympathikus, dem Parasympathikus, dessen wichtigster Teil der Vagusnerv ist. Üblicherweise leitet dieser nach Ende einer Bedrohung durch Ausschüttung des Botenstoffs Acetylcholin die sogenannte vagotone Gegenreaktion ein. Dadurch kann sich ein Körper nach einer Krise (fight, flight, freeze) wieder entspannen und das Erlebte erst einmal verdauen (rest and digest). Schließt sich wie in Jörgs Fall eine Situation nicht befriedigend ab, werden aufgestaute innere Impulse wie Wut, Trauer, Aggression und Sexualität weiterhin als anhaltende innere Bedrohung wahrgenommen. Folglich verharrt der Körper in Höchstspannung und emotional in Habachtstellung.

Dieser Spannungserhalt ist vor allem das Verdienst der Nebennieren. Im Falle einer Bedrohung schütten die Nebennieren neben Adrenalin auch die Hormone Cortisol und Zytokin aus.

Das Cortisol nimmt Einfluss auf Verdauungsprozesse und verändert sie nach einiger Zeit. Weiter hemmt es die Synthese von B- und T-Lymphozyten und die Produktion von sogenannten natürlichen Killerzellen. Das Cortisol schwächt also die Immunabwehr und so steigt die Infektanfälligkeit des Körpers deutlich an. Verharrt der Körper, wie in Jörgs Fall, aufgrund nicht ausgedrückter Impulse länger in einem Erregungszustand, werden Bakterien und Viren dadurch Tür und Tor geöffnet. Dieser Prozess ist schulmedizinisch als »Open-Window-Phänomen« bekannt.

Zytokin (griechisch: Antreiber), das andere Hormon der Nebenniere, verstärkt diese Prozesse weiter und hemmt seinerseits das Immunsystem. Darüber hinaus schwächt Zytokin auch die Tumorabwehr. Das relativ junge medizinische Gebiet der Psychoimmunologie widmet sich diesen Angst-Stress-Regulationskreisläufen.

Häufig wiederkehrende Blasenentzündungen, chronische Nasennebenhöhlenreizungen, Verdauungsprobleme, Allergien, Infektanfälligkeit und Nahrungsmittelunverträglichkeiten sind, so betrachtet, mögliche Folgen eines chronischen Alarmzustands, also eines Sympathikotonus, aufgrund von eingefrorenen Emotionen.

Angst und Blut

Alle Blutgefäße reagieren auf Stress-Angstspannungen mit einer Engstellung. Arterien, die das nährstoff- und sauerstoffreiche Blut transportieren, kontrahieren genauso wie Venen, die das verbrauchte Blut zum Herzen zurücktransportieren. Weil die mit kräftigen Längs- und Ringmuskeln durchsetzten Arterien in ihrer Engstellung verharren, steigert sich der Blutstrom in den engen Röhren zum Bluthochdruck. Obwohl sie eigentlich darauf trainiert sind, Druckspitzen zu kompensieren, reagieren die Arterienwände bei Dauerdruck irgendwann mit kleinen Einrissen. In diesen Einrissen lagern sich Blutfette ab, die die Arterien weiter verengen und dadurch den Blutdruck noch weiter erhöhen. In der Schulmedizin ist dieses Phänomen als Response-to-injury-Hypothese bekannt. Die verspannten und zusätzlich atherosklerotischen, also durch Fettablagerungen verengten Arterien haben es nun schwer, ausreichend Nahrung und Sauerstoff zu den Organen zu transportieren.

Da beinahe alle Zellen des Körpers auf die Versorgung mit Blut angewiesen sind, hat die Mangeldurchblutung Folgen für alle Gewebe des Körpers. Auch ohne Veränderung der Gefäßwand führt dauerhafte Angst dazu, dass sich die haarfeinen, im Durchmesser zum Teil nur ein paar Hundertstel Millimeter dünnen Blutleiter (Kapillaren) komplett verschließen können. Hörstürze, Schwindelattacken, Tinnitus, Konzentrationsstörungen, bis hin zu Minischlaganfällen (TIAs) sind nur einige der möglichen Folgen der erhöhten Gefäßwandspannung.

Die Angstspasmen im Blutgefäßsystem erschweren auch den Rücktransport von verbrauchtem, venösem Blut. Dadurch wird der für das Immunsystem so wichtige Lymphfluss beeinträchtigt. Der Rückstau von venösem Blut und Lymphflüssigkeit erhöht nun den Druck in den Organen und nimmt Einfluss auf deren Arbeit. Gestaute, mit venösem Blut und Lymphe prall gefüllte Organe sind funktionsgestört und irritieren durch mechanische Zug- und Druckkräfte den Bewegungsapparat.

So übt eine gestaute Leber unter dem rechten Rippenbogen einen unmittelbaren Zug auf das rechte Zwerchfell, die Rippen und die rechte Schulter aus. Weiter kann sie mit ihren anatomischen Verbindungen Einfluss auf die Lungen- und Herzfunktion nehmen. Unklare Herzbeschwerden, Druck auf der Brust und das Gefühl, nicht richtig durchatmen zu können, sind mögliche Folgen. Beginnen zeitgleich unklare Symptome in der rechten Schulter, deutet das ebenfalls auf einen Leberstau hin.

Vom Organ bis zur kleinsten Zelle gilt: Blut transportiert Leben und will zirkulieren. Gerade die feinen Kapillaren sind neben ihrem sympathisch gesteuerten Muskeltonus zusätzlich abhängig von der Spannung der sie umgebenden Bindegewebe.

Angst und Bindegewebe

Bindegewebe ist das Urgewebe schlechthin. Bereits im Moment seines Entstehens, der dritten Embryonalwoche, beginnt es damit, das primitive Nervensystem und die Organe (Ektoderm, Entoderm) miteinander zu verbinden. Bindegewebe umwebt einfach alles im Körper. Jede einzelne der 100 Billionen Zellen des Körpers, jeder Zellverband, jedes Organ, jedes Gefäß, jeder Muskel, jeder Nerv – einfach alles im Körper ist von Bindegewebe, den Faszien, umgeben. Würde man alle Organe und Gewebe des Körpers herausfiltern und nur das Fasziensystem intakt lassen, so bliebe allein durch die Struktur der Faszien die Form des Körpers erhalten. Etwa ein Viertel des Körperwassers wird in den Faszien gespeichert, und knapp 16 Prozent des Körpergewichts ist reines Bindegewebe.

Es teilt sich in das sogenannte weiche und harte Bindegewebe auf. Letzteres besteht hauptsächlich aus kollagenen und elastischen Fasern. Kollagenfasern halten uns aufrecht, sichern die Stabilität des Körpers, sind kaum dehnbar und reißfester als Stahl. Die Achillessehne genauso wie die Bänder unserer Gelenke oder die das Gehirn sichernden Hirnhäute bestehen zum größten Teil aus diesen extrem zugresistenten Kollagenfasern. Der Körper macht beim Kollagen keine Kompromisse. Das Kollagenmotto lautet: »Sicher ist sicher«. Elastin, der andere Anteil des harten Bindegewebes, ist dagegen viel nachgiebiger und unglaublich elastisch. Wie ein Gummiband kann es sich um das Doppelte seiner Länge dehnen und existiert überall dort, wo der Körper Elastizität und Spannkraft braucht. So findet sich viel Elastin in den Hüllen der Lunge, in der Haut und in den großen Blutgefäßen.

Das weiche Bindegewebe oder extrazelluläre Matrix (EZM) ist gelartig und umgibt jede einzelne Zelle. Die EZM besteht aus Eiweißen, und zwar im Wesentlichen aus Proteoglykanen (PG), Glykosaminoglykanen (GAG) und Fibronektin. Die PGs und GAGs der Matrix können Wasser binden und bestimmen damit das Flüssigkeitsgleichgewicht oder auch »Milieu intern« der Zellumgebung. Gemeinsam mit dem Zellklebstoff (Fibronektin) und einer dünnen Kohlenhydratschicht auf den Zelloberflächen (Glykokalyx) sichert die Matrix so unsere Zellen. Sie schützt vor Krankheitserregern, steuert Zellwachstum und Zelldifferenzierung, hilft bei Wundheilungen, steuert die Zellnahrungsaufnahme und stabilisiert Zellverbände bei Fremdeinwirkung. Weiter überträgt sie hormonelle Informationen, löst Immunreaktionen aus und dient vor allem als fluidale Transitstrecke für wirklich alles, was in die Zellen hinein- und auch wieder hinausgelangt.

Kurz: Die Matrix gleicht einem flüssigen Airbag. Gemeinsam mit den sie durchziehenden elastischen und kollagenen Fasern sichert sie chemisch sowie mechanisch das Überleben der Zellen.

Signalisiert unsere Wahrnehmung Gefahr, ganz gleich ob eingebildet oder nicht, läuft in unserem Bindegewebe ein perfekt aufeinander abgestimmtes Überlebensprogramm ab. Die Faszie kontrahiert in Schallgeschwindigkeit – dies ist das sogenannte Sekundenphänomen. Die PGs drehen sich und ihre Wasserbindung wird unterbrochen. Damit wird der flüssige Airbag um die Zellen sofort zäh und schützt den Zellverband vor drohenden externen Einwirkungen wie Stürzen oder Schlägen. Gleichzeitig kontrahieren muskelähnliche Zellen der Faszie, Myofibroblasten genannt, ebenfalls in Sekundenbruchteilen und ziehen die Bindegewebsfasern zusätzlich zusammen.

Dieser Mechanismus hilft uns beim Wundverschluss und bei der Wundheilung. Bei mechanischen Verletzungen und nach Operationen sollte dieser Notfallmechanismus jedoch spätestens nach drei Wochen wieder nachlassen. Wird jedoch in Stressphasen dem System über einen längeren Zeitraum Gefahr signalisiert, bleibt die Alarmspannung bestehen. Zusätzlich und um ganz auf Nummer sicher zu gehen, beginnen jetzt spezielle Bindegewebszellen, die Fibroblasten, mit einer Extraproduktion von Kollagenstahlkabeln in allen Geweben. Je länger die Angst-Stress-Situation also anhält, desto mehr verhärtet sich ein Körper von innen.

Bei Angst sagen die Bindegewebe: Sicher ist sicher und Kollagen reißt nicht. Das alles geschieht vollkommen unbewusst und funktioniert ohne jegliche bewusste Steuerung des Gehirns. Dieser Mechanismus galt lange als Mythos. Erst vor Kurzem konnten Forscher der Universität Ulm nachweisen, dass unser Bindegewebe tatsächlich auf Stress-Angsthormone mit Kontraktion reagiert. Sie konnten darstellen, dass sich selbst das harte Bindegewebe zunächst verkürzt, sich nach einigen Tagen verflechtet, verhärtet und schließlich verfilzt. Ein psychologischer Schutzreflex wird dadurch bindegewebig fixiert und von außen als Fehlhaltung sichtbar. So verkörpern sich Ängste.

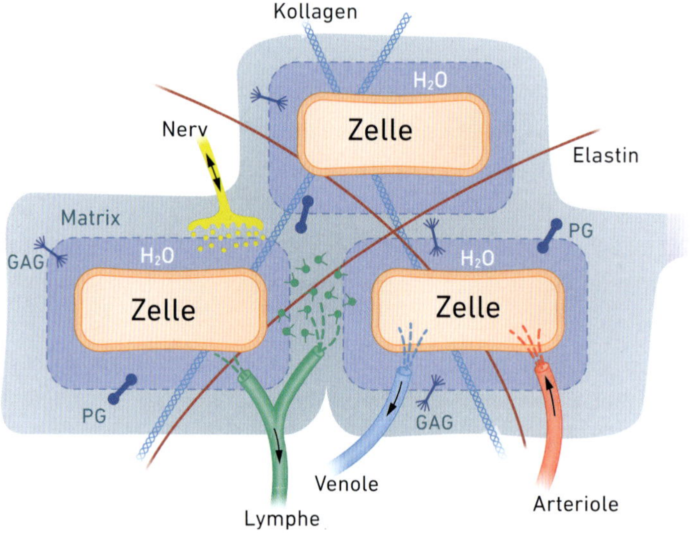

Gesunde Zellen sind von einem extrazellulären »Matrix-Airbag« umgeben

Stellen Sie sich vor, Sie wären eine Zelle. Sie wären dann von einem dünnen Wassermantel umgeben, der wiederum von der gelartigen Matrix umflutet wird. Kleine Arteriolen spülen mit Hochdruck von Ihnen dringend benötigte Nahrung und Sauerstoff in die Matrix. Gleichzeitig transportieren kleine Venolen und Lymphgefäße Abfallstoffe, die Sie nicht mehr benötigen, aus der hoffentlich fluidalen Matrix wieder heraus. Ganz gleich, wie gesund Sie sich als Zelle fühlen: Sie sind auf die Funktion der bindegewebigen Matrix angewiesen, sonst erkranken oder sterben Sie.

Angst lässt sofort das gesamte Bindegewebe um Sie herum anspannen. Als Zelle haben Sie nun schlechte Karten. Die Matrix, die Sie eigentlich umfassend versorgen sollte, lässt kaum noch Sauerstoff und Nahrung zu Ihnen durch. Als Zelle drohen sie nun an Sauerstoffmangel und an Ihren eigenen Giften zu ersticken. Hilfe ist nicht in Sicht. Ihre Antikörper, die kleinen Bodyguards des Immunsystems, werden nicht mehr durch die inzwischen zäh gewordene Matrix zu Ihnen durchdringen können. Viren, Bakterien und andere Eindringlinge haben nun leichtes Spiel mit Ihnen. Sie sind deren Angriffen schutzlos ausgeliefert.

Ihren Nachbarn ergeht es auch nicht anders als Ihnen. Abgeschnitten von Ihrer Umwelt, dem Angriff fremder Eindringlinge hilflos ausgeliefert, werden Sie zusätzlich von einem sich von Tag zu Tag enger um Sie zuschnürenden Kollagenstahlkabelkäfig erstickt. Keine schöne Vorstellung. Das macht Angst mit Zellen.

Die steigende Bindegewebsspannung wird von Patienten häufig als innerer Druck oder Enge wahrgenommen. Aussagen wie »Ich hab' so einen komischen Druck auf dem Brustkorb« oder »Das fühlt sich an wie ein Ring um meinen Nacken« deuten auf die maximale Gewebebelastung durch Faszienspannung hin.

Die subjektive erlebte Enge verstärkt das Angstlevel im Organismus weiter, und so erhält sich der Stress-Spannungskreislauf von selbst aufrecht.

Angst und Nerven

Auch Nerven bestehen zum Teil aus Bindegewebe. Ihre groben Außenhüllen sind Bindegewebsfasern, das sogenannte Epineurium, genauso wie die Hüllen, die die feinen Nervenfäden ummanteln, also das Peri- und Endoneurium. In einigen Nervenquerschnitten macht Bindegewebe sogar bis zu 60 Prozent des Nervengewebes aus. Die Faszien schützen den Nerv vor Überdehnung und Druck. Fällt dieser Schutz weg, kann es sehr schmerzhaft werden, zum Beispiel am Ellenbogen, wo sich der Ulnarnerv befindet, besser bekannt als »Musikantenknochen«.

Auch in den Synapsen, also an der Verbindung von Nerven mit Organen und Muskeln, befindet sich weiches Bindegewebe in Form gelartiger Matrix. In Stressmomenten verspannen die Nervenhüllen, und die Matrix in den Übergängen verändert sich. Das wiederum verändert die Nervenleitgeschwindigkeit, wodurch die digitale Informationsübertragung in alle Körperbereiche irritiert wird. Das hat Folgen, weil mit Ausnahme weniger Strukturen alle Bereiche des Körpers mit Nerven versorgt sind. Motorische Nerven initiieren unsere Bewegungen, sensorische Nerven lassen uns fühlen, und vegetative Nerven steuern unsere Organfunktionen. Fehlinformierte Organe und Muskeln können nicht mehr aus sich selbst heraus entspannen. Werden die neuralen Fehlinformationen nicht neu programmiert, steuern sie die Muskeln zielsicher in einen chronischen Hartspann. Auch die Spannung der inneren Organe nimmt dann immer weiter zu. So entstehen aus Ängsten organische Erkrankungen.

Da die fehlinformierten Organe dauerverspannt bleiben, irritieren sie dadurch zusätzlich die sie versorgenden vegetativen Nervenfasern. Der Angst-Nerven-Organ-Spannungskreislauf befeuert sich dadurch immer wieder aufs Neue. Ist der elektrische Informationsfluss erst einmal soweit gestört, ist es Zellen und Organen einfach unmöglich zu entspannen. Auch Progressive Muskelrelaxation oder Meditation haben gegen das sympathikotone Neuronenfeuer der vegetativen Nerven auf Dauer keine Chance.

In diesem Zusammenhang scheinen insbesondere unsere Hirn- und Rückenmarkshäute besonders empfänglich für feinste Stimmungsschwankungen zu sein. Schon geringe Angstauslöser reichen aus, um sie in eine chronische Alarmspannung zu versetzen. Das ist nicht weiter verwunderlich. Schließlich ist das Gehirn das empfindlichste Organ des Körpers und braucht besonderen Schutz. Bleiben stressauslösende Situationen bestehen, können die Hüllen unseres Gehirns ihre Schutzspannung über Jahre hinweg aufrechterhalten. Dadurch wird das gesamte zentrale Nervensystem irritiert. Vegetative Dysregulierungen und unklare Schmerzausstrahlungen sind nur einige der möglichen Folgen.

Angst ist immer irrational und entsteht ursprünglich zwischen den Ohren. Als Produkt einer übersteigerten Impulskontrolle somatisiert sie sich häufig auch als Hirnhautspannung mitten im Kopf. Migräne, chronische Kopfschmerzen, Trigeminusneuralgien, Konzentrationsstörungen, Lernschwierigkeiten, chronische Müdigkeit, depressive Verstimmungen etc. sind dann der Preis für die über Jahre hinweg perfektionierte Impulsunterdrückung.

Angst und Muskeln

Muskeln sind die unmittelbarsten Botschafter der Angst. Als Hartspann direkt spürbar, spiegeln sie mit ihrer Hochspannung nahezu perfekt die Unterdrückung von emotionalem Ausdruck wider. Auch sie sind abhängig von der Spannung der sie umgebenden Faszienhüllen, dem Epi- und Perimysium. Die Hüllen werden direkt vom sympathischen Alarmnervensystem beeinflusst. Neueste Forschungen zeigen, dass die jeweils zehn bis hundert Muskelfasern umfassenden Faszien vermehrt Myofibroblasten, also kontraktile Bindegewebszellen, enthalten. Bei Angst reagieren diese mit unmittelbarer Hochspannung. Gleichzeitig befeuern Nervenkerne des Sympathikus ein Überlebenszentrum im Gehirn (ARAS). In höchste Erregung versetzt, jagen dadurch Nervenimpulse vom Mittelhirn durch das Rückenmark nach unten und versetzen alle Muskeln in den

Alarmzustand. Zeitgleich sorgt das Adrenalin der Nebennieren für eine vermehrte Durchblutung und Energiebereitstellung (Glykolyse), um den nun deutlich erhöhten Muskeltonus aufrechtzuerhalten. Dank seiner vorgespannten Muskulatur ist der Körper jetzt bereit zu kämpfen oder zu flüchten.

Bindegewebe und Skelettmuskulatur reagieren also identisch auf Angst: Impulsunterdrückung versetzt Faszien und Muskeln in Kampfstimmung. Die aus myofaszialem Hartspann resultierenden Symptome können dann selbst von »hartnäckigen« Leugnern einer Verbindung von Psyche und Körper nicht mehr ignoriert werden.

Von chronischem Hartspann ist insbesondere die uns aufrecht haltende Muskulatur betroffen. Diese den Körper schützenden Muskeln sind meist kurz und darauf trainiert, den Körper bedingungslos, ohne nachzugeben, zu schützen. Ihre Fasern spannen sehr langsam an (Slow-twitch) und sind, wie nicht anders zu erwarten, besonders stark von Myofibroblasten durchwirkt. Diese kurzen, tonischen Muskeln sind verantwortlich für die meisten schmerzhaften Probleme des Bewegungsapparats. Im Vergleich zu den unseren Körper in Bewegung setzenden, rhythmisch und schnell kontrahierenden Muskelfasern (Fast-twitch) ermüden sie nicht. Tonische Muskeln sind treu. Sie geben niemals auf und fressen dabei Unmengen von Sauerstoff und Zucker. Sie können, auch wenn sie durch ihre Anstrengung verkürzen, über Jahre hinweg ihren Schutztonus beibehalten.

Zu den tonischen »Klassikern«, die bei Patienten chronisch verspannen, gehören die kurzen Nackenmuskeln und die kurzen Muskeln der Wirbelsäule. Weiter die Schulterheber (*M. levator scapulae*, *M. trapezius descendens*), die die Schultern nach vorne ziehenden Brustmuskeln (*M. pectoralis minor* und *major*) und der große Hüftbeuger (*M. iliopsoas*).

Im Gegensatz zu den tonischen Schützern ermüden phasische Muskeln wie zum Beispiel die Oberschenkelmuskulatur viel früher und können, selbst wenn sie wollten, nicht dauerhaft verspannen.

In einer echten Notsituation versetzt die Befeuerung des sympathischen Nervensystems den Körper auch muskulär in die Lage, über sich selbst herauszuwachsen. Dabei schützen insbesondere die tonischen Muskeln unser Überleben, indem sie uns tapfer aufrecht halten und damit den Zusammenbruch des Systems vermeiden. Wo aber sind in modernen Zivilgesellschaften die Notsituationen? Warum sind die meisten Menschen so chronisch-tonisch verspannt? Schließlich fallen die wenigsten von uns täglich in einen Löwenkäfig und müssen dabei um ihr Überleben kämpfen.

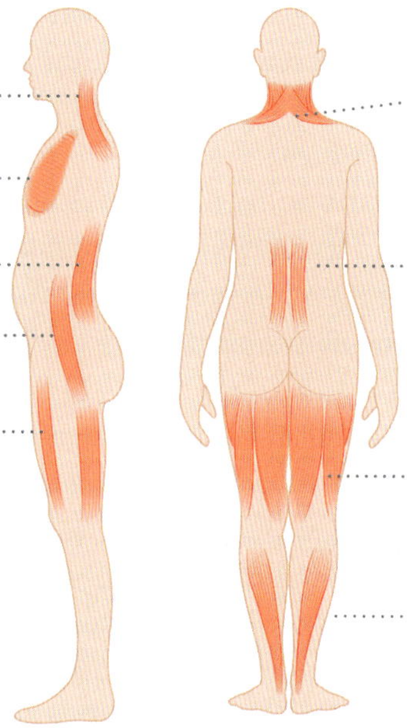

Tonische »Angstmuskeln« sind Bodyguards: Sie beschützen uns und halten uns aufrecht

Die Antwort ist leicht. Heutzutage werden äußere Gefahren durch innere Bedrohungen ersetzt. Chronischer Muskelhartspann, Zerrungen, Tennis- und Golfer-Ellenbogen, Sehnenansatzreizungen, Schleimbeutelentzündungen etc. sind zum somatischen Ausdruck von inneren Unterdrückungsprozessen mutiert. In einer überregulierten Umwelt werden immer mehr natürliche Impulse negiert und durch Muskelspannung kontrolliert. Charakterpanzerungen finden so ihren Ausdruck in Muskelpanzern.

Als Nebeneffekt sind viele Menschen zunehmend unfähig, sich selbst wahrzunehmen. Fühlen kann eben nicht durch Algorithmen und digitale Welten ersetzt werden. Die mangelnde Selbstwahrnehmung bleibt auch für das lebendige Ausdrucksorgan Körper nicht ohne Folgen. Ein chronisch verspannter Körper als Botschafter der Psyche spricht eine klare Sprache. Er sagt: »Ich will nicht mehr fühlen.«

Anspannung schützt uns auch nicht vor emotionalen Einflüssen aus der Umwelt. Das funktioniert nicht. Wollten wir uns wirklich von der Umwelt abgrenzen, müssten wir den Körper komplett mit licht- und luftundurchlässigem Klarlack einsprühen, sämtliche Körperöffnungen verschließen und das, was dann noch von uns überbleibt, in einen Faradayschen Käfig verfrachten. Zusätzlich müssten wir aufhören zu atmen und zu essen. Abgrenzung ist eine Illusion.

Die psychodynamische Wahrheit chronischer Verspannungen liegt eine Ebene tiefer: Via Muskeltonus schützen wir heute die Umwelt vor uns selbst. Wir schützen sie, wie es die Anatomie des Ego beschreibt, vor dem Ausbruch unserer fälschlicherweise als dunkle Bedrohung wahrgenommenen Emotionen und Instinkte.

So hat Jörgs Spannung seine Chefin vor einem unkontrollierten Ausbruch seiner jahrelang angestauten Aggression geschützt. Deshalb sind seine tonischen Angstmuskeln zur Höchstform aufgelaufen. Seit seiner Kindheit hat Jörgs Spannung seine mütterliche Umwelt und später sich selbst vor seiner grundgesunden Aggression geschützt.

So wenig wie die Psyche aufhört zu verdrängen, so wenig hören Muskeln auf anzuspannen.

Das Muskelsystem kann aber erst dann entspannen, wenn die sympathischen Nerven ihr elektrisches Dauerfeuer einstellen. Das wiederum setzt voraus, dass der Adrenalinspiegel sinkt. Der Adrenalinspiegel sinkt aber erst dann, wenn innere Bedrohungen als das erkannt werden, was sie sind: Illusionen. Da Muskeln nur anspannend sympathisch, aber nicht entspannend parasympathisch versorgt sind, lässt sich gerade am Muskeltonus ablesen, wie hoch das Angstlevel eines Patienten wirklich ist. Psyche ist einfach zu verstehen. Starke Verspannungen kontrollieren immer bärenstarke Impulse. Viel Kontrolle, viel Angst, viel Spannung.

Das ist alles.

Entsprechend dürfte »Lockerlassen« der wohl am meisten verwendete Begriff in modernen Osteopathiepraxen sein. Die Diskrepanz zwischen der tatsächlichen und der vom Patienten wahrgenommenen Spannung ist enorm. Nicht-lockerlassen-Können ist ein unbestechlicher Gradmesser, wie weit ein Klient sich bereits von sich selbst und seinen gesunden Impulsen entfernt hat. Das ist inzwischen leider eher die Regel als die Ausnahme.

Muskuläre Dauerspannung spiegelt letztlich nur den verzweifelten Versuch wider, frühkindliche Schattenimpulse unter Kontrolle zu halten. Im Laufe des Lebens verformt das vegetative Schattenboxen den Körper und wird selbst für medizinische Laien in einer »ver-rückten« äußeren Haltung sichtbar.

Muskuläre Dysbalancen führen darüber hinaus auch zu veränderten Bewegungsmustern. Ist zum Beispiel die Gelenkbeweglichkeit nur eines Gelenks in den Beinen leicht beeinträchtigt, fordert das allein vom Körper 40 Prozent mehr Energieaufwand, um die Beinfunktionen aufrechtzuerhalten. Sind zwei Gelenke betroffen, erhöht sich der Energieverbrauch schlagartig auf 300 Prozent. Das frisst Lebensenergie. Muskulärer Angsttonus produziert also nicht nur Symptome im Bewegungsapparat, sondern vergeudet zusätzlich physische und psychische Kraftreserven. Das führt nach Jahren zu Arthrosen, Ermüdungsbrüchen, somatischer Erschöpfung und Depressionen.

Angst und Organe

Fast alle Organe haben muskuläre Anteile. So ist das Herz ein Muskel, der verspannen kann. Auch der gesamte Darmkanal kann verspannen. Von der Speiseröhre bis zum Darmausgang besteht der Darmschlauch aus zwei Muskelschichten. Die dazwischen liegenden Nerven (Auerbach- und Meissner-Plexus) sorgen dafür, dass der Darm autonom, also ohne Kontrolle des zentralen Nervensystems, nur aus sich heraus an- und entspannen kann. Harnleiter sind genauso kontraktil wie die Harnblase. Die Gallenblase zieht sich rhythmisch zusammen, um ihre Gallenflüssigkeit in einen meist spastisch verspannten Zwölffingerdarm zu pumpen. Der Magen ist im Wesentlichen ein dreiwandiger Muskel, der, auch wenn er leer ist, Tag und Nacht wellenartig kontrahiert. Selbst die Nieren besitzen in ihren Kelchen kleine Muskeln. Nur wenige Organe wie die Milz, die endokrinen Drüsen oder die Lungen werden passiv bewegt.

Zudem sind alle Organe, auch wenn sie keine eigene Muskulatur besitzen, von spannungsfähigen Bindegewebstaschen eingehüllt und werden von kontraktilen Blutgefäßen und von manchmal unter Hochspannung stehenden Nerven versorgt.

Organe können also aktiv aus sich selbst heraus verspannen und/oder passiv, initiiert durch ihre Umgebung. Angst wirkt sich dementsprechend direkt und indirekt auf die einzelnen Organfunktionen aus. Ängstliche Impulskontrolle führt so auf Dauer zu einer Minderversorgung der Organe mit Blut- und Nerveninformation und verhärtet deren Faszienhüllen. Schließlich ist jede einzelne Organzelle auch von dem Fließgleichgewicht des weichen Bindegewebes abhängig, das höchst sensibel auf Angsthormone reagiert. Sympathischer Muskeltonus, die Minderversorgung mit

Blut und Nerveninformationen in Kombination mit Spannungen in den weichen und harten Organfaszien sind auf Dauer für jedes Organgewebe fatal. Angst verhärtet Organe und lässt sie zellulär verhungern. Früher oder später werden Organe dann erkranken.

An jedem Organsymptom hängt also, so wie an Jörgs saurem Magen, eine »spannende« Geschichte.

Jörgs Magenspannung hat ihre Wurzeln in seiner Kindheitsgeschichte, und das Büro ist Jahrzehnte später zur Bühne seines ungelösten Konflikts geworden. Jörg hat unterbewusst schlicht seine Chefin mit seiner Mutter verwechselt. Ihre vorgesetzte Stellung, ihr Auftreten, ihre Stimmlage und sogar einige ihrer Formulierungen haben Jörgs bisher erfolgreich verdrängte Wut auf seine übermächtige und verachtende Mutter reaktiviert. Seine kindlichen Schutzmuster kombiniert mit der Angst um den Verlust seines Arbeitsplatzes zwangen ihn zum täglichen Verschlucken seiner Wut. Schließlich hat sein Magen auf die für ihn als unverdaulich erlebte, mütterlich-verachtende Umwelt reagiert.

Jörgs Magen begann also mit einer Überproduktion von hochaggressiver Magensäure. Sein empfindlicher Magen passt perfekt in Jörgs autoaggressives Muster des »braven Jungen«. Sein chronisch verspannter Magenmuskel überträgt seine Spannung einfach auf die Speiseröhre.

Die Speiseröhre ist anatomisch unter anderem mit der unteren Halswirbelsäule verbunden. Jörgs beginnende Nackenschmerzen sind nur die Fortführung seiner Magen- und Speiseröhrenspannung, die schon lange vor dem besagten Freitagnachmittag ihren Anfang nahm. Die chronisch verspannten Nackenmuskeln sind demnach das Produkt von Jörgs Kindheitserfahrungen und halten zusätzlich, wahrscheinlich auch seit Kindertagen, eine Angriffsbewegung seiner Arme zurück. Jörgs zunächst unverständliche Symptome sind somit nur Ausdruck eines Schutzreflexes. Seine Psyche hat lediglich seine Mutter durch seine Chefin ersetzt und diese stellvertretend vor seiner ursprünglichen Aggression geschützt.

Jörgs Konflikt ist in seiner nach links über den Magen geneigten Körperhaltung erkennbar. Auch wenn ein innerer Prozess bereits abgeschlossen ist, bleiben wie bei Jörg Reste jedes Konflikts als subtile Spannungsmuster im Körper sichtbar. Es scheint sogar so zu sein, dass einige Organe ganz spezifische Spannungsresonanzen zu bestimmten emotionalen Qualitäten entwickelt haben. Während Bindegewebe, Nerven und Muskeln entsprechend ihrer Anatomie eher global anspannen, scheinen sich insbesondere Organe mit spezifischen emotionalen und instinktiven Prozessen zu verschränken. Gewusst wie, sind sie wie Spuren im Schnee lesbar und erinnern an längst vergangene Zeiten.

Lassen Sie uns im folgenden Kapitel mutig auf eine Symptomerkundungstour gehen. Der einzige Proviant, den wir als Wegzehrung noch in unseren inneren Reiserucksack packen müssen, ist eine gute Portion Resonanz.

In Kürze

- Angst ist kein Gefühl!
- Angst ist Impulskontrolle (Fight, Flight, Freeze).
- Kontrolliert werden die Impulse Wut, Trauer, Aggression und Sexualität.
- Spannung ist der somatische Ausdruck von Angst.
- Angst beeinflusst über das vegetative Nervensystem und die Nebennierenhormone den gesamten Körper. Blutgefäße schließen sich und Nervenhüllen werden irritiert. Die mangelnde Versorgung von Blut und Nerven führt zu organischen Erkrankungen. Tonische Muskeln verspannen und führen zu muskulären Disbalancen und Gelenkstörungen. Kollagene Stahlkabel des Bindegewebes manifestieren schließlich Konflikte in sichtbaren Fehlhaltungen.

Kapitel 5: Resonanz und Heilung

Resonanz ist spielend leicht.

Resonanz ist eine Ressource, über die wir natürlicherweise verfügen. Oft kommt sie uns im Laufe des Lebens abhanden, doch lässt sie sich leicht wiederbeleben. Dieses Kapitel zeigt Ihnen, wie das möglich ist. Weiter werden Sie erfahren, dass in Körper und Psyche ohne Resonanz nichts, mit Resonanz alles verstanden werden kann.

In der Physik wird Resonanz als eine reine Subjekt-Objekt-Beziehung beschrieben, in der sich zwei schwingende Systeme wechselseitig anregen. Ergänzend zur physikalischen Bedeutung des Wortes scheint auch der Körper mit einer ganz eigenen Stimme zurückzuklingen (re-sonare). Dabei gibt er nicht nur Blutdruckinformationen zum besten. Die mit der Spannung von Organen und Geweben verbundenen Informationen lassen sich via Resonanz zwar nicht physikalisch messen, subjektiv jedoch ähnlich präzise wahrnehmen.

»Wie fühlt sich Ihr Becken gerade an?«
Die Frage scheint den Klienten, der vor mir sitzt, leicht zu verunsichern. Nicht umsonst wurde er von seiner Frau geschickt, damit er »nicht immer so verkopft« ist. Mit verständnislosem Blick schaut mich der Ingenieur an. Höflich fragt er nach: »Ähem, wie meinen Sie das jetzt genau?«
Ich erkläre ihm kurz, dass es eine ganz natürliche Qualität unseres Bewusstseins ist, nicht nur unsere Umwelt, sondern genauso präzise uns selbst wahrnehmen zu können. Ein Becken kann sich in der inneren Wahrnehmung groß wie eine Lagerhalle oder klein wie eine Nussschale darstellen. Es kann hell oder dunkel sein, zuversichtlich oder frustriert erscheinen, lustvoll oder enttäuscht wirken, sich bunt oder grau anfühlen, vibrieren oder gelähmt sein, um nur einige von vielen wahrnehmbaren Beckenqualitäten zu nennen.

Also ermuntere ich den eher auf Technik und Abstraktionen geschulten Ingenieur erneut, Kontakt mit seinem Becken aufzunehmen: »Stellen Sie sich einfach vor, Sie würden mit einer kleinen Taschenlampe von oben in Ihren Beckenraum hineinleuchten. Gehen Sie ganz nach unten und erzählen Sie mir, was Sie dort als Erstes wahrnehmen.«

Seine spontane Antwort ist so erfrischend wie authentisch: »Da war ich ja noch nie!« Im Laufe der Sitzung dämmert es ihm, weshalb ihm seine Frau die Pistole auf die Brust gesetzt und ihn, um die Beziehung zu retten, zu einem Therapeuten geschickt hat.

Die Frage zum emotionalen Beckenklima ist in einer körperorientiert-psychologischen Praxis ganz alltäglich. An sich ist sie leicht zu beantworten. Der Klient muss einfach seine bewusste Aufmerksamkeit auf das Becken richten. Seine inneren Augen und Ohren nehmen dabei wahr, welche Informationen in seinem Bewusstsein auftauchen, während sein innerer Blick durch den »Strafraum des Körpers« streift. Natürlich kann der innere Blick auch in jeden anderen Raum des Körpers gerichtet werden. Bei entsprechender intrapersonaler Wahrnehmungsfähigkeit bieten alle Gewebe ein Füllhorn an Informationen, die unmittelbar den psychodynamischen Hintergrund eines Symptoms erklären. Um hartnäckige Symptome und deren individuelle Entstehungsgeschichte zu verstehen, ist Resonanz *der* Königsweg schlechthin.

Resonanz ist eine mögliche Form des Körperlesens. Die Kunst besteht darin, die in den Geweben enthaltenen Informationen zunächst einmal wahrzunehmen, um sie danach sinnvoll zu übersetzen. Durch Resonanztraining entwickeln wir zunächst eine Wahrnehmung, die wir für uns selbst nutzen können. Beziehungskompetenz, also die Fähigkeit auch andere Menschen nonverbal zu verstehen, entwickelt sich daraus ganz natürlich. Kurz: Erst wenn wir uns selbst als wahr annehmen, können wir auch andere wahrnehmen.

Resonanz ist uns eigentlich vertraut. Schon im Mutterbauch und als Säuglinge waren wir Beziehungswesen und haben uns durch konstantes »Zurückklingen« in unserer Umwelt orientiert. Unser kognitiver Verstand war in den ersten, entscheidenden Lebensmonaten noch nicht weit genug entwickelt, um uns nützlich zu sein. Als Orientierungshilfe gewinnt er in der kindlichen Entwicklung erst sehr viel später an Bedeutung.

Wie wir gesehen haben, prägen frühe körperliche und emotionale Erfahrungen unsere Wahrnehmungs- und Beziehungsmuster. Später reichen kleinste Umwelteindrücke aus, um alte Resonanzmuster in uns zu aktivieren: Geräusche, Blicke, Berührungen, Töne, Musik, Bewegungen, Gesten, Mimik, Worte, Texte, Bilder, Landschaften, Gerüche, Farben, Geschmacksimpressionen etc. All diese Eindrücke lassen uns in Sekundenbruchteilen unterbewusst zurückklingen. Ist die Resonanz positiv, entspannen wir uns. Wird ein Umweltreiz jedoch als bedrohlich eingestuft, erhöht das schlagartig unsere Körperspannung. Zeitgleich sichern lang erprobte, psychische Abwehrautomatismen unser emotionales Überleben. Das ist psycho-logisch und läuft vollkommen unbewusst in uns ab.

Dieses Wahrnehmungsphänomen wird »Pareidolie« genannt. Pareidolie fügt Einzelteile unserer Wahrnehmung zu bekannten Bildern zusammen. Sie lässt uns in Wolken Gesichter erkennen und verwandelt in der Dämmerung Bäume zu Fabelwesen. Funktionell ist Pareidolie ein uralter Wahrnehmungsmechanismus. Als wir noch mit Speeren bewaffnet durch die Steppe liefen, mussten wir unserer Resonanz blitzschnell vertrauen. Hatten wir beispielsweise ein uns fixierendes Auge, ein gelb-schwarz gestreiftes Fellstück und eine Kralle im Gebüsch entdeckt, flüchteten wir, ohne groß nachzudenken. Unser inneres Resonanzsystem setzte damals in Sekundenbruchteilen die einzelnen visuellen Puzzlestücke zu einer Raubkatze zusammen. Instinktive Resonanz ist in diesen Fällen dem Großhirn überlegen. Langwierige Berechnungen über die Anlaufgeschwindigkeit eines Tigers in Bezug zu unserer Fluchtgeschwindigkeit wären in solchen Momenten wenig hilfreich gewesen.

Da ein Teil unserer Psyche in der Steppe geblieben ist, sichern blitzschnelle Resonanzmechanismen auch heute noch unser Überleben. Dabei werden die bedrohlichen Augen im Gestrüpp durch die Blicke des Chefs und gestreifte Fellzeichnungen durch das Farbmuster auf dem Kostüm der neuen Kollegin ersetzt. Psychodynamisch aber resoniert unser System noch immer wie vor hunderttausend Jahren.

Bewusst eingesetzte Resonanz ist in Medizin und Therapie unendlich hilfreich und ermächtigt Patienten, sich in ihrer Ganzheit wahrzunehmen. Heilungsprozesse werden dadurch aktiviert und von innen unterstützt. Resonanz ist ein unverzichtbares Werkzeug in allen Fenstern der Medizin. Jenseits der notwendigen, schulmedizinischen Fakten führt Resonanz einen Patienten zielsicher zu den psychodynamischen Ursachen seines Problems. Dabei funktioniert Resonanz auf allen Ebenen unseres Bewusstseins. Intrapersonal können wir uns selbst, interpersonal unser Gegenüber und transpersonal unsere Umgebung wahrnehmen.

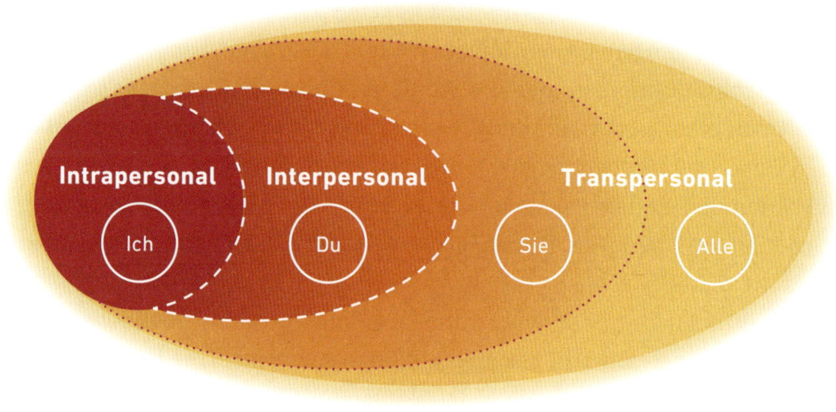

Resonanz geschieht auf allen Bewusstseinsebenen

Intrapersonale Resonanz

Die Fähigkeit zur Resonanz haben viele Patienten verloren. Eine Bandscheibe, ein Ohrgeräusch oder ein Schulterschmerz werden meist klinisch, also ohne emotionale Beteiligung, als heiß, kalt, stechend oder bohrend beschrieben. Das sind rein technische Wahrnehmungen und noch lange keine Resonanz. Resonanz ist die Fähigkeit »zurückzuklingen«: Ein passives in sich Hineinspüren wird um die Wahrnehmungsdimension einer »inneren Antwort« erweitert.

Resonanz ist immer ein aktiver Prozess, der den Raum öffnet für innere Antworten um die rein körperlichen Wahrnehmungen herum. Resonanz verdeutlicht uns also, was das Unterbewusstsein hinter der Enge im Brustkorb, dem zugeschnürten Hals, dem Druck im Kopf oder dem Stechen zwischen den Schulterblättern versteckt hat. Das körperliche Symptom dient während der Resonanzwahrnehmung nur als Einstieg. Der Sinn des Symptoms erschließt sich durch das, was sozusagen um das Symptom herum in uns zu klingen beginnt. Zuerst ganz leise und unscheinbar, entfalteten sich so nach und nach die versteckten Geschichten hinter den Symptomen. Werden durch bewusste Resonanz die bisher im Schatten verborgenen Bedeutungen von Erkrankungen erahnt, ermöglicht das den Patienten, aktiv bei der Lösung ihrer Symptome mitzuhelfen.

Ein bohrender Druck im Kopf kann, via Resonanz, zu einer früh erlebten Hilflosigkeit führen. Die Hilflosigkeit ihrerseits eröffnet, folgt man der Resonanz weiter, möglicherweise den Weg zu einer hinter der Hilflosigkeit schlummernden Trauer. Die Geschichte der verdrängten Trauer, zusammen mit den damit assoziierten Spannungen, wird damit zur Ursache des Kopfdrucks.

Ein Schwindel, der bei schnellen Kopfbewegungen auftritt, kann via Resonanz zu einer längst vergessenen Orientierungslosigkeit infolge einer Trennung oder eines Abschieds führen. Geht der Patient noch weiter zurück, führt ihn seine Resonanzreise vielleicht zu einer mit der Orientierungslosigkeit verbundenen und von ihm schon lange in den Schatten verdrängten Wut. So können verdrängte Wut zu Schwindel und tiefsitzende Rückenschmerzen zu einer längst vergessenen großen Liebe führen.

Resonanz ist immer persönlich. Obwohl sich Symptome gleichen, sind die Geschichten hinter den Symptomgeschichten nur individuell verstehbar. Einfache Rechts-Links-Deutungen (»Der linke Arm steht immer fürs Annehmen«, »In der Leber ist immer Wut« etc.) sind wenig hilfreich und funktionieren nur zufällig. Im Resonanzmodell wird der Patient dazu ermächtigt, Spezialist für sich selbst zu werden. Da es sein Körper und seine Psyche sind, die infolge von Verspannungen zum Symptom geführt haben, kennt letztlich nur der Patient die für ihn passende Lösung.

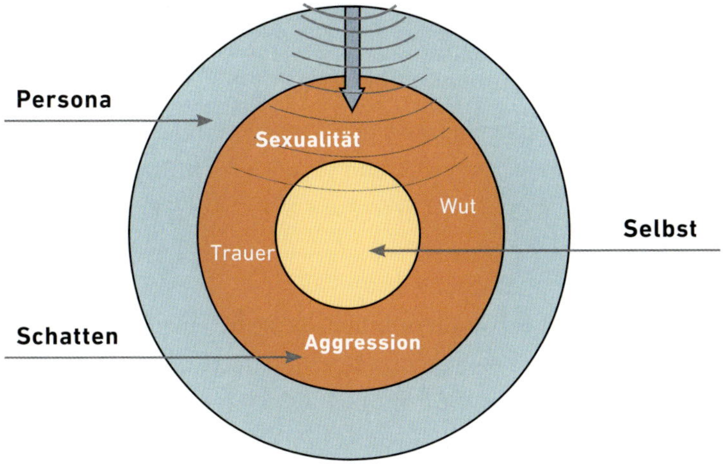

Intrapersonale Resonanz hilft, die eigenen Symptome zu verstehen

Wahrnehmung beginnt bei uns selbst. Haben wir gelernt, uns in all unseren Facetten wahrzunehmen, ist das intuitive Verstehen der Menschen um uns herum nur die natürliche Konsequenz. Intuition in Bezug auf andere Menschen ist einfach. Sie ist das Produkt gelebter, intrapersonaler Resonanz.

Eine Reise ins Körper-Ich: Eine intrapersonale Resonanz-Übung

Setzen Sie sich auf einem bequemen Stuhl aufrecht hin. Ihr Kopf ist einigermaßen aufgerichtet, Ihre Augen sind ganz oder halb geschlossen und schauen nach innen. Wandern Sie nun mit ihrer bewussten, inneren Aufmerksamkeit vom Kopf durch den Hals in Ihren Brustkorb. Wandern Sie von dort aus weiter durch Ihr Zwerchfell in Ihren Bauchraum. Schließlich gehen Sie mit Ihrer inneren Aufmerksamkeit noch weiter nach unten in Ihr Becken bis zu Ihrem Beckenboden. Je weniger jemand verdrängt, desto leichter sollte das möglich sein.

Falls Sie auf dem Weg nach unten Unterbrechungen oder Spannungen spüren, verweilen Sie einfach an der gefühlten Spannungsgrenze. Wie in der Anatomie des Ego bereits dargestellt, deuten Spannungen auf zurückgehaltene Impulse hin. Unter der Spannung, die Sie gerade wahrnehmen, lauert also Ihr Schatten in Form einer alten Wut oder einer vergessenen Trauer. Vielleicht sind Sie auch auf aggressive und/oder sexuelle Impulse gestoßen.

Verweilen Sie einen Moment bei der Spannung, lassen Sie alles in sich auftauchen, was sich mit der Spannung verbindet. Jede Information ist hilfreich, auch wenn Sie sie nicht gleich verstehen. Wenn Sie soweit sind, öffnen Sie wieder die Augen.

Vielen Menschen fällt es schwer, in den eigenen Körper hineinzuspüren. Das ist anfangs völlig normal. Meistens hat es etwas damit zu tun, dass sie an eine Grenze stoßen, die durch eine innere Spannung ausgelöst wurde. Deshalb können sie mit ihrer Wahrnehmung nicht weiter wandern. In diesen Fällen hilft die Resonanz-Basisübung mit den vier magischen Fragen. Diese Fragen sind deshalb magisch, weil sie Sie wie durch eine Art Zauber unmittelbar zur Ursache Ihres Symptoms führen.

Die Basisübung: Vier magische Fragen

Setzen Sie sich aufrecht auf einen Stuhl hin, schließen Sie die Augen ganz oder halb und atmen Sie einmal tief ein und aus. Richten Sie Ihre Wahrnehmung nach innen und wandern Sie mit Ihrer inneren Aufmerksamkeit vom Kopf über den Hals, Brustkorb und Bauch bis hinunter ins Becken. Vermutlich stoßen Sie früher oder später auf eine Spannungsgrenze.

Verweilen Sie an der Spannungsgrenze. Lassen Sie sich nun auf magische Fragen ein. Die vier magischen Fragen lauten:

1) Wie sieht die Spannung bildlich aus?
2) Welche Energie oder Ausstrahlung hat die Spannung?
3) Wenn diese Energie oder Ausstrahlung sprechen könnte, was würde sie sagen?
4) Was löst diese Formulierung jetzt in Ihnen aus?

Ganz gleich, wie tief Sie in sich hineinspüren: In den Spannungszonen liegen die Antworten auf die Frage nach den psychodynamischen Ursachen Ihres Symptoms. Mit etwas Training werden Sie feststellen, dass die Antwort auf die vierte Frage Sie zielsicher zu den bereits bekannten Emotionen Wut und Trauer oder zu den Instinkten Aggression und Sexualität führen wird.

Das kann etwas beunruhigend sein. Resonanz braucht Mut. Der Blick in den Schatten ist anfangs immer von Furcht begleitet. Falls Sie also während der Übung ein körperliches Unwohlsein oder eine subtil aufkommende Angst spüren, entspannen Sie sich. Angst und vegetative Körperreaktionen sind erprobte Wegweiser, die Ihnen durch ihre Anwesenheit gerade bestätigen, dass Sie auf der richtigen Spur sind. Lassen Sie sich also nicht beirren. Resonanz hat einen Preis. Bleiben Sie mutig und forschen Sie weiter. Die Lösung liegt wahrscheinlich direkt vor Ihrer Nase.

Die vier magischen Fragen führen Sie in ein längst vergessenes Land.

Sie sind so wirksam, weil sie so einfach sind. Es gibt bei ihnen keine Tricks oder versteckten Hintergedanken. Mit ihrer nahezu kindlichen Unschuld öffnen sie wie ein Universalschlüssel beinahe alle Türen unseres Unterbewusstseins. Es ist für mich auch nach all den Jahren meiner beruflichen Praxis noch immer eine Form von Magie zu erleben, wie schnell die vier Fragen zu konkreten Ergebnissen und Lösungen führen.

Wenn gar nichts geht und Ihr innerer Monitor leer bleibt, sprich keinerlei Resonanz zu entstehen scheint, ist auch das eine Resonanz. Da wir nicht *nicht* fühlen können, deutet die temporäre Wahrnehmungsblockade auf einen sehr mächtigen Instinkt hin, der direkt unter Ihrer Bewusstseinsschwelle lauert. Wahrscheinlich gehört der Impuls in Ihr erstes oder zweites Lebensjahr und wurde in dieser Zeit aus guten Gründen abgespalten. Wenn dem so ist, machen Sie die Übung »Ich will wieder fühlen«.

Übung: Ich will wieder fühlen

Wie immer schließen Sie die Augen und atmen Sie ein paar Mal ein und aus. Machen Sie sich bitte bewusst, dass Sie mit dieser Übung nichts falsch machen können. Versuchen Sie erneut, die einzelnen Körperabschnitte wahrzunehmen. Wenn Sie wieder nichts fühlen, sagen Sie laut und unmissverständlich: »Ich fühle nichts!« Wiederholen Sie den Satz mehrfach und steigern Sie sich, indem Sie laut rufen: »Ich will nicht fühlen!« Geben Sie nicht auf, sondern steigern Sie sich noch weiter. Rufen Sie: »Ich will nie wieder etwas fühlen. Nie, nie, nie wieder!«

Warten Sie dann einen Augenblick ab und spüren Sie in sich hinein. Mit diesen Aussagen verbinden sich entweder Wut oder Trauer. Ganz gleich, welche Emotion es ist: Folgen Sie dem Impuls, indem Sie sich fragen: Wenn die Wut (oder Trauer) sprechen könnte, was würde sie jetzt sagen? So kommen Sie direkt von der »Ich-fühl-nichts-Oberfläche« in die Tiefe Ihrer emotionalen Geschichte.

Machen Sie danach mit Frage 4 der Basisübung weiter.

Insbesondere wenn es in Ihrer Geschichte Traumata der ersten zwei Lebensjahre gibt, ist die erste Resonanz die, dass Sie keine Resonanz empfinden. Damit sind Sie nicht allein. Übung macht auch hier den Meister. Ich habe zumindest noch keinen Klienten getroffen, der nicht mit ein bisschen Unterstützung mithilfe der vier Fragen die Ursache seiner Symptomatik verstanden hätte. Sie sind da sicher keine Ausnahme. Erlauben Sie sich also, wenn Sie die Übung allein machen, einfach alles für wahr zu nehmen, was Sie gerade wahrnehmen. Ihre Gewebe werden Sie sicher führen und kennen bereits die Antwort.

Interpersonale Resonanz

»Vertrauen Sie mir eigentlich?« Diese Frage führt bei vielen Patienten zu einiger Verwirrung. Die Frage ist, zugegeben, eine Fangfrage. Sie zielt zwar auf die interpersonale Ebene ab, überprüft aber im Grunde, wie sehr ein Mensch sich selbst vertraut. Lautet die Antwort »Zu 70 Prozent«, traut der Patient 30 Prozent seiner unterbewussten Schattenanteile nicht über den Weg. Entsprechend vertraut er auch seiner Umwelt und seinem Gegenüber nur zu 70 Prozent. Psyche ist vom Prinzip her einfach zu verstehen. Wir können anderen Menschen nur in dem Maße vertrauen, in dem wir uns selbst vertrauen.

Beziehung fängt also innen an. Wir fühlen im anderen nur das, was wir zuvor in uns selbst integriert haben. Bevor wir unsere hellsten Teile, unser Selbst, wahrnehmen, müssen wir meistens erst im Schatten »schwarzsehen.« Das ist der Preis der Freiheit. Nur so entwickelt sich Selbstvertrauen und Beziehungskompetenz. Psychologische und körperliche Freiheit entfalten sich automatisch, wenn die eigenen Schattenseiten als potenzielle Kraftquellen erkannt und integriert wurden. Danach können wir beinahe alles in unserem Gegenüber wahrnehmen. Fremdwahrnehmung ist nichts anderes als erweiterte Selbstwahrnehmung.

»There is no limit in listening«, also »Der Wahrnehmung sind keine Grenzen gesetzt«, sagt Jean-Pierre Barall, der geistige Vater der osteopathischen Organbehandlungen. Barall meint damit, dass sich selbst allerfeinste anatomische Strukturen des Körpers wahrnehmen lassen. So ist es zum Beispiel durchaus möglich, die winzigen Austrittspunkte sämtlicher Hirnnerven aus der Schädelbasis zu »erfühlen«, auch wenn das technisch betrachtet (Es-Fenster) unmöglich ist. Wahrnehmung kennt keine Grenzen. Und was für den Körper gilt, gilt auch für die Psyche. Mit etwas Training ist jeder in der Lage, feinste Gefühlsregungen seiner Mitmenschen interpersonal zu »ertasten«.

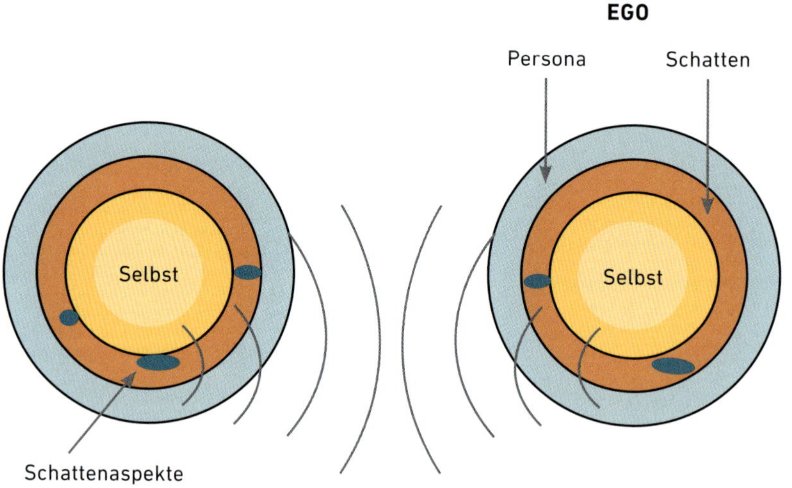

Durch interpersonale Resonanz können wir die Gefühle und Regungen anderer Menschen erspüren

Eine Reise zum Du: Eine interpersonale Resonanz-Übung

Setzen Sie sich einem anderen Menschen gegenüber. Spüren Sie zunächst in sich hinein und nehmen Sie sich selbst wahr. Beobachten Sie, wie Sie sich gerade fühlen.

Dehnen Sie nun Ihre bewusste Aufmerksamkeit auf Ihr Gegenüber aus. Das können Sie mit geöffneten oder halb geschlossenen Augen tun. Registrieren Sie jede noch so feine Bewegung, jeden Blick, jede Geste. Nehmen Sie auch Kleidung, Frisur, Schmuck, Schminke, Tattoos etc. Ihres Gegenübers wahr.

Die Kunst des Körperlesens besteht nun darin, jede Ihrer *eigenen* intrapersonalen Reaktionen wahrzunehmen, während Sie Ihr Gegenüber aufmerksam beachten. Ihre gefühlten Resonanzen können wieder alle Spielformen des emotionalen Spektrums umfassen. Sie können während der Übung traurig, verliebt oder zornig werden. Auch wenn sich Ihr Herzschlag plötzlich erhöht oder Ihre Augenlider bei der Übung unvermittelt bleischwer werden, hat das etwas mit Ihrem Gegenüber zu tun.

Neben emotionalen Informationen treten in Ihrem Resonanzraum eventuell auch Bilder, Erinnerungen, Zitate, Filmszenen, Landschaften, Gerüche, Buchtitel, abstrakte Formen, Farben etc. auf. Alles was Sie gerade fühlen oder wittern, ist relevant und hat mit dem anderen zu tun.

Wenn also, während Sie Ihr Bewusstsein auf den Menschen vor sich ausdehnen, plötzlich Werwölfe vor Ihrem inneren Auge auftauchen, ist das ein gutes Zeichen. Sie nehmen wahrscheinlich aggressive Aspekte Ihres Gegenübers wahr. Tauchen im Gegensatz dazu romantische Filmszenen, Gedichtzeilen oder ein Parfümduft in Ihnen auf, ist es nicht unwahrscheinlich, dass Sie gerade lustvolle oder verliebte Anteile Ihres Gegenübers wittern. Vielleicht erinnern Sie aber auch, während Sie sich »rüberspüren«, ein Kirchenlied, das Raumschiff Enterprise oder den Geruch von frisch geschnittenem Gras.

Alles was Sie wahrnehmen, ist bedeutungsvoll. Das Spektrum Ihrer Wahrnehmung ist wirklich unbegrenzt und symbolisiert ein Stück Wahrheit über den Menschen, der vor Ihnen sitzt. Vertrauen Sie bitte allen, wirklich allen Nuancen, die während dieser Übung in Ihrem Bewusstsein auftauchen.

Tauschen Sie sich nach der Übung miteinander aus. Sie werden überrascht sein, wie gut Ihre interpersonalen Antennen funktionieren und wie häufig Sie dabei »ins Schwarze« treffen. Die Übung klappt übrigens auch hervorragend in der U-Bahn. Hier können Sie, ohne damit unangenehm aufzufallen, stundenlang Menschen »scannen«. Beginnen Sie mit Ihrem Sitznachbarn und arbeiten Sie sich dann bis zum Ende des Waggons vor.

Resonanz ist eine empirische Wissenschaft. Die Frage, ob wir wirklich den anderen und nicht einfach nur uns selbst wahrnehmen, ist falsch gestellt. Natürlich ist es unser Nervensystem, das Umweltinformationen auf seine eigene Weise interpretiert. Gehirn und Psyche übersetzen Sinneseindrücke immer aufgrund individueller Erfahrungen. Gleichzeitig sind wir aber auch keine isoliert von unserer Umwelt existierenden Wesen. Wahrnehmung ist intersubjektiv, gelebte Resonanz und kein Zufall.

Mit anderen Worten: Fremdwahrnehmung ist keine Magie, sondern die natürliche Konsequenz von gelebter Selbstwahrnehmung. Interpersonale Resonanz nimmt dabei zunächst die oberflächliche Persona, danach die Schattenaspekte und zu guter Letzt den Wesenskern, das Selbst, des Gegenübers wahr. Je mehr es gelingt, die intrapersonalen Anteile zu integrieren, desto leichter fällt uns interpersonale Resonanz. »Hellsehen« ist dann alltägliche Zauberei.

Transpersonale Resonanz

Transpersonale Resonanz nimmt den Raum um uns herum bewusst wahr. Da Raum Ausdruck von Materie und Energie ist, steckt er voller Informationen. Intuitives Wissen, plötzliche Eingebungen und Vorahnungen sind Ausdruck von Raumwahrnehmung oder transpersonaler Resonanz. So nehmen wir die Stimmung in einer Kathedrale als heilig und die Stimmung auf einem Flughafen als geschäftig wahr. Transpersonale Resonanz »erfühlt« ein emotionales Klima und spürt instinktiv, »was in der Luft liegt«.

Eine Mutter nimmt transpersonal wahr, wie es ihrem Kind im Nebenraum geht. Liebende »erspüren« sich transpersonal über Tausende Kilometer Entfernung und wissen plötzlich genau, wie sich der geliebte Partner gerade fühlt. Manchmal »wissen« wir einfach, wer in der nächsten Minute anrufen wird. Ob es morphogenetische Wissensfelder oder einfach nur »energetische Fußabdrücke« der Vergangenheit sind: Wir scheinen in der Lage zu sein, die Geschichten und Stimmungen von Räumen und Menschen, jenseits von Architektur- oder Anatomiekenntnissen, »wittern« zu können.

»Hatte das Auto mal einen Unfall?«
Meine Kollegin schaut den Autohändler misstrauisch an. Das Angebot für den Gebrauchtwagen klingt einfach zu verlockend. Obwohl einige Tausend Euro unter dem Listenpreis angeboten, ist der Mercedes dennoch seit Monaten unverkäuflich. Ursprünglich war eine ausführliche Probefahrt geplant, doch schon nach einer Minute kann sie gar nicht schnell genug aus dem Fahrzeug aussteigen. Irgendetwas scheint mit dem Auto nicht zu stimmen.
Die Augen des freundlichen Autohändlers senken sich nur für einen winzigen Moment zu Boden. »Unfall? Ähem, ja.« Ein kurzes Räuspern folgt. »Ist aber alles repariert worden«, murmelt er leise und etwas zu zögerlich. Dabei ziehen sich seine Schultern in Entschuldigungsgeste nach oben.

Meine geschulte Kollegin hakt sofort nach: »Ist bei dem Unfall jemand in dem Auto ums Leben gekommen?« Der geschockte Gesichtsausdruck des Autohändlers ist ihr Antwort genug. Es ist dem Händler offensichtlich mehr als unangenehm, den Tod verkaufen zu müssen.

In der Medizin ermöglicht transpersonale Resonanz zu verstehen, welche historischen Entstehungsgeschichten sich als Erkrankungen »um den Patienten herum« manifestiert haben. Zuweilen ist das sogar die einzige Möglichkeit, ein »seltsames« Symptom zu verstehen. Ganz nebenbei wird dadurch das therapeutische Spektrum um eine ganze Wahrnehmungsdimension erweitert. Manche Symptome haben Wurzeln, die in die Familiengeschichte weit vor die Geburt des Patienten zurückreichen. Das klingt zunächst völlig verrückt, wird aber zunehmend auch von der modernen Medizin, insbesondere in der Humangenetik, als wissenschaftlich fundierte Tatsache betrachtet. Das Handeln der Generationen vor uns bestimmt genetisch und psychologisch unser Leben weitaus mehr, als wir ahnen. Wir tragen nicht nur genetisch, sondern auch psychologisch die Geschichte unserer Ahnen in uns. In der Chaostheorie wird dieses Phänomen als nichtlineare Dynamik beschrieben. So wie der Flügelschlag eines Schmetterlings in Afrika einen Orkan in der Karibik auslösen kann, können auch kleinste Handlungen unserer Vorfahren genetisch-psychodynamische »Schmetterlingseffekte« in unserer Psyche und unserem Körper bewirken. Epigenetik, systemische Therapien und Familienaufstellungen arbeiten mit diesem transpersonal-therapeutischen Ansatz. Insbesondere bei Familienaufstellungen wird die transpersonale Dimension deutlich. Selbst ungeübte Teilnehmer nehmen dabei nach kürzester Zeit bisher »geheime« Familiendynamiken im Raum wahr.

Den Raum wahrnehmen? Das ist einfacher, als es klingt. Intra- und interpersonale Resonanzfähigkeit vorausgesetzt, brauchen wir nur zuzulassen, dass die Informationen des Raums, der uns umgibt, »wie von selbst« in unserer Wahrnehmung auftauchen.

Sind wir erst einmal mit etwas Übung ins transpersonale »Rauminternet« eingeloggt, eröffnen sich daraus eine Vielzahl von neuen und zum Teil unorthodoxen Möglichkeiten des Verstehens. In diesem Bild könnte man das Gehirn und Rückenmark des Körpers mit dem Prozessor in einem Computer vergleichen. So verarbeitet das Gehirn zwar elektrische Prozesse, speichert aber keine eigenen Informationen. Die Zellen, Gewebe und Organe des Körpers entsprechen in dieser Analogie der Festplatte eines Computers, auf der alle Erfahrungen des persönlichen Lebens gespeichert werden. Und der Raum um uns herum ist das Internet. Gelingt es, dass wir uns via transpersonaler Resonanz in den Raum einloggen, sind alle Informationen, die weit über unser persönliches Wissen hinausgehen, im transpersonalen »Rauminternet« abrufbar. Transpersonale Resonanz ist also schlicht Raumerfahrung.

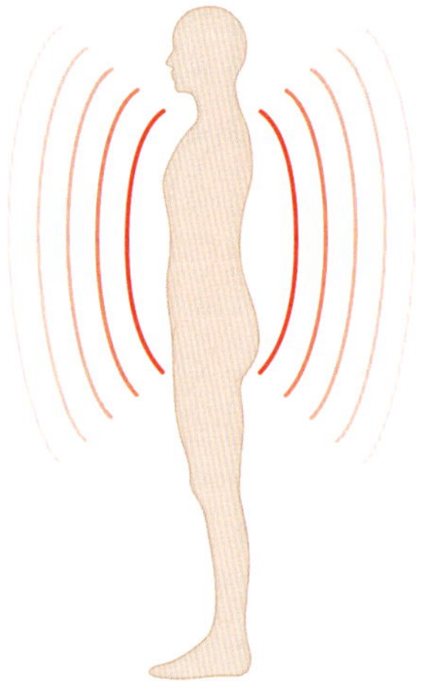

Transpersonale Resonanz lässt uns den Raum um uns herum wahrnehmen

Jeder, der mit einem funktionsfähigen Prozessor, sprich Gehirn, ausgestattet ist, kann diese Raumerfahrung machen. Das ist millionenfach erfolgreich erprobt. Immerhin verschmelzen Menschen schon seit Jahrtausenden beim Meditieren mit dem Raum. Die dabei erlebbare Weite ist keinesfalls leer, sondern prall gefüllt mit universellen Informationen. Physikalisch nicht messbar und doch psychologisch fassbar – es ist wie beim Meditieren. Transpersonal können wir beinahe alles im Raum wahrnehmen. Der Philosoph Peter Sloterdijk sagt dazu treffend: »In den Fakultäten galten bislang allein die harten Fakten als existent. In der Zukunft muss man sich mit den harten Nicht-Fakten zurechtfinden.« Diese Formulierung beschreibt exakt die Herausforderung zukünftiger Therapiekonzepte.

Transpersonale Resonanz fokussiert speziell auf Stimmungen, die Menschen umgeben. Gibt es zum Beispiel in der Familiengeschichte von Patienten traumatische Erfahrungen mit dem Thema Tod, so umgibt diese Menschen meist ein unsichtbarer, dunkler »Schleier«. Dieser Schleier ist nur transpersonal fühlbar. Betreten solche Menschen einen

Raum, wirkt es so, als würde das Tageslicht um ihre Körper im Abstand weniger Zentimeter von dem unsichtbaren dunklen Umhang absorbiert. Solchen Menschen haftet oft, selbst wenn sie lächeln, etwas Trauriges an. Sie sind, meist ohne es zu wissen, mit Toten aus ihrer Geschichte identifiziert. Ihr dunkles Geheimnis wird für ihre Umwelt unbewusst als eine Schwere wahrgenommen. Da nur Wenige den Tod als Teil ihres Lebens integriert haben, führt die Wahrnehmung dieser Schwere im unmittelbaren Umfeld der Betroffenen regelmäßig zu subtilem Unbehagen. Selbst Freunde beginnen sich nach einiger Zeit unmerklich von den »dunklen Umhangträgern« zu distanzieren. Dies wiederum führt bei den »verschleierten« Personen erfahrungsgemäß zu noch mehr Trauer und verstärkt ihre Dunkelheit. Wird jedoch der Tod transpersonal rechtzeitig als Teil der Patientengeschichte erkannt, kann er systemisch integriert werden und die dunklen Schleier heben sich.

Transpersonale Resonanz spürt insbesondere generationsübergreifende Lasten auf. Vielleicht fühlt ein Patient eine ihm unbegreifliche Schwere in sich. Bei der Spurensuche zur Ursache des Symptoms führt ihn seine transpersonale Resonanz dann möglicherweise zu einer historisch begründeten Verzweiflung seines Großvaters. Hatte dieser in seinem Leben zum Beispiel einen großen Verlust erlitten, kann seine Verzweiflung darüber auch zwei Generationen später von seinem Enkel als hauchdünne, unsichtbare Schwere gespürt werden. In diesem Fall wirkt die subtile Schwere im Patienten Tag und Nacht, auch wenn sein Leben von außen betrachtet scheinbar wie am Schnürchen läuft. Die jahrzehntealte, »transpersonal vererbte« Schwere wird sich irgendwann in einem Symptom offenbaren und kann zu Erkrankungen bis hin zur Depression führen. Abschiede, tote Kinder, berufliches Scheitern, Unfälle oder unerfüllte Liebschaften – alles, was vor uns war, durchwirkt unsere Wirklichkeit und prägt unser Leben.

Transpersonale Resonanz kann zudem die Geschichte einer Erkrankung »erfühlen«, die lange vor der persönlichen Geschichte des Patienten begonnen hat. Existiert zum Beispiel in der Historie einer weiblichen Patientin eine Großmutter, die im Krieg mehrere Kinder verloren hat, könnte dies Jahrzehnte später bei der Enkelin die Ursache für schmerzhafte Myome, Endometriose oder eine medizinisch nicht erklärbare Kinderlosigkeit sein. Dass die Enkelin ansonsten achtsam mit sich selbst umgeht und eine glückliche Beziehung führt, beeindruckt die machtvollen, transpersonalen Informationsfelder nicht. Familienkonflikte (Sie-Fenster) sind stärker als gesunde Ernährung oder gemütliche Paarabende auf der Couch. Halten bei der Enkelin die Unterleibssymptome an und will die Nachwuchsplanung trotz ausreichenden Trainings einfach nicht klappen, kann transpersonale Resonanz der Schlüssel zur Heilung sein. Die Lösung liegt dann nicht in einer weiteren künstlichen Befruchtung, sondern in der Integration des noch immer transpersonal wirksamen Abschiedsschmerzes der Großmutter. Erlöst sich nachträglich in der Enkelin deren Geschichte, sprich die toten Kinder werden transpersonal im Feld der Enkelin integriert, lösen sich damit potenziell auch die Symptome der Patientin. Das gelingt nur mit transpersonaler Resonanz. Sie öffnet Türen, die bislang übersehen wurden und hinter denen die Ursachen scheinbar unerklärlicher Symptomen liegen. Gleichzeitig ermöglicht sie die Integration der familiären Vergangenheit. Unser Wahrnehmungsspektrum ist, insbesondere auf der transpersonalen Ebene, wirklich unbegrenzt.

Eine Reise in den Raum: Eine transpersonale Resonanz-Übung

Setzen Sie sich aufrecht auf einen Stuhl und schließen Sie die Augen. Gehen Sie mit Ihrer bewussten Aufmerksamkeit zunächst in Ihr Herzzentrum. Dehnen Sie von dort Ihre Wahrnehmung in alle Körperbereiche aus bis hin zu Ihrer Körperoberfläche.

Nun lassen Sie zu, dass sich Ihre Wahrnehmung über Ihre Körpergrenze hinaus in den Raum ausdehnt. Nehmen Sie die Atmosphäre des Raums, der Sie umgibt, in sich auf. Erspüren Sie alle Nuancen des Sie umgebenden emotionalen Klimas. Fühlen Sie die Geschichte des Raums. Vertrauen Sie jeglicher Assoziation, die dabei in Ihnen auftaucht.

Wenn Sie möchten, können Sie nun Ihre transpersonalen Fühler noch weiter ausstrecken. Nehmen Sie einfach die Stimmungen in den benachbarten Räumen und schließlich des gesamten Hauses, in dem Sie sich gerade befinden, wahr. Es liegt bei Ihnen, wie weit Sie dabei gehen möchten. Wenn möglich, verweilen Sie eine Zeit lang so absichtslos wie möglich in der Raumwahrnehmung.

Kehren Sie dann genauso langsam, wie Sie sich ausgedehnt haben, wieder zurück in Ihr Herzzentrum. Öffnen Sie behutsam die Augen. Es kann sein, dass die Welt für Sie einen Moment etwas verschwommen wirkt. Unterschätzen Sie die Übung nicht, lassen Sie sie noch mindestens 15 Minuten ausklingen und treffen Sie in dieser Zeit keine großen Entscheidungen. Heiraten Sie also nicht, kaufen Sie kein Haus und lassen Sie sich auch nicht scheiden.

Sollten Sie während der Übung den Raum um sich herum als eher eng und bedrohlich wahrgenommen haben, hatten Sie wahrscheinlich gerade Kontakt zu aggressiven Bewusstseinsanteilen. Wirkte der Raum hingegen eher dumpf, dann haben Sie vermutlich trauernde Aspekte erspürt. Die Tabelle auf Seite 118 hilft Ihnen hoffentlich, sich im Raum zu orientieren.

Vom Impuls zur Resonanz

Jeder Grundimpuls hat seinen ganz eigenen Beigeschmack. Resonanz erspürt auf ihre eigene Weise ausnahmslos jeden unterdrückten Impuls. Je mehr emotionale und instinktive Impulse unterdrückt werden, desto stärker erscheinen sie im Resonanzfeld. Die Impulse sind unterbewusst ja weiterhin ständig aktiv und werden von Patienten (intrapersonal), von ihren Mitmenschen (interpersonal) und im Raum (transpersonal) unterschiedlich wahrgenommen. Dennoch gibt es, wenn wir auf Resonanz gehen, bestimmte Reaktionen und Empfindungen, die bei vielen Menschen auftreten. Diese »typischen« Resonanzen habe ich in einer Tabelle zusammengestellt.

Aber Achtung: Resonanz ist subjektives Erfahrungswissen! Die Tabelle ist eine Annäherung an die Wirklichkeit und erhebt keinesfalls Anspruch auf Vollständigkeit. Sie soll vielmehr dazu anregen, Ihren Sinn für das kreative Ausdrucksorgan Psyche zu trainieren und dient als erste Resonanzhilfe. Sie sind herzlich dazu eingeladen, die Tabelle mit Ihren persönlichen Erfahrungen zu ergänzen.

In der linken Spalte finden Sie unsere Impulse: zwei große Emotionen, zwei Instinkte und den Tod. Alle fünf sind unsere großen inneren Antreiber. Die Spalte zur intrapersonalen Resonanz beschreibt unser eigenes inneres Empfinden, wenn wir einen der genannten Impulse zurückhalten. Die interpersonale Resonanz wiederum zeigt, wie wir unterbewusst auf Menschen reagieren, die sich konstant weigern, ihre Emotionen und Instinkte anzuerkennen. Die transpersonale Resonanz beschreibt die Stimmung im Raum, wenn ein Impuls nicht ausgedrückt wird. Die beiden rechten Spalten sind insbesondere auch für Gruppenleiter und Trainer hilfreich, indem sie ihnen helfen zu verstehen, warum Teams stagnieren und Ziele nicht erreicht werden.

Impulse und Tod	Intrapersonale Resonanz	Interpersonale Resonanz	Transpersonale Resonanz
Wut	Unrast, Schlaflosigkeit, Gereiztheit, Arbeitswut, Überforderung, ständig Wasser trinken, Sportsucht, Unrast, Suche nach Herausforderungen	Ärger, Genervtsein, Streitlust, Konflikte Vorwürfe, Fenster öffnen, Abstrahieren, leichte Verwirrung, Bewegungsdrang	»Dicke Luft«, »Habacht«-Stimmung, Aufregung, Unruhe, Unkonzentriertheit, Ergebnislosigkeit, Stühlerücken
Trauer	Müdigkeit, Opfer sein, Mangel, zähes Leiden, Aussichtslosigkeit, übersteigertes Gerechtigkeitsempfinden, übertriebene Hilfsbereitschaft	Schutz, Nachsicht, Generosität, Seufzen, Hilflosigkeit, Hilfsangebote, Solidarität, Geld leihen, eilige Lösungsvorschläge	Gedämpftheit, Schwere, Hoffnungslosigkeit, Betroffenheit, Scheitern, Dumpfheit, »klebrige Freundlichkeit«, Langsamkeit
Aggression	Sarkasmus, scharfe Ironie, Unfallneigung, sich völlig unverstanden fühlen, Schuld, Schlaflosigkeit, Spitzfindigkeit, Uneinsichtigkeit, Vorwürfe an die Welt	Anklagen, Vorwürfe, Unverständnis, Konkurrenz, endlose Diskussionen, Gewaltfantasien, Panik, Zeitnot, starke Verwirrung	Subtile Bedrohung, Hektik, Radikalität, Alternativlosigkeit, Enge, Getriebenheit, Ausharren, unheilvolle Erwartung
Sexualität	Peinlichkeit, Schüchternheit, Unsicherheit, Hass, Verwirrung, Verführung, Gedankenjagen	Schuld, Verlieben, Ausnutzen, Retten, Solidarisieren, Belächeln, Negieren, Überzogene Offenheit, Sexfantasien	Betroffenheit, Witzeleien, Schlüpfrigkeit, Moralisierung, Empörung, Anklage, falsche Heiligkeit
Tod	Hoffnungslosigkeit, Rückzug, Isolation, starke Schuldgefühle, Kontaktvermeidung, Suizidgedanken	Abwenden, Verachten, starke Irritation, bleierne Augenlider, Sekundenschlaf	Stille, Melancholie, Düsternis, Fatalismus, Ausweglosigkeit, Lähmung, Endgültigkeit, kühle Abstraktheit

Da wir uns psychodynamisch kaum voneinander unterscheiden, sind bestimmte Körperabschnitte häufig mit ganz ähnlichen emotionalen Resonanzen verknüpft. Welche das sind und wie genau daraus Symptome entstehen, sehen wir im folgenden Kapitel.

In Kürze

- Ohne Resonanz keine Heilung.
- Resonanz auf allen Ebenen ist *das* therapeutische Universalwerkzeug. Resonanz ermächtigt Patienten, die Ursache ihrer Symptome zu verstehen und selbstständig ihren Heilungsprozess zu beeinflussen.
- Unsicherheit, subtile Scham und Schuldgefühle sind dabei zu Anfang unvermeidbar. Früher oder später führt Resonanz immer zu den emotionalen (Wut, Trauer) oder instinktiven (Aggression, Sexualität) Krankheitsursachen. Resonanz macht verdrängte Impulse durchsichtig und transformierbar.

Kapitel 6: Die Grundlagen des Körperlesens

Körperlesen kann jedes Kind.

Davon ausgehend, dass Resonanz die Grundlage des Körperlesens ist, stelle ich Ihnen in diesem Kapitel weitere Möglichkeiten vor, wie Sie ganz einfach mit Geweben, Organen oder Körperformen in einen spannenden Dialog treten können.

Kommunikation ist alles, und alles ist Kommunikation. Unser Körper kommuniziert ununterbrochen. In jeder unserer Zellen ereignen sich pro Sekunde zwischen 30 000 bis 100 000 Stoffwechselreaktionen. Sie werden dabei von etwa 50 Hormonen und 2700 Enzymen gesteuert, die in allen Körperzellen vorkommen. Die biochemischen Zellprozesse werden durch Enzyme kommuniziert, koordiniert und beschleunigt. Dabei setzt die Wirkung der Hormone und Enzyme selbst dann ein, wenn sie nur 1 billionstel Gramm pro Liter Blut ausmachen. Dass diese interaktive Höchstleistung täglich in etwa 30 Billionen Körperzellen stattfindet, macht deutlich, dass Kommunikation im Körper ein überlebenswichtiger Prozess ist. Übrigens reichen unsere im Schnitt nur ein vierzigstel Millimeter großen Körperzellen, würde man sie aneinanderreihen, circa fünfzigmal um den Erdball.

Zugleich sterben pro Sekunde 50 Millionen Zellen in unserem Körper. Allein 100 000 Hirnzellen verlieren wir pro Tag. Das sind jedoch nur wenige Zellen, verglichen mit den 100 Milliarden Nervenzellen unseres Gehirns, die untereinander Billionen höchst kommunikativer Verknüpfungen eingehen. Die braucht es allerdings auch, wenn eine kurze Berührung unseres Unterarms schon 100 Millionen Informationen auf unsere Großhirnrinde feuert.

Da nicht alle Zellen gleichlang leben, braucht der Lebenszyklus der Gewebe ebenfalls eine intensive, gegenseitige Verständigung. Schleimhautzellen leben nur wenige Tage, Lippenzellen zwei Wochen, Leberzellen acht Monate und Knochenzellen bis zu 30 Jahre. Überwacht wird dieses Werden und Vergehen von zig Millionen Immunzellen.

Was auch immer den Körper von innen oder von außen bedroht, wird dank ihrer Hilfe bedingungslos aus dem Weg geräumt. Wird sie rechtzeitig informiert, kann eine einzige B-Zelle des Immunsystems in nur einer Stunde mehr als zehn Millionen spezifische Antikörper in 100 Millionen verschiedenen Variationen ins Blut abgeben. All diese Prozesse brauchen Abstimmung und Kommunikation.

Selbstverständlich reden nicht nur Zellen, sondern auch Organe miteinander. Der Dickdarm redet mit der Leber (enterohepatischer Kreislauf), die Niere mit dem Herz (Renin-Angiotensin-Kreislauf), der Dünndarm via Sekretin mit dem Magen, und die Nebennieren chatten via Adrenalin, Cortisol, Aldosteron und Androgenen ungefragt mit allen Organen, ob sie es wollen oder nicht. Diese Liste lässt sich beinahe endlos verlängern.

Kurz: Der Körper ist ein kommunikatives Meisterwerk.

Von unten nach oben

Körper- und Organsprachen übersetzen diese physiologischen Prozesse in psychologische Wahrscheinlichkeiten. Sie sind, wissenschaftlich betrachtet, ein methodisches Wechselspiel zwischen Theorie und Empirie. Jenseits von messbaren Werten bieten sie empirische Fakten für das Verständnis zu Entstehung und Verlauf von Krankheiten. Wie jede andere Sprache kennt auch die Körpersprache Vokabeln, Grammatik und Semantik. Wie jede andere Sprache ist Körpersprache lernbar, vor allem aber ist sie erfahrbar.

Ein grundlegendes grammatikalisches Gesetz der Köpersprache besagt, dass der Körper von unten nach oben funktioniert. Über 70 Prozent der Nerveninformationen fließen vom Körper zum Gehirn und nicht umgekehrt. Der Körper überflutet das Gehirn also regelrecht mit Informationen.

Über 90 Prozent dieser Informationen werden vom Gehirn sofort wieder verdrängt. So nehmen wir nicht ständig wahr, wie sich die Haut auf der Innenseite unserer Ohrläppchen anfühlt, in welcher Gelenkstellung sich das Grundgelenk des dritten Zehs am rechten Fuß gerade befindet oder wie unsere Niere Urin produziert. Würden wir all das zeitgleich wahrnehmen, wäre das eine echte Erkrankung, Zönästhesie genannt. Verdrängung von Informationen ist also nicht nur psychologisch, sondern auch physiologisch betrachtet ein sinnvoller Prozess.

Man kann die Tatsache, dass der Körper von unten nach oben funktioniert, auf die Anatomie des Ego übertragen. Dann korrelieren bestimmte Körperregionen mit bestimmten Psychodynamiken. Die Informationen der Körperräume – Becken, Bauch, Brustkorb – interagieren mit den emotionalen Resonanzen der sich darin befindenden Organe. So sind die Organe des Bauchraums meist mit explosiven Themen besetzt, während Spannungen des Beckens versuchen, die instinktiven Säbelzahntiger Aggression und Sexualität zu bändigen. Dementsprechend sind die Organe des Brustkorbs eher mit schweren, implosiven Emotionen verknüpft.

Osteopathisch betrachtet, wirken die Organe unterhalb des Zwerchfells eher auf die unten im Körper liegenden Nerven und Gelenke (Hüfte, Knie), das Becken und die untere Wirbelsäule. Umgekehrt wirken sich Fehlspannungen der Organe oberhalb des Zwerchfells eher auf die oberen Nerven und Gelenke (Schultern, Arme), die Halswirbelsäule und die Schädelbasis aus. Auch wenn es dabei Überschneidungen und Ausnahmen gibt, gilt in der Organgrammatik die Regel: Was oben liegt, wirkt nach oben. Was unten liegt wirkt nach unten.

Sollten Sie also chronische Schulterschmerzen haben, forschen Sie in Ihrer emotionalen Geschichte eher nach Themen der Organe des Brustkorbs. Bei chronischen Rückenschmerzen finden Sie Antworten zur emotionalen Entstehungsgeschichte des Schmerzes sehr wahrscheinlich in den Organen von Bauch und Becken.

Schritt für Schritt

Betritt ein Mensch einen Raum, erzählt sein Gangbild so ziemlich alles über seine Verbindung zur Welt und über sein Vertrauen ins Universum. Schließlich verbinden uns die Beine mit der Welt um uns herum. Da die erste Welt und damit das erste Größere, das wir kennenlernen, die Mutter ist, spiegeln sich im Gangbild all unsere Beziehungsmuster.

Jede Paarkonstellation wird durch mütterliche Ursprungsbeziehungen, insbesondere die des ersten Lebensjahrs, geprägt. Wenn sich Paare also schrittweise näherkommen und sich dabei die Frage stellen, ob sie dem anderen wirklich vertrauen können, ist beim ersten Date der Blick auf das Gangbild deutlich aufschlussreicher als ein tiefer Blick in die Augen. Gangbilder kann man nicht schminken.

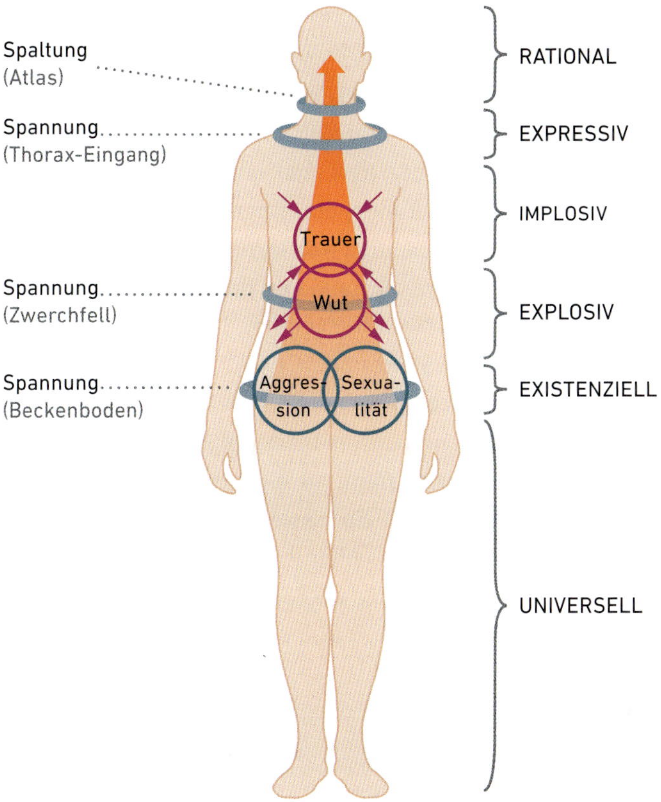

Überträgt man die physiologischen Gegebenheiten auf die Anatomie des Ego, ergibt sich dieses Bild

Gehen Sie also auf Resonanz. Spüren Sie, was in Ihnen (intrapersonal) geschieht, wenn Sie den Gang Ihres Lieblingsmenschen (interpersonal) betrachten. Mit etwas Übung wird so der Gang Ihres Gegenübers nicht mit, sondern *in Ihnen* zu sprechen beginnen. Echtes Körperlesen funktioniert also nur durch Resonanz. Von der Fußsohle bis zur Hüfte erzählt jedes Gelenk eine eigene Geschichte.

All diesen Geschichten ist jedoch die eine Grundfrage des Seins gemeinsam: Bin ich wirklich mit etwas Größerem verbunden? Ehemals war dies die Mutter. Konnte diese Frage damals nicht mit einem klaren Ja beantwortet werden, bleiben die Beine instabil. Ihre Unsicherheit überträgt sich dann physiologisch und psychologisch weiter auf das Becken.

Das Zentrum des Hurrikans

Das Becken ist das Instinktzentrum des Körpers. Jede Spannung der Beckenorgane nimmt Einfluss auf die untere Wirbelsäule. Kein Wunder also, dass Rückenschmerzen nicht nur in Deutschland dramatisch zunehmen. Denn Instinktsicherheit und Entscheidungskompetenz werden zwar in allen Bereichen gefordert, aber nur selten gelehrt. Sämtliche Störungen des Beckens deuten auf die Zurückhaltung von Aggression und/oder Sexualität hin.

Die Beckengröße wird übrigens, wie alle anderen Strukturen des Bewegungsapparats auch, primär durch Druck- und Zugkräfte geformt. Die Genetik gibt in diesem Zusammenhang nur einen Rahmen vor. Sie bestimmt, dass sich die Augen oben, der Bauch in der Mitte und die Beine unten im Körper befinden. Unsere Gene regeln aber nur gering die sichtbare Form des Körpers und dessen Bewegungsmuster. Diese sind vielmehr Ausdruck frühkindlicher Spannungen. Wenn Sie sich also auf eine Parkbank setzen und Joggern zuschauen, erhalten Sie mit ein bisschen Resonanzfähigkeit spannende Einsichten. Deren Beine geben Aufschluss über ihre Verbindlichkeit und das Becken über ihre aggressive Entscheidungskraft und ihr hoffentlich lustvolles Sexualleben.

Nicht nur Schmetterlinge …

Die Nervenzentren des Beckens *(Plexus hypogastricus)* sind mit denen des Bauchraums *(Plexus mesenterii)* verschaltet. Medizinisch betrachtet, bilden also der *Plexus hypogastricus* und der *Plexus mesentericus* eine neurovegatative Einheit. Elektrische und emotionale Impulse wandern so vom Becken in den Bauch. Der Bauch mit all seinen Organen steht dabei ständig unter Druck. Bedingt durch Flüssigkeiten wie Blut und Lymphe sowie Verdauungsprozesse, die Gasdruck bewirken, wollen sich alle Bauchorgane am liebsten explosiv ausdehnen. Daran werden sie nur von ein paar Faszien und den Bauchmuskeln gehindert. Wie zu viele Menschen, die in eine zu kleine Telefonzelle gequetscht wurden und deshalb nicht umfallen können, tragen sich die Organe des Bauchs durch ihren Überdruck selbst.

Dem Bauch emotional deshalb nur explosive Wut zuordnen zu wollen, greift allerdings zu kurz. Dafür sind Organfunktionen viel zu komplex. Wie jeder weiß, wohnen ja zeitweise auch ganze Schmetterlingskolonien im Bauch. Ganz gleich, ob Schmetterling oder wilder Stier: Der Bauch ist die Heimat aller starken und nach explosivem Ausdruck drängenden Emotionen. Spannen der Bauch oder das Zwerchfell zu stark an, wird dadurch mindestens eine wuchtige Emotion zurückgehalten.

Im Schutzraum des Herzens

Der Brustkorb, auch »Thorax« genannt, funktioniert genau andersherum. Im Bauch herrscht Überdruck, im Thorax Unterdruck. Die Lungen ziehen den Brustraum stark zusammen, und nur durch das Zusammenspiel von Atmung, Brust- und Lungenfell wird der Thorax offengehalten. So wie sich die Gewebe des Brustkorbs nach innen ziehen, neigen auch die Emotionen rund ums Herz ebenfalls zum stillen Rückzug.

So sammeln sich im Resonanzfeld des Oberkörpers eher schwere, trauernde Erfahrungen. Werden sie nicht ausgedrückt, kann ihre Spannung die Organe des Brustkorbs auf Dauer in Mitleidenschaft ziehen. Auch Schmerz, Enttäuschungen und vor allem Trauer streben nach Ausdruck, um aus den resonanzbegabten Zellen des Thorax wieder abfließen zu können. Gelingt das nicht, verformt der Zug der verspannten Brustorgane das Brustbein und die Rippen. Diese sichtbaren Einziehungen sind für geübte Körperleser zu erkennen und mit den Vokabeln der Organsprache leicht zu übersetzen.

»Shout, shout, let it all out«

Dieser Hit der Band Tears for Fears gründete tatsächlich auf der Einsicht des amerikanischen Psychiaters Arthur Janov, der feststellte, dass der stimmliche Ausdruck von Emotionen antidepressiv wirkt. Im Kehlkopf entstehen die Klänge, die dann eine Etage höher durch den Zungenmuskel zu Worten werden. Der Hals ist also das Ausdruckszentrum des Körpers. Alle Impulse des Beckens, des Bauchs und des Brustkorbs müssen durch diese Engstelle, um Stimme werden zu können. Da Enge die somatische Entsprechung von Angst ist, sammeln sich gerade in verspannten Halsgeweben alle nur denkbaren Ängste.

Hinzu kommt, dass die Halsmuskeln und Stimmbänder vom Entspannungsnerv innerviert werden. Werden also Becken-, Bauch- oder Thoraximpulse zurückgehalten, äußert sich das unmittelbar im Stimmklang. Beim Zuhören mit geschlossenen Augen kann man manchmal viel klarer »sehen«, in welcher Körperzone sich noch Emotionen verbergen. Auch Stimmspuren sind Spuren des Körpers.

Das sichere Oberstübchen

Der Kopf ist tatsächlich rational. Auch wenn das Gehirn aus einem Reptilien-, einem Säugetier- und einem Mathematiker-Anteil besteht. Der amerikanische Hirnforscher Paul MacLean spricht deshalb von einem »Triune Brain«. Alle Hirnteile arbeiten hart daran, unser Überleben via Kognition zu sichern. Je bedrohlicher das äußere emotionale Umfeld der ersten Jahre war, desto mehr »flüchten« sich Kinder in die gefahrlosen Fantasiewelten des Oberstübchens. Durch diesen Spaltungsmechanismus beschützen sie sich selbst sowie ihre Umwelt und sichern ihr emotionales Überleben. Je mehr also Kopf und Körper auf den ersten Blick voneinander getrennt zu sein scheinen, desto wahrscheinlicher sind psychologische Spaltungsprozesse in den ersten zwei Lebensjahren. Nicht umsonst ist der Atlas, der erste Halswirbel, welcher Kopf und Körper verbinden soll, so häufig verdreht und widersetzt sich erfolgreich jeglicher therapeutischen Manipulation.

Zu guter Letzt spiegeln sich die Spannungen aller Körperräume und aller Organe in der Form des Gesichts. So finden sich Beckenspannungen häufig in der Form und Funktion des Unterkiefers wieder, und das Urvertrauen der Nieren wird in der Größe der Augen gespiegelt.

Ein kurzer Exkurs in die »Sprache« der Organe

Organe sind Resonanzkörper für Instinkte und Emotionen. Sie sprechen ihre ganz eigene Sprache, indem sie auf unterdrückte Impulse höchst individuell mit Spannung reagieren. In der Sprache der Organe kumuliert Erfahrungswissen aus über hundert Jahren psychologischer Geschichte (Ich,- Du- und Sie-Fenster). Das Modell basiert auf medizinischen Grundlagen (Es-Fenster) und verbindet physiologisch messbare Prozesse mit psychologischen Erkenntnissen. Medizinische Fakten spiegeln somit Psychodynamiken und umgekehrt. Erweitern wir also in einem Überblick das anatomische Wörterbuch um psychodynamisches Vokabular.

Die »Rückenorgane«

Alle Organe sind miteinander vernetzt. Insofern gibt es keine echten Rückenorgane. Und doch gibt es Organe, deren Spannungen extrem häufig mit chronischen Rückenproblemen einhergehen.

Die Leber ist das größte und schwerste Organ des Körpers. Ihre biochemischen Prozesse sind die Drehscheibe des Stoffwechsels. Sie erzeugt Hitze, und in ihren Venen herrschen 40 °C. Wäre die Leber ein Auto, entspräche sie einem Monstertruck oder einem BMW 3er mit getönten Scheiben und Fuchsschwanz an der Antenne. Ihre Wucht und Dominanz prädestiniert sie als Resonanzorgan für alle heißen, mächtigen Emotionen. Ihre Bindegewebskapsel resoniert gerne auf Zorn, Wut, Rache, und die **Galle** grollt. Galle und Leber sind physiologisch und psychologisch ein Team. So finden alle nicht gelebten Titanic-Emotionen ihr Zuhause in Leber und Galle. Starke Eifersucht gehört genauso dazu wie die eine große, nicht gelebte Liebe. Kurz: Die Leber ist ganz großes Hollywoodkino.

Der Magen ist der Personalchef des Körpers. Er verdaut kaum, sondern trifft rationale Entscheidungen. Er tötet Bakterien, schleimt die Nahrung ein und entscheidet danach kühl und klar über »rein oder raus«. Als ehemals klassisches »Managerorgan« deuten Magenprobleme also auf eine über- oder untertriebene Ratio. Manche Entscheidungen fallen schwer und müssen dennoch getroffen werden. Werden sie vertagt, spannt das den Magen genauso an wie übertrieben rational getroffene Fehlentscheidungen.

Der Zwölffingerdarm ist wie ein Chemieprofessor. Er erforscht die Nahrung und kommt dabei »von Hölzchen auf Stöckchen«. Nach genauer Analyse zerlegt er Kohlenhydrate, Eiweiße und Fette in ihre Einzelteile. Er muss ständig ganz genau verstehen, was da vom Magen angeliefert wird. Er analysiert wirklich jede Kleinigkeit. Nahrung ist erklärbar, logisch und verständlich, Gefühle häufig nicht. Insofern spiegeln sich in den Geweben des Zwölffingerdarms ehemals rational unlösbare Konflikte. Fragen wie »Warum haben Mama und Papa sich getrennt?« oder »Warum ist meine Frau so früh gestorben?« sind unlösbar und lassen den Zwölffingerdarm erfahrungsgemäß spastisch werden. Die Lösung der Spannung liegt meist in der Erkenntnis, dass die Fragen Teil des Problems sind. Von einem unlösbaren Konflikt kann man nur zurücktreten.

Die Bauchspeicheldrüse gibt ihre Verdauungsenzyme exokrin in den Zwölffingerdarm und ihre Hormone, die den Blutzucker regulieren, endokrin in das Blut ab. Sie weiß dabei ganz genau, wo wann was hingehört, und sorgt dafür, dass alle Nahrungsbestandteile und der Zucker ihren Platz finden. Insofern sorgt sie für die Integration aller Anteile, die nach dem Weg fragen und ihren Platz noch nicht gefunden haben. Zugehörigkeit wird so zum Thema der Bauchspeicheldrüse.

Der Dünndarm versorgt den Körper mit seiner inneren, etwa 100 Quadratmeter großen Oberfläche mit allem, was der Körper zum Überleben braucht. Seine Zotten saugen die inzwischen zerlegten Nahrungsbestandteile wie einen Smoothie aktiv auf, und er bringt diese mit seinen Venen hoch zur Leberfabrik. Analog zur Funktion des Herzens, das bereit ist, einfach alles für andere zu tun, finden sich in den Spannungen des Dünndarms häufig Konflikte zwischen Selbst- und Fremdversorgung.

Der rechte untere Dickdarm, auch Caecum genannt, bekommt von der Nahrung nur noch das, »was vom Tage übrig blieb«. Ein paar Gallensalze, Vitamine und jede Menge Wasser, mehr nicht. Alle anderen Nahrungsbestandteile hat der Dünndarm bereits herausgefiltert. So werden Trotz und die Enttäuschung darüber, zu wenig bekommen zu haben, zu Themen des Caecums und bestimmen auch das rechte untere Becken. Wenn er könnte, wäre der rechte Dickdarm wahrscheinlich längst Mitglied in einer großen Gewerkschaft.

Der linke untere Dickdarm, auch Sigma genannt, muss nun endgültig verstehen, dass keine neue Nahrung mehr nachkommt. Er ist dazu gezwungen, Abschied zu nehmen von all dem, was den Körper und damit ihn selbst einst genährt hat. Das ist echte Alternativlosigkeit: Das Sigma muss loslassen. Gibt es also noch ungelöste Abschiede im Leben, etwa Kinder, die aus dem Haus gegangen sind, Partnerschaften, Berufe oder Lebensaufgaben, resonieren diese Themen mit dem linken unteren Dickdarm und beeinflussen das linke Becken.

Die »Nackenorgane«

Jede Form von Organsprache ist eine Annäherung an die Wirklichkeit. Subjektives Erleben ist erlebte Wirklichkeit, die sich auch auf die Gewebe des Körpers auswirkt. Die nachfolgend beschriebenen Organe sind anatomisch direkt oder indirekt mit dem Nacken verbunden. Damit wirken sie auch auf die Schultern, die Arme und den Kopf ein. Unabhängig davon, dass sie noch weitere anatomische Verbindungen haben, kann das empirische Wissen um die in ihnen verkörperten Themen Profis und Laien eine echte Hilfe zur Lösung gerade hartnäckiger Symptome sein.

Die Lungen sind Kontaktorgane par excellence. Sie unterscheiden nicht zwischen einzelnen Menschen, sondern atmen ungefiltert sämtliche Eindrücke ihrer Umgebung ein. Im Gegensatz zur Haut kann sich die Lunge nicht vor Kontakt schützen. Sie *muss* atmen und ist damit zum Kontakt gezwungen. Spannungen und Erkrankungen der Lunge spiegeln somit den verzweifelten Versuch wider, sich vor der Umwelt zurückzuziehen, aber es nicht zu können.

Da die primäre Umwelt des Kindes seine Familie ist, »sammeln« sich im Lungengewebe gern verinnerlichte Familienkonflikte. Erkrankungen des zweiten großen Kontaktorgans, der **Haut**, deuten hingegen eher auf den Versuch hin, sich von einer konkreten Person in der Familie zurückzuziehen. So wie sich körperliche Schmerzen in Stöhnen äußern, manifestieren sich »Kontaktschmerzen« der Lunge in traurigem Seufzen. Gemeinsam manifestieren Lunge und Haut häufig eine tiefe Trauer über die Unvermeidlichkeit von Kontakt und über unverarbeitete Kontaktabbrüche.

Das Herz ist ein kraftvoller Muskel, der verspannen kann. Schon ab der dritten Woche beginnt es im Fötus zu pulsieren. Später pumpt es tapfer ungefähr fünf Liter Blut pro Minute durch ein etwa 120 000 Kilometer langes Blutgefäßnetz. Autark und durch sein eigenes Nervensystem angeregt, versorgt es sich in seinen kurzen Entspannungsphasen nebenbei noch selbst mit Blut. Es ist ein »Big Spender«, der unermüdlich alle versorgt und manchmal übersieht, dass er dabei auf Hilfe angewiesen ist. Herzprobleme deuten auf einen verzweifelten Versuch in der Kindheit hin, ein Mitglied der Ursprungsfamilie zu versorgen. Die kindliche Überforderung und das damit verbundene Scheitern mutieren im Erwachsenenalter häufig zu einem überforderten Herzmuskel.

Die Speiseröhre, auch Schluckdarm genannt, liegt hinter dem Herzen und ist mit dessen linkem Vorhof verwachsen. Auch in Ruhe kontrahiert dieser 30 Zentimeter lange Muskelschlauch in Wellen und transportiert dabei Speichel und Nahrung zum Magen. Fühlen sich Menschen beruflich oder privat dazu gezwungen, ständig »kleine Gifte« in Form von spitzen Bemerkungen, Sarkasmus, verächtlichen Blicken etc. zu »schlucken«, reagiert darauf als Resonanzorgan am ehesten der Schluckdarm. Sodbrennen ist häufig eine erste saure Antwort des Körpers auf die emotionale Vergiftung. Wird eine adäquate Antwort auf die toxische Umwelt weiter zurückgehalten, können aus Spannungen der Speiseröhre leicht Symptome in Brustkorb, Hals und Kopf entstehen.

Der Thymus ist der »General« des Immunsystems. Seine T-Lymphozyten erkennen »feindliche« Zellen, bekämpfen diese und fordern Unterstützung von den zahlenmäßig überlegenen B-Lymphozyten ein. Freund-Feind-Erkennung ist seine Berufung und emotionsloses Töten sein Handwerk. Pazifismus kommt im Vokabular des Thymus nicht vor. Werden also gesunde, aggressive Impulse des Beckens unterdrückt, greift der Thymus in Ermangelung äußerer Ziele irgendwann den eigenen Körper an. Mit seinen Kanonen feuert er zunächst auf Spatzen in Gestalt von Blütenpollen, Hausstaub oder Tierhaaren, später attackiert er die eigenen Gewebe. Die in der Gesellschaft zunehmenden Allergien und Nahrungsunverträglichkeiten sowie die Zunahme von Autoaggressionserkrankungen wie Rheuma oder Colitis ulcerosa sind, so gesehen, die Folgen unterdrückter, aggressiver Instinktkraft.

Die Schilddrüse steuert den Grundumsatz des Körpers. Sie bestimmt mit ihren Hormonen, wie und wie viel Nahrung in den Geweben umgesetzt wird. Ihre Nebenschilddrüsen stabilisieren dabei zusätzlich die Knochen und das Nervensystem. Störungen der Schilddrüse erzählen meist eine Geschichte, in der der Patient oder auch jemand im Familiensystem den Kontakt zu seiner gesunden, inneren Größe verloren hat. In einer Art kompensatorischer Überfunktion macht sich die Schilddrüse dann zu groß und verbrennt, einem Strohfeuer gleich, viel zu viel Nahrung und Energie. In der Unterfunktion inszeniert sie das Gegenteil, macht sich zu klein und lebt auf »Sparflamme«.

Die »Beckenorgane«

Das Becken, auf dem der gesamte Oberkörper ruht, ist nicht nur funktionell der stabile Untergrund des Körpers. Auch seine Organe sind mit existenziellen Themen verbunden. Ist das Becken schief, haben Rumpf und Kopf es schwer, im Gleichgewicht zu bleiben. Verbergen sich in den Organen des Beckens Spannungen, gerät damit nicht selten auch die gesamte Psyche auf die »schiefe Bahn«. Die instinktive Basis unserer Psyche braucht also ein stabiles Becken und entspannte Beckenorgane.

Die Nieren sind funktionell Beckenorgane, auch wenn sie im hinteren Rücken liegen. Sie halten die »Wasser des Lebens« rein. Wasser symbolisiert den Urzustand des Körpers. Zum Zeitpunkt der Geburt besteht der Körper zu mehr als 90 Prozent aus Wasser. Alle Zellen bestehen aus Wasser und werden von Wasser umflutet. Wasser ist ein Urfluidum, aus dem wir entstammen und geboren werden. Die Nieren haben wie kein anderes Organ Kontakt zu unseren Ursprüngen; sie »wissen«, wer wir sind, woher wir kommen und wohin wir gehen.

Existenzielle Traumata erschüttern dieses angeborene Wissen und damit unsere natürliche Rück-Anbindung (re-ligio) an das Größere. Transkulturell und religionsunabhängig kennt jedes System unterbewusst etwas »Größeres«. Verlieren wir den Kontakt dazu, ist tiefe Einsamkeit die Folge. Erkranken die Nieren, somatisieren sie Trennungen, Verluste und die universelle Urangst Einsamkeit. Da der Tod psychodynamisch leichter zu ertragen ist als Einsamkeit, steht hinter jedem Suizid immer auch ein »Nierenthema«.

Kurz: Die Nieren spiegeln für uns gleichzeitig das Beste auf der Welt, nämlich Verbundenheit, wie auch deren Verlust. Nicht umsonst liegen sie so gut verborgen im tiefsten Raum des Körpers.

Die Blase sammelt im Urin unsere flüssig gewordenen Urängste. Sie hält diese eine Zeit lang aus und gibt sie dann kontrolliert ab. Eine gesunde Blase vertraut darauf, dass unsere Ängste aushaltbar sind, überprüft werden können und danach losgelassen werden dürfen, ohne dass anderen Schaden entsteht. Das Urvertrauen der Blase kompensiert die Urängste der Nieren. Blasenstörungen deuten also darauf hin, dass das Organ Psyche in der Blase mit dem Thema Vertrauen ringt.

Die Gebärmutter, auch Uterus genannt, ist ein kraftvoller Muskel und symbolisiert wie kein anderes Organ weibliche Identität. Nicht einmal die Eierstöcke und Hoden tragen in sich so viel Geschlechtsidentität wie dieses Zentrum des weiblichen Beckens. Natürlich produzieren Frauen und Männer gleichermaßen Geschlechtshormone. Aber nur in den Eileitern entstehen Kinder, und in der Gebärmutter reifen sie heran. Mütterlichkeit, Frausein und Erfahrungen mit weiblichen Vorbildern wie Mutter, Oma und Uroma manifestieren sich somit in Verspannungen der weiblichen Geschlechtsorgane.

Die Vorsteherdrüse, auch Prostata genannt, ist eine kastaniengroße kontraktile Drüse, die im männlichen Becken direkt unter der Blase liegt. Sie produziert über 70 Prozent der Samenflüssigkeit, die es den Spermien erst erlaubt, ihren langen Weg bis zur Eizelle zu meistern. Sie vergrößert sich physiologisch ab dem fünfzigsten Lebensjahr, in jener Zeit also, in der die männliche Körperkraft allmählich nachlässt. Psychologisch gesehen wächst die Prostata, um die unsicher werdende männliche Identität zu kompensieren. Die Frage »Wann ist ein Mann ein Mann?« und damit die Beziehung eines Mannes zu seinen männlichen Vorbildern wie Vater, Opa und Uropa stehen häufig hinter Prostatasymptomen.

Der Enddarm, auch Rectum genannt, liegt direkt vor dem Kreuzbein in der Tiefe des Beckens. In diesem letzten Abschnitt des Dickdarms ist die Nahrung »tot«. Hier wird deutlich, dass Dinge, die uns einst genährt haben, endgültig zu Ende gegangen sind. Loslassen ist in diesem Körperabschnitt alternativlos. Tod und der endgültige Abschied von all dem, was wir zu sein glauben, findet in der Funktion des Enddarms seinen Ausdruck. Ungelöste Tode und endgültige Abschiede in der Familie oder im Freundeskreis spiegeln sich somit als Organresonanz in diesem Darmabschnitt.

Der Beckenboden ist kein Organ. Dennoch werden alle Beckenorgane durch seine drei Muskelschichten stark beeinflusst. Diese Muskeln müssen gleichzeitig Stabilität und Durchlässigkeit für die Beckenorgane garantieren. Darüber hinaus ist der Beckenboden wesentlich an den Sexualfunktionen beteiligt. Das erfordert vom Beckenboden eine koordinative Höchstleistung und extrem viel Abstimmung. Damit steht er ständig unter Leistungsdruck. Spannungen, aber auch das verfrühte Nachgeben seiner Muskelfasern verkörpern den ungelösten Konflikt zwischen Leistung und Entspannung.

Eine Körperlese-Übung

Körperlesen ist vom Prinzip her einfach. Ein bisschen Resonanz – und schwupp, schon fängt der Körper an, einen Roman zu erzählen. Um das zu trainieren, hat sich in meinen Seminaren das »Blinzeln« als beliebte und effektive Übung etabliert. Blinzeln Sie also. Es ist wirklich ganz einfach.

Setzen Sie sich einer Person gegenüber und schließen Sie die Augen soweit, dass Sie Ihr Gegenüber nur noch als Umriss erkennen können. Beginnen Sie nun zu blinzeln, das heißt, öffnen und schließen Sie Ihre halb geschlossenen Augen mit hoher Geschwindigkeit. Sie werden merken, dass Ihr Blick immer mehr zu einem Punkt auf oder im Körper Ihres Gegenübers »gezogen« wird. Das kann eine Augenbraue sein, der Kieferwinkel, eine Schulter, der Kehlkopf, die linke Hüfte etc.

Dort, wo Sie mit Ihrem Blick landen, präsentiert der Körper Ihres Übungspartners nonverbal in riesengroßen Lettern die Überschrift eines emotionalen Kapitels, das er oder sie ehemals als schwierig erlebt hat. Da Sie den Blick nicht davon lösen können, wird das Thema des jeweiligen Körperraums potenziell immer noch verdrängt.

Wurde Ihr Blick zum Beispiel zum Becken gezogen, geht es um das Kapitel Instinkte. Wollen sich Ihre Augen beim Blinzeln wie durch eine Art Magie nicht vom Bauchraum lösen, haben Sie das Kapitel mit den explosiven Emotionen aufgeschlagen. Somit präsentieren die Organe in den Räumen Geschichten, die mit den Überschriften verbunden sind. Worum es real in den Geschichten geht, wird durch die jeweiligen Organsprachen konkretisiert.

Auch wenn Sie zu Beginn noch keine Organe »sehen«, verweilen Sie einfach an dem Punkt des Körpers, von dem Sie die Augen nicht lassen konnten. Benutzen Sie, um die Informationen des Körperbereichs zu »lesen«, innerlich die vier magischen Fragen als universelle Übersetzungshilfe. Stellen Sie sich im Stillen diese Fragen, und hören Sie Ihren inneren Antworten zu. Ihr Gegenüber dient dabei nur als Übungsobjekt. Spätestens wenn Sie eine vorläufige Antwort auf die vierte Frage ahnen – »Was löst das jetzt in mir aus?« –, haben Sie die Information im Körper Ihres Gegenübers »gelesen«. Körpersprache ist wirklich kinderleicht. Blinzeln Sie.

Nachdem wir die Grundlagen von Psyche und Körper beschrieben haben, beleuchten wir im zweiten Teil klassische Symptome und erforschen ihre gar nicht geheimen Bedeutungen.

In Kürze

- Informationen fließen im Körper primär von unten nach oben.
- Die einzelnen Körperräume korrelieren mit den psychodynamischen Grundimpulsen.
- Organe sind empirisch betrachtet Resonanzkörper für spezifische emotionale Thematiken und reagieren mit Anspannung auf zurückgehaltene Impulse.
- Verspannte Thoraxorgane führen dabei zu Symptomen im Oberkörper, Spannungen der Bauch- und Beckenorgane irritieren die untere Körperhälfte.

Zweiter Teil
Die Macht der Organe

Kapitel 7: Das Kreuz mit dem Schmerz

»Die Schwerkraft gewinnt immer.« Dieser Spruch beschreibt einfach und treffend, wie unser Körper funktioniert. So unromantisch das auch klingt: Ab Mitte vierzig geben die Bindegewebe des Körpers langsam nach. Insbesondere die inneren Organe verlieren damit ihren Halt und sinken im Körper nach unten. Da alle Organe direkt oder indirekt mit der Rumpfwand verbunden sind, erhöht sich durch ihr Absinken der Zug auf die Gelenke und auf die Wirbelsäule. Um diesen Zug zu kompensieren, verspannen die kurzen Muskeln, um die Gelenke vor Fehlstellungen zu schützen. Die einzelnen Gelenke können sich gegen die reflektorischen Muskelspannungen nicht wehren und werden verzerrt. Das führt zu chronischen Fehlstellungen, zu Gelenkschäden und damit zu Schmerzen. Das gilt besonders für die Wirbelsäulengelenke. Werden sie durch die machtvollen Organe verdreht, irritieren sie genau jene Nerven, die zwischen den einzelnen Wirbeln entspringen. Jene Nerven also, die die Arme und Beine sensibel versorgen. Auch der Rücken selbst reagiert auf die Informationen dieser höchst empfindlichen Zwischenwirbelnerven. So kommt der Schmerz in das Kreuz.

Kurz und gut: Die Organe haben die Macht, der Körper folgt, und Gelenke sind nichts weiter als »Sklaven« der Muskulatur.

In Simones Augen sind der Schmerz und die damit verbundene Verzweiflung deutlich zu erkennen. Seit Jahren plagen sie Rückenschmerzen. Geht es mal einige Wochen ganz gut, schlägt der Schmerz danach umso härter zu. Wenn der Rückenschmerz so richtig seine Krallen zeigt, ist Simone nahezu bewegungsunfähig, sie schafft es dann kaum aus dem Bett und muss sich krankmelden. Ihre Kollegen kennen das schon und reagieren bisher verständnisvoll. Wenn Simone, bedingt durch ihre periodischen Schmerzanfälle, im Büro fehlt, arbeiten sie so gut es geht für sie mit. Doch allen

Beteiligten ist klar, dass dieser Ausnahmezustand keine Dauerlösung sein kann. Nicht umsonst macht sich Simone inzwischen große Sorgen um ihren Arbeitsplatz. Vor Kurzem hat ihr Abteilungsleiter sie sogar zu einem Gespräch unter vier Augen gebeten. Sinnigerweise arbeitet Simone als Verwaltungsfachangestellte bei einer großen Krankenkasse. Sie kennt die Zahlen.

Jeder fünfte Besuch bei einem Allgemeinmediziner und jeder dritte beim Orthopäden geschehen wegen Rückenschmerzen. Zwischen 75 und 85 Prozent aller Arbeitnehmer geben an, mindestens einmal im Jahr unter heftigen Rückenschmerzen zu leiden. 12,5 Prozent gelten als chronisch rückenkrank. Statistisch kostet jede Erkrankung 13,5 Arbeitstage pro Jahr. Gemessen am bundesdeutschen Durchschnitt entfallen damit ein Viertel aller Ausfallzeiten auf die Diagnose Rückenschmerz. Der daraus resultierende volkswirtschaftliche Schaden wird auf jährlich 49 Milliarden Euro geschätzt.

Wie kann das sein? Rückenschmerz ist inzwischen von einem lokalen Überlastungsphänomen zur Zivilisationskrankheit par excellence mutiert. Unsere Medizin ist hochklassig, jede Krankenkasse bietet inzwischen Rückenschulungen an, und alle Bürostühle sind heute extra weich gefedert. Dennoch fliegen den Arbeitnehmern zunehmend ihre Bandscheiben um die Ohren. 150 000 Bandscheibenoperationen pro Jahr sprechen eine deutliche Sprache und sind mit schlechten Arbeitsbedingungen einfach nicht zu erklären. Schließlich schiebt niemand mehr mit Spitzhacke in verdrehter Körperhaltung Doppelschichten unter Tage. Nebenbei gesagt, würde eine Bandscheibe selbst das über einen sehr langen Zeitraum aushalten. Bandscheiben sind schließlich speziell für Extrembelastungen gebaut.

Viele Menschen glauben, dass ein Hohlkreuz oder häufiges Sitzen Rückenschmerzen auslösen. Beide Annahmen sind falsch. Beide sind klassische psychosomatische Mythen.

90 Prozent aller Bandscheibenvorfälle ereignen sich in der unteren Lendenwirbelsäule. Die Bandscheibe zwischen dem vierten und fünften Lendenwirbel (L4/L5) ist häufiger betroffen als die unterste Zwischenwirbelscheibe, die sich zwischen dem fünften Lendenwirbel und dem Becken befindet (L5/S1). Das liegt vor allem daran, dass sich die unterste Bandscheibe tief in das Kreuzbein schmiegt und zusätzlich durch die Bänder des Beckens geschützt ist.

Geschützt oder nicht: Die beiden untersten Bandscheiben müssen das meiste Gewicht von Kopf, Armen und Rumpf kompensieren. Dafür sind sie gebaut. Beide halten dem enormen Druck von bis zu 500 Kilogramm pro Quadratzentimeter stand. Ihre kollagenen Faserringe, die ihren inneren, von der Konsistenz her mit Zahnpasta vergleichbaren, federnden Kern schützen, sind dabei reißfester als Stahl. Mechanisch betrachtet ist es beinahe unmöglich, sie einzureißen.

Allerdings degenerieren alle Bandscheiben natürlicherweise im Laufe des Lebens. Das ist ein ganz gewöhnlicher Vorgang, der schon ab dem vierten Lebensjahr beginnt. Ab dann gibt es erste Abnutzungen in der Faserstruktur der diskusförmigen Knorpelscheiben. Bis zum 25. Lebensjahr lassen sich die äußeren Faserringe schon nicht mehr voneinander unterscheiden, und ab dreißig sind dort kleine Einrisse alltäglich. Wenn Sie also, wie 3,4 Millionen andere Patienten pro Jahr, ganz ohne Rückenschmerzen mit Mitte dreißig ein CT oder MRT von Ihrem unteren Rücken machen lassen würden, stünde die Diagnose von vornherein fest: degenerative Veränderung der Bandscheibe mit leichter Vorwölbung (Protrusion) oder Vorfall (Prolaps) des weichen Gallertkerns *(Nucleus pulposus)*. Das ist alles, wie gesagt, altersentsprechend und sagt überhaupt nichts über eventuellen Rückenschmerz aus, geschweige denn über dessen Ursache. Selbst wenn Ihr Schmerz tatsächlich mit einem Bandscheibenvorfall korreliert und infolgedessen schon zu Taubheiten oder muskulären Ausfällen in den Beinen geführt hat, stellt sich noch immer die Frage: Wie konnte es überhaupt so weit kommen? Ein Bandscheibenvorfall aufgrund reiner Fehlbelastung ist medizinisch betrachtet so gut wie unmöglich.

Die vorletzte Bandscheibe (L4/L5)

Anatomische Grundlagen

Die Bandscheibe zwischen dem vierten und fünften Wirbelkörper ist die »Bauchbandscheibe«. Ihre Funktion wird im Wesentlichen durch die Spannungen der Bauchorgane und Bauchfaszien mitbestimmt.

Um gut zu funktionieren, braucht sie, wie die anderen 23 Bandscheiben der Wirbelsäule auch, in ihrer äußeren Zone ausreichend Blutzufuhr und in ihrer Mitte Bewegung. Nährstoffe und Flüssigkeiten, die das Blut in die äußeren Faserringe transportiert, gelangen anschließend – durch Bewegungen angeregt – via Diffusion bis ins weiche Zentrum der Bandscheibe. So bleiben, natürliche Degeneration hin oder her, die Stoßdämpfer des Rückens auch bis ins hohe Alter flexibel. Verspannte Bauchorgane in Kombination mit einer Überspannung der tonischen Muskeln des unteren Rückens verhindern jedoch eine ausreichende Blut- und Flüssigkeitszufuhr. So können Bandscheiben trotz Sport und genügend Bewegung zunehmend »verhungern«. Ein starker Rücken kennt eben doch Schmerz. Der hat dann viel mehr mit verdrängten Emotionen der Bauchorgane als mit verpassten Trainingseinheiten zu tun. Insbesondere die vierte Bandscheibe (L4/L5) der Lendenwirbelsäule ist dann extremen **Zugspannungen** ausgesetzt:

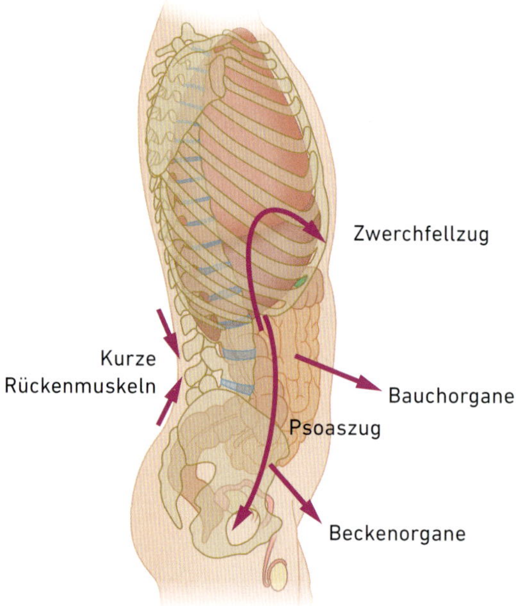

Die Lendenwirbelsäule ist den Zugspannungen von Bauch und Becken ausgesetzt

Das **Zwerchfell** mit seinen Organen zerrt die Lendenwirbelsäule nach oben und nach vorne. Der Zug nach vorne ins sogenannte Hohlkreuz wird von fast allen **Bauchorganen** initiiert. Zusätzlich sorgt die Schwerkraft dafür, dass die unteren Wirbelkörper durch den Zug der **Beckenorgane** nach unten komprimiert werden. Das ist aber noch nicht alles. Der **große tonische Hüftbeugemuskel** *(Psoas major)* zieht, wenn er sich verspannt, ebenfalls mit immenser Kraft alle unteren Wirbel nach vorne-unten und übt dabei ganz besonders viel Druck auf die vierte Bandscheibe aus. Dagegen haben die kompensatorisch aufrichtenden kurzen Rückenmuskeln irgendwann keine Chance mehr. Wirken alle Zugspannungen ungebremst zusammen, würde das unvermeidlich dazu führen, dass die Faserringe sämtlicher unteren Bandscheiben durch die multiplen Zug- und Druckkräfte schnell zerstört würden. Das lässt der Rücken aber nicht zu.

Auf den Zug der Organe, des Zwerchfells, der Schwerkraft und des großen Hüftbeugers versucht der Körper ausgleichend zu reagieren. Das tut er, indem er die Gegenkraft der kurzen **tonischen Rückenschutzmuskeln** ins Spiel bringt. Sie beginnen nun, automatisch und reflexhaft, über Reflexkreisläufe gegen den drohenden Hohlkreuzkollaps anzukämpfen.

Der Spannungsausgleich der kurzen Rückenmuskeln hat allerdings einen hohen Preis. Tonische Muskeln, ob kurz oder lang, agieren immer mit großer Kraft und Ausdauer und verschlimmern mit ihrem kompromisslosen Einsatz das Problem. Da sie hinten und seitlich, direkt zwischen den einzelnen Wirbelkörpern anspannen, erhöhen sie trotz bester Absicht die Kompression auf die unteren Bandscheiben. Die werden ja bereits von vorne, oben und unten verzerrt und nun auch noch von hinten durch die kurzen Gegenspieler komprimiert. Spätestens jetzt stehen die Bandscheiben 24 Stunden am Tag unter Hochdruck.

Hilfe ist ab jetzt nicht mehr in Sicht. Sogar die »**passiven**« **Haltestrukturen** der Wirbelsäule, die Gelenkbänder und die große Rückenfaszie *(Fascia thoracolumbalis)* sind mit der Kompensation der nach vorn wirkenden Kräfte überfordert. Ihr verzweifelter Versuch, die kurzen Muskeln zu unterstützen, führt auch in den **Bindegeweben** der Wirbelsäule zu einem Hypertonus. Ihre kollagenen Stahlfasern zementieren nun endgültig die Fehlstellung der Lendenwirbelsäule. Das tut weh. Insbesondere die große Rückenfaszie, die eigentlich wie ein Airbag den unteren Rücken vor Erschütterungen schützen soll, ist bei der bindegewebigen Erstarrung der Lendenwirbelsäule besonders aktiv. Zudem verfügt sie über ausreichend viele Schmerzsensoren, um auch ohne Bandscheibenbeteiligung Rückenschmerzen zu produzieren. Ihre Rolle bei der Entstehung von diffusen Rückenproblemen wird in letzter Zeit stark diskutiert.

Nicht genug, dass die emotional besetzten Becken- und Bauchorgane die Lendenwirbelsäule aus ihrer Mitte zerren. Atmung, Herzschlag und Erschütterungen beim Gehen geben den völlig überforderten Bandscheiben den Rest. Die **Atemzüge** des von Organspannungen gelenkten Zwerchfells werden per Muskelzug eins zu eins 25 000 Mal am Tag auf die Lendenwirbelsäule übertragen. Damit werden die vorgespannten Bauchorgane ebenfalls 25 000 Mal vor der Lendenwirbelsäule hoch und runter gezerrt. Jeder Atemzug verstärkt also die Fehlstellung der Wirbelkörper. Das erhöht weiter den Zug auf die Bandscheiben.

Selbst das **Herz** wirkt auf den Rücken ein. Täglich trommeln ungefähr 120 000 Herzschläge von oben aufs Zwerchfell. Über dessen Muskelansätze an der Lendenwirbelsäule nehmen Herzspannungen Einfluss auf die Form und Funktion der Bandscheiben. So kann ein verfestigter Brustkorb, etwa bei Herzerkrankungen oder nach kindlichem Asthma, via Atmung die unteren Bandscheiben auf Dauer schädigen.

Gut zu wissen

Der Zug der Bauch- und Beckenorgane samt der darin gespeicherten Emotionen ist die wesentliche Ursache für Bandscheibenprobleme. In der Folge verzerren das Zwerchfell, asymmetrische Gangbewegungen, die Atmung und der Herzschlag die Lendenwirbelsäule zusätzlich.

Es wird sogar noch schlimmer: Beiderseits der Wirbelsäule presst der starke Hüftbeuger *(M. Iliopsoas)* die verzerrte Lendenwirbelsäule **bei jedem Schritt** weitere 4 900 Mal zusammen. Diese Ziffer entspricht der durchschnittlichen Anzahl von Schritten am Tag. Kommen aufgrund von beispielsweise Nierenbeckenentzündungen oder Blinddarmoperationen Vorspannungen dazu, versetzen deren Faszienhüllen die beiden Psoasmuskeln in ein Muskelungleichgewicht. Sind die **Hüftbeuger** erst einmal unterschiedlich verspannt, führen intensives Jogging oder Nordic Walking nicht zu mehr Gesundheit, sondern sind der letzte Tropfen, der das Spannungsfass Lendenwirbelsäule zum Überlaufen bringt, und lösen Rückenschmerzen und Bandscheibenvorfälle aus.

Alle genannten Strukturen sind hochsensibel und werden durch emotionale Prozesse beeinflusst. Impulskontrolle und Sympathikotonus haben gerade im Bauch- und Beckenraum einen hohen Preis. Die emotional hoch besetzten Organspannungen werden durch Atmung, Herzschlag und Schrittbewegungen im Durchschnitt etwa 160 000 Mal am Tag reinszeniert und verstärkt. Im Laufe nur eines Monats werden so selbst minimale Fehlspannungen über vier Millionen Mal auf die Lendenwirbelsäule übertragen. Kleine Ursache, unzählige Wiederholungen, große Wirkung.

Abhilfe könnten jetzt vielleicht noch die **Bauchmuskeln** schaffen. Ihr Tonus könnte die Lendenwirbelsäule aufrichten und damit wieder alles ins Lot bringen. Doch da die Bauchmuskeln phasisch anspannen, neigen sie leider dazu, sehr schnell zu ermüden. Sie stehen sowieso auf verlorenem Posten. Selbst wenn sie ausreichend trainiert wären, löste das nicht das Problem. Die in der Tiefe des Bauchraums verborgene emotionale Geschichte des Rückenschmerzes erreicht auch das professionellste Bauch-Beine-Po-Training nicht. Bestenfalls wird damit die Spannungsgeschichte des Patienten eine Zeit lang überdeckt.

Der untere Rücken wird so im wahrsten Sinne des Wortes zum leidtragenden emotionalen Krisengebiet. An jedem Bandscheibenvorfall hängen mehrere Organe, und an denen »hängt« ein Mensch mit seiner emotionalen Geschichte. Einer Geschichte, die lange vor dem angeblich falsch angehobenen Kasten Wasser begonnen hat.

Der sogenannte »Hexenschuss« ist dabei noch das sanfteste Anzeichen einer inneren Verspannung. Er symbolisiert ein aktuell aufgetauchtes und gleich wieder verdrängtes emotionales Erlebnis. Wird der emotionale Konflikt geklärt, löst sich das Problem nach ein bis zwei Wochen von selbst, lässt sich alternativ auch leicht wieder »einrenken«. Und der Schmerz ist weg. Erstaunlicherweise leiden mehr Männer als Frauen unter dem Beschuss der Besenreiterinnen. Ein Patient hatte dafür einmal eine sehr einleuchtende Erklärung parat. »Na, ist doch klar«, sagte er. »Die schießen doch nicht auf ihr eigenes Bodenpersonal.«

Psychodynamische Spuren

In der Medizin gilt der Spruch: »Was häufig ist, ist häufig, und was selten ist, ist selten«. Wenn Sie also im Herbst etwas Husten mit leicht erhöhter Temperatur haben, ist ein grippaler Effekt sehr viel wahrscheinlicher als eine offene Tuberkulose. Das Gleiche gilt für die Psyche. Da im Körper alles mit allem verbunden ist, kann konsequent betrachtet natürlich jedes Organ mit jedem Symptom und jeglicher Psychodynamik in Verbindung gebracht werden. Diese Aussage ist zwar anatomisch richtig, aber in den meisten Fällen psycho-unlogisch. Deswegen ist sie auch so wenig hilfreich. Als grobe

Orientierung gilt: Die Organe des Bauchraums sind meist mit hochemotionalen Themen besetzt und weniger mit den instinktiven Säbelzahntigern des Beckens Aggression und Sexualität.

Die Lendenwirbelsäule ist dabei Austragungsort multipler emotionaler Organspannungen. Um im schattigen Dschungel der großen Emotionen den Weg nicht aus den Augen zu verlieren, können besonders Organsprachen als innerer Kompass benutzt werden (siehe Kapitel 6, Seite 127). Sie geben keine Instantlösungen vor, sondern stellen ein Navigationssystem dar, mit dem die Patienten die Richtung ihrer Selbsterforschung selbst bestimmen können. Sie sind hocheffektiv und fast immer zielführend. Kombiniert mit intrapersonaler Resonanz und, wenn nötig, der interpersonalen Unterstützung von Therapeuten, leiten sie die Aufmerksamkeit von (Rücken-)Schmerzen zur eigentlichen Spannungsursache. Gerade der Organkompass der Lendenwirbelsäule macht deutlich, dass eine einfache Deutung von Rückenschmerz nicht funktioniert.

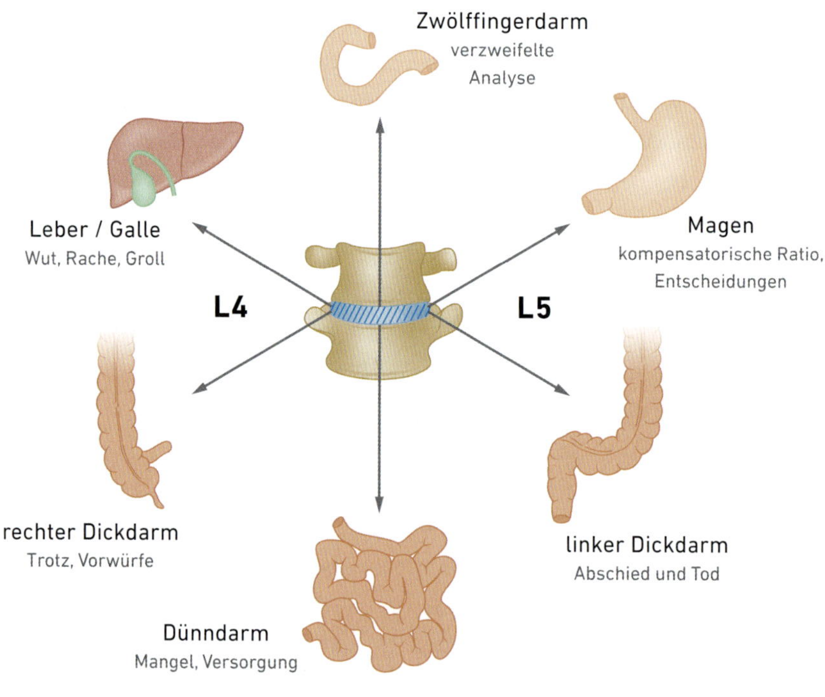

Der Organkompass der Lendenwirbelsäule (L4/L5)

Benutzen Sie die folgende Abbildung einfach als emotionale Landkarte, um sich in intrapersonaler Resonanz zu üben. In der Übung am Ende des Kapitels finden Sie dazu ein Anwendungsbeispiel.

Mit jeder Organspannung verbindet sich eine abgespeicherte Geschichte. Organe können somit als Wegweiser dienen. Die Oberbauchorgane Leber, Galle, Magen und Milz, sowie die Unterbauchorgane Dünn- und Dickdarm nehmen dabei unmittelbaren Einfluss auf die Bandscheibe L4/L5. In ihrer Gesamtheit deuten sie eher auf verdrängte Wut hin, seltener auf Trauer. Der Trotz des rechten Dickdarms ist genauso eine Spielform der Wut wie die mögliche Rache der Leber. Ein kindlich erlebter Mangel (Dünndarm) kann genauso zu abgespaltener Wut führen wie schmerzhafte Abschiedssituationen (linker Dickdarm), unlösbare Konflikte zwischen den Eltern (Zwölffingerdarm) oder Entscheidungen, die bereut werden (Magen). Verspannte Nieren können natürlich auch Rückenschmerzen auslösen. Da Nieren funktionell Beckenorgane sind, ist ihre Organsprache jedoch eher dem instinktdominierten Becken als dem emotional hoch geladenen Bauchraum zugeordnet.

Achtung: Organsprachen sind allerdings kein Kochbuch, und Tabellen sind »gefährlich«. Denn sie verleiteten dazu, Symptome zu simplifizieren und mit einer einfachen Übersetzung im Ego-Oberstübchen abzuheften. Das funktioniert nicht. Körper und Psyche sind individuelle Kunstwerke und entziehen sich kognitiven Spielereien. Auf der anderen Seite löst eine gute Erklärung manchmal das Problem. Verstehen heilt.

Verwenden Sie die folgende Tabelle also zunächst als intrapersonalen Kompass. In den Übungen am Ende des Kapitels finden sie einige Hinweise, wie Sie auch ohne therapeutische Hilfe mit den einzelnen Organsprachen umgehen können. Seien Sie dabei achtsam und gehen Sie langsam vor. Wenn das nicht hilft, holen Sie sich für ein paar Stunden Unterstützung von erfahrenen Therapeuten.

Assoziierte Organe	Organsprachen	Zonen/Symptome
Magen	übertriebene Rationalität, bereute oder nicht getroffene Entscheidungen	linksseitig Schulter, Kiefer und Nacken, untere HWS, Kopfgelenke, Schädelbasis; Steifigkeit der Brustwirbelsäule, Herzdruck
Leber	Wut, Zorn, Rache, eine unerfüllte große Liebe	rechtsseitig Iliosakralgelenk (ISG), Hüfte, Schulter, Kiefer und Nacken, gesamte LWS; Schlafstörungen, Antriebslosigkeit
Galle	Groll, Neid, Missgunst	LWS, ISG, Hüfte, Kopf rechts
Dünndarm	Mangel, Ungleichgewicht zwischen Fremd- und Selbstversorgung	Steifigkeit der oberen LWS, »Durchbrechgefühl«, Hexenschuss, Blähungen
Zwölffingerdarm	Analyse unlösbarer Konflikte	Steifigkeit der oberen LWS, »Durchbrechgefühl«, Hexenschuss, Nahrungsunverträglichkeiten
Pankreas	Integration, Zugehörigkeit, inneres Zuhause	Steifigkeit der oberen LWS, »Durchbrechgefühl«, Hexenschuss, Durchfall
Dickdarm aufsteigend	Trotz, Vorwürfe	rechtsseitig LWS, ISG und Hüfte; Völlegefühl
Dickdarm absteigend	Abschied, Verlust, Trennungen	linksseitig LWS, ISG und Hüfte; Völlegefühl, Schwere

Simone hat kein fixiertes Hohlkreuz, sondern seit Jahren massive Spannungen in ihren Bauchorganen. Insbesondere ihr Zwölffingerdarm, auch Duodenum genannt, der sich direkt auf die oberen drei Lendenwirbel legt und diese fixieren kann, ist vollkommen spastisch. Werden die oberen drei Lendenwirbel durch Organspannungen fixiert, muss der arme vierte Lendenwirbel die ganze Bewegungsarbeit übernehmen. Dadurch wird er nicht selten hypermobil. Die leidtragende Bandscheibe ist dann, wie nicht anders zu erwarten, die vierte »Bauchbandscheibe«. Sie ist dann wie bei Simone dazu verdammt, die gesamte Bewegungslast zu übernehmen.

Der Zwölffingerdarm dient aus medizinischer Sicht (Es-Fenster) der Analyse. Er spaltet unsere Nahrung in ihre feinsten Bestandteile auf. Einmal analysiert, werden diese präzise weiterverarbeitet. Übersetzt man die physiologische Funktion des Zwölffingerdarms psychologisch (Ich-Fenster), ist »Analyse« das große Thema des Zwölffingerdarms. Erfahrungsgemäß verspannt das Duodenum bei Menschen, die seit Langem verzweifelt versuchen, ein unlösbares Problem zu analysieren.

Die Begründung für Simones seit Jahren verspannten mittleren Bauchraum liegt in ihrer Geschichte. Als Kind wurde Simone häufig von ihrer Mutter in einen Schrank gesperrt, wenn diese sich mal wieder vom Leben überfordert fühlte. Um die Mutter »nicht zu nerven«, musste Simone dort stundenlang ausharren und auf die Rückkehr des Vaters warten. War ihr Vater endlich zu Hause, kam er keinesfalls als erstes zu ihr, um sie aus dem dunklen Gefängnis zu befreien. Vielmehr hörte sie ihre Eltern vor der verschlossenen Schranktür endlos streiten.

Meist war es dann ihre Mutter, die nach dem Streit endlich die Schranktür öffnete, um sich danach wortlos von Simone wegzudrehen. Es waren vor allem die schuldbewussten Augen ihres Vaters am folgenden Morgen, die Simone nicht vergessen kann. Dieser Blick hat ihr Leben und ihren Körper weitaus mehr geprägt als die kalte Hilflosigkeit der Mutter.

Die unlösbare Frage, die sich Simone seit jenen Tagen geradezu verzweifelt stellt und auf die es trotz all ihrer Analysen keine logische Antwort geben kann, lautet: »Warum hast du mich nicht beschützt, Papa?«

Unter Druck?

Die Lendenwirbelsäule muss den Druck des Körpergewichts kompensieren. Dafür ist sie gemacht. Wie wir gesehen haben, kann Schwerkraft allein noch lange keine druckerprobte Bandscheibe kaputtmachen.

Viele Patienten verknüpfen die Rückenschmerzen mit ihrer aktuellen Lebenssituation. Sie berichten, dass sie beruflich oder privat sehr »unter Druck« stehen. Ich erkläre ihnen in diesen Momenten, dass diese Interpretation ihres Symptoms nur ein Teil der Wahrheit ist. Jeder Körper und jeder beruflich aktive Mensch steht mehr oder minder immer mal wieder unter Druck. Das ist normal. »Unter Druck stehen« bedeutet körpersprachlich übersetzt, dass sich Körper und Psyche verzweifelt bemühen, verbotene emotionale Impulse zu »unter-drücken«. Der Bauch übersetzt die emotionale Unterdrückung lediglich in organische Zugspannungen. Je nachdem, welches Gefühl ein Patient in sich unterdrückt, reagieren einzelne Organe als themenspezifische Resonanzkörper mit Anspannung. Entsprechend ihrer individuellen Verbindung zur Lendenwirbelsäule setzen sie damit verschiedene Bandscheiben unter Zugzwang.

Dazu drei Fallbeispiele:

Antje 30 Jahre alt, leidet seit drei Monaten an starken, lokal begrenzten, rechtsseitigen Rückenschmerzen. Häufig verzerrt in solchen Fällen die wuchtige Leber die Lendenwirbelsäule nach rechts. Da es keine Vorerkrankungen gibt, die eine Leberspannung erklären könnten, muss also eine andere Geschichte hinter den Rückenschmerzen stecken. In der Anamnese stellt sich heraus, dass Antje seit sechs Monaten von ihrem Freund getrennt ist. Über Umwege hatte sie erfahren, dass ihr Freund sie schon über ein Jahr mit einer ihrer Freundinnen betrog. Natürlich ist sie stocksauer auf ihren Exfreund. Vor allem aber sinnt sie auf Rache, um der betrügerischen Freundin »eins auszuwischen«. Da sich Wut, Groll und Rache gerne im Resonanzfeld der Leber wiederfinden, überrascht es nicht, dass bei Antje die Gallenblase, der Gallengang und natürlich auch die Leber unter Höchstspannung stehen. Antjes Rückenschmerzen sind nichts anderes als verkörperte Rache.

Jürgen, 45 Jahre alt, kommt zu mir mit eher hochsitzenden Rückenschmerzen und dem Gefühl, »im Kreuz durchzubrechen«. Genau wie bei Antje gibt es keine Unfälle oder Vorerkrankungen, die die seit drei Jahren immer wiederkehrenden Schmerzen erklären könnten. Aus osteopathischer Sicht kommen für diese Symptome zunächst der Dünndarm und die Bauchspeicheldrüse infrage.
Im Gespräch erzählt Jürgen, dass er vor drei Jahren innerhalb seiner Firma versetzt wurde. Im Rahmen dessen hat er die Abteilung gewechselt und sein neuer Arbeitsort liegt 40 Kilometer entfernt. So sehr er sich in seiner alten Abteilung heimisch gefühlt hat, so wenig fühlt er sich an seinem neuen Arbeitsplatz wohl. Das fehlende Zugehörigkeitsgefühl zum neuen Team am neuen Ort hat die Faszien seiner Bauchspeicheldrüse, die eng mit diesem Thema verknüpft sind, unter Zug gesetzt. Seine Rückensymptome drücken somit körperlich den schmerzlichen Verlust seines beruflichen Zuhauses aus.

Udo, ein 74-jähriger Rentner und ehrenamtlicher Platzwart, klagt seit über einem Jahr über starke linksseitige Rückenschmerzen. Die Schmerzen bohren sich »wie ein Messer« in den linken Rücken, und auch seine linke Hüfte scheint davon in Mitleidenschaft gezogen zu werden. Obwohl das Leben in den Bandscheiben seinen Tribut fordert, lässt sich der plötzliche Rückenschmerz allein durch das Alter schwer erklären. In der osteopathischen Untersuchung fällt insbesondere der linke absteigende Dickdarm durch eine ausgedehnte Spannung auf. Dieser Darmabschnitt kann aufgrund seiner anatomischen Verbindungen leicht die linke Lendenwirbelsäule und Hüfte irritieren. Gleichzeitig interagieren die Zellen und Gewebe dieses Organbereichs mit dem Thema Abschied.

Vor einem guten Jahr ist Udo in allen Ehren aus seiner Platzwarttätigkeit entlassen und durch einen jüngeren Nachfolger ersetzt worden. Der Abschied aus seiner über dreißigjährigen Tätigkeit ist ihm sehr schwergefallen. Nicht Rache, nicht mangelnde Zugehörigkeit, sondern der unverarbeitete Abschiedsschmerz durch den Verlust seiner alten Rolle hat die Symptome bei Udo ausgelöst.

Keiner der beschriebenen Patienten hat zu viel Druck auf seinen Bandscheiben. Bei jedem stecken hinter den Rückenschmerzen individuelle Emotionen und Geschichten, die noch nicht integriert sind. Die Organe samt ihrer Faszien und muskulären Verbindungen dienen jeweils als emotionale Resonanzkörper und weisen den Weg zur Lösung.

Eine Wut-Übung

Wut, Zorn, Groll, Rache, Vorwürfe, Trotz und Neid sind Spielformen der Wut. All diese Wutformen »leben« im Bauch. Wenn sie sich nicht ausdrücken, haben sie einen unmittelbaren Einfluss auf die Lendenwirbelsäule und insbesondere auf die Bandscheibe zwischen dem vierten und fünften Lendenwirbel. Ausdruck via Stimme und Bewegung kann den Bauch – und damit den Rücken – manchmal mehr entspannen als jede Organbehandlung.

Hocken Sie sich also vor ein Sofa. Legen Sie Ihre Hände auf die Sitzfläche, holen Sie aus und schlagen Sie mit Ihren Handflächen kraftvoll auf die Sofaoberfläche.

Steigern Sie langsam Ihre Schlagkraft auf knapp über 50 Prozent Ihrer eigentlichen Kraft.
Benutzen Sie nun, gemeinsam mit den schlagenden Armen und Händen, Ihre Stimme. Drücken Sie den Satz »Ich bin wütend« so kräftig wie möglich aus. Steigern Sie sich mutig hinein und seien Sie stärker als Ihre Scham-Schuldgrenze. Alles über 50 Prozent Schlag- und Stimmkraft führt zu einer bleibenden Entspannung Ihrer Bauchorgane.
Sollten Sie Rachegefühle in sich tragen, benutzen Sie einfach nur das Wort »Rache«. Ist Trotz im Vordergrund, sagen Sie »Nein, Nein, Nein«. Bei Groll: »Das verzeihe ich nie, nie, nie ...«
Sie können gerne eigene Sätze oder Worte erfinden. Wichtig ist nur, dass Sie nichts zurückhalten und zumindest knapp über 50 Prozent Ihrer Ausdruckskraft benutzen. Schlagen Sie in Zehner-Intervallen. Ist nach zehn Schlägen und zehn »Brüllern« noch Wut im Bauch, machen Sie eine weitere Zehnersequenz. Auch Psyche ist trainierbar. Wenn die Übung allmählich langweilig wird, ist das Thema Wut in Ihnen integriert, Ihr Bauch entspannt sich, und Ihre Lendenwirbelsäule macht Freudensprünge.
Sollte einige Zeit nach der Übung plötzlich Trauer in Ihnen aufsteigen, ist das völlig normal. Wenn Sie möchten, machen Sie dann mit der Trauer-Übung aus dem Kapitel »Der Zug im Nacken« weiter.

Die letzte Bandscheibe (L5/S1)

Während der Bauchraum hochemotional ist, finden sich eine Etage tiefer im Becken die blockierten Instinkte Aggression und Sexualität. Werden diese von der bewussten Wahrnehmung abgeschnitten, nehmen sie Einfluss auf die Beckenstellung und insbesondere auf die Bandscheibe zwischen dem fünften Lendenwirbel und dem Kreuzbein (L5/S1). Diese letzte Bandscheibe des Körpers ist also die »Beckenbandscheibe«. Destruktive Erfahrungen mit dem Thema Tod und den den Tod scheinbar »besiegenden« Instinkten Sexualität und Aggression spiegeln sich in den Spannungen der Beckenorgane. Alle Organe des Beckens beeinflussen aufgrund ihrer anatomischen Lage muskulär oder bindegewebig die Stellung des Kreuzbeins. Da die Bandscheibe L5/S1 und das Kreuz-Darmbeingelenk (ISG) abhängig von der Kreuzbeinstellung sind, führt die Abspaltung von Instinkten und dem Thema Tod zu bohrenden, tiefsitzenden Rückenschmerzen. Strahlen bei einem Patienten die Schmerzen zusätzlich in die Pobacken und weiter nach unten in die Beine aus, sind eine Beteiligung der Bandscheibe L5/S1, eine Fehlstellung des Kreuzbeins sowie ein Hypertonus der Beckenorgane und der Beckenbodenmuskeln mehr als wahrscheinlich.

Existenzielle Bedrohungen wie der Tod eines geliebten Menschen in der Kindheit, lebensbedrohliche Erkrankungen im familiären Umfeld, traumatische Trennungen, frühkindliche Ablehnung, schwere Unfälle, Missbrauchserfahrungen oder Geburtstraumata sind somit Themen der untersten und damit meistbelasteten Bandscheibe des Körpers. Solche Erfahrungen werden im »Keller des Körpers«, abgelagert. Der Versuch, sie dort für immer zu verbergen, kostet die Beckenorgane immense Kraft. Als Ischiasschmerz tauchen existenziell und lebensbedrohlich erlebte Erfahrungen irgendwann doch wieder im Bewusstsein auf. Beckenthemen deuten also, insbesondere wenn sie zu chronischen Schmerzen führen, auf sehr frühkindliche und/oder sehr traumatische Erlebnisse hin.

Das klingt dramatisch, und das ist es häufig auch. Die unterste Bandscheibe zermürbt sich schließlich nicht von selbst. Natürlich gibt es immer auch Ausnahmen. Dennoch finden sich im Becken selten leichte Lebensthemen. Die gute Botschaft bleibt: Was wir als Kinder mutterseelenallein überlebt haben, ist für uns heute, als inzwischen erwachsene Menschen, mit medizinischer und therapeutischer Unterstützung erst recht lösbar.

Die Beckenorgane Blase, Prostata und Hoden, die Gebärmutter samt Eileitern und Eierstöcken, der Enddarm sowie die Beckenbodenmuskeln nehmen einen direkten Einfluss auf Stellung und Position des Kreuzbeins der letzten Bandscheibe; die Nieren, die embryologisch eng mit der Entwicklung der Beckenorgane verbunden waren, nehmen darauf einen indirekten Einfluss.

Dabei interagieren Fragen nach männlicher und weiblicher Identität, repräsentiert durch die Geschlechtsorgane, mit dem Thema Urvertrauen von Nieren und Blase. Leistung und die existenzielle Auseinandersetzung mit dem Tod finden schließlich ihren Ausdruck in Spannungen des Beckenbodens und des Enddarms.

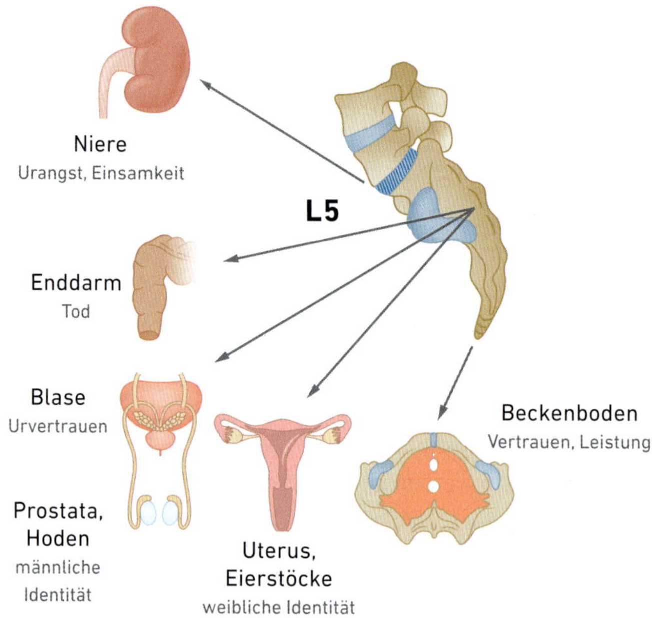

Der Organkompass des Beckens (L5/S1)

Assoziierte Organe	Organsprachen	Zonen/Symptome
Niere	Urangst, Einsamkeit, Tod	LWS, Leiste, ISG, Hüfte, Knie; Erschöpfung, Schwitzen, Schwere
Blase	Urvertrauen	Bandscheibe L5/S1, ISG, Steißbein; Nachtschweiß, Unruhe, Harndrang
Uterus, Eileiter, Eierstöcke	weibliche Identität, Mütterlichkeit	Bandscheibe L5/S1, ISG, Steißbein; unklare Knieschmerzen, Leistenschmerz, Lustlosigkeit
Prostata, Hoden	männliche Identität, Väterlichkeit	Bandscheibe L5/S1, Steißbein; Leistenschmerz
Enddarm	Tod	Bandscheibe L5/S1, Steißbein; Verstopfung, Hämorriden
Beckenboden	Leistung	Steißbein

Tot. Und jetzt?

Die Themen des Beckens sind deshalb so herausfordernd, weil sie jenseits von Emotionen die Grundfragen unseres Seins berühren. Dazu gehören wiedergewonnenes Urvertrauen, Entscheidungskompetenz, Instinktsicherheit, Körperintelligenz, der Ausdruck von lustvollem männlichem oder weiblichem Selbstverständnis und nicht zuletzt freudige Leistungsbereitschaft. Ein befreites Becken ermöglicht einen ungehinderten Zugang zu unseren Instinkten und hat den Tod integriert. Auch hierzu einige kurze Beispiele:

Angelika, 82 Jahre alt, kommt mit einem für sie sehr peinlichen Thema zu mir: einer Blasenschwäche. Seit etwa einem Jahr »tröpfelt« sie beim Niesen und bei körperlicher Anstrengung. Sie hat sich ihr Leben lang fit gehalten und Sport gemacht. Da sie wirklich schlank und immer noch gut in Form ist, scheint das Symptom trotz ihres Alters nicht zu ihr zu passen. Doch ihre Augen sehen müde aus und wirken etwas zu dunkel im Vergleich zu ihrem sonstigen Habitus. Sehr schnell stellt sich heraus, dass ihr geliebter Ehemann, mit dem sie noch goldene Hochzeit gefeiert hat, vor einem guten Jahr überraschend gestorben ist. Der plötzliche Tod ihres Lebenspartners hat die ansonsten rüstige und energiegeladene Patientin zutiefst getroffen. Die Blase ist als Resonanzkörper eigentlich darauf trainiert, vertrauensvoll in die Zukunft zu schauen. Beim Besuch der alten Dame wird jedoch deutlich, wie sehr der Tod ihres Mannes ihr Vertrauen in die Welt erschüttert, und damit ihre Blase überfordert hat.

Reiner, 33 Jahre alt, erscheint in der Praxis mit tiefsitzenden Rückenschmerzen samt Ausstrahlung in beide hinteren Oberschenkel. Das sind klassische Symptome der untersten Bandscheibe (L5). Der Schmerz ist so stark, dass der junge Mann kurz vor einer Operation steht. Bei der körperlichen Untersuchung sind die Faszien seines Beckenbodens und insbesondere sein Enddarm extrem angespannt. Tod und Abschied sind in diesem Körperbereich zu Hause.
In diesem Zusammenhang erzählte mir Reiner, dass ihn etwa ein Vierteljahr, bevor seine Schmerzen einsetzten, die Nachricht vom Unfalltod seines jüngeren Halbruders erreicht hat. Die Brüder hatten, da sie getrennt in verschiedenen Familien aufwuchsen, nie wirklich Kontakt zueinander. Der verdrängte Abschiedsschmerz über den im Leben vermissten und durch den plötzlichen Tod endgültig verlorenen Bruder, hat Reiner und seine letzte Bandscheibe überfordert.

Tanja, 48 Jahre alt, kennt seit ihrer Pubertät tiefsitzende Rückenschmerzen, die jeden Monat durch ihre Periode extrem gesteigert werden. Dementsprechend hoch ist die Spannung ihrer Beckenorgane. Besonders ihr muskulärer Uterus »wehrt« sich während mehrerer Behandlungen beharrlich dagegen nachzugeben. Die Patientin hat zwei Kinder und lebt in einer glücklichen Partnerschaft. Ihr Sexualleben ist erfüllt.

Erst nach langem Nachfragen gibt Tanja zögerlich zu, dass in ihrer Ursprungsfamilie das Gerücht kursiert, mit einer der vier Schwestern ihrer Mutter sei irgendetwas »passiert«. Diese Tante sei danach in ein Kloster gegangen und dort irgendwann verstorben. Die Rückenschmerzen bessern sich erst, nachdem die von der Familie totgeschwiegene Tante im Unterbewusstsein der Patientin einen Platz finden durfte. Aus systemischer Sicht ist die seit der Pubertät bestehende Hochspannung des Uterus also eine Identifikation mit der verletzten Weiblichkeit der Tante. Gerade weil niemand in der Familie sich traute, darüber zu reden, ist ein sexueller Missbrauch der Tante sehr wahrscheinlich. Das Schweigen der Familie und die damit verbundene Scham- und Schuldspannung hatten die Symptome der Patientin endgültig verfestigt.

Ganz ähnlich wie bei den Beispielen der vierten Bandscheibe ist bei keinem der hier vorgestellten Patienten der Rücken einer übermäßigen Druckbelastung ausgesetzt. Die existenziellen Themen Aggression, Sexualität und Tod sind in den Beckengeweben eng miteinander verwoben. Werden sie gelöst und integriert, atmet die unterste Bandscheibe auf.

Eine Instinkt-Übung

Gehen Sie vor wie bei der Wut-Übung (siehe Seite 151): Hocken Sie sich vor ein Sofa und schlagen Sie mit mehr als 50 Prozent Ihrer Kraft mit der flachen Hand auf die Sitzfläche.

Nehmen Sie bei der Schlagbewegung allerdings nun die Worte »Ich hasse« oder »Ich töte«. Damit befreien Sie Aggressionen aus Ihrem Becken. Ein schlichtes »Ja«, laut und heftig ausgedrückt, wird die Lust in Ihren Beckenorganen reaktivieren. Auch hier gilt: Vergessen Sie Ihre Schuld-Scham-Grenze und machen Sie

mindestens zehn Wiederholungen. Dann gleich noch einmal und legen Sie immer mindestens über 50 Prozent, am liebsten 99 Prozent Ausdruckskraft in Ihre Bewegung und Ihre Stimme.
Instinkte sind machtvolle Freunde, die immer Rat wissen, wenn es im Leben nicht weiterzugehen scheint. Sie brauchen genauso viel Pflege wie Ihre Partnerschaft.

Eine Beckenresonanz-Übung

Setzen Sie sich auf einen Stuhl. Lehnen Sie sich zurück und atmen Sie einige Male ein und aus. Gehen Sie dann mit Ihrer bewussten Aufmerksamkeit in Ihr Becken. Spüren Sie zunächst die Ausstrahlung oder Energie Ihres Beckens. Es kann sich müde, kraftvoll, hilflos, lustvoll oder verzweifelt anfühlen.
Folgen Sie weiter Ihrer Resonanz zum Ursprung des Schmerzes im Beckenraum. Lassen Sie sich von Ihrem Unterbewusstsein führen, ohne etwas willentlich zu steuern.
Wandert Ihre Aufmerksamkeit dabei automatisch nach vorne-unten, nehmen Sie gerade Ihre Blase wahr. Geht es in die Mitte des Beckens, meldet sich bei Frauen der Uterus, bei Männern die Blasenrückwand. Ganz weit hinten braucht gerade Ihr Enddarm Ihre Aufmerksamkeit. Richtet sich Ihre Wahrnehmung weit nach unten, nehmen Sie Impulse Ihres Beckenbodens wahr. Nehmen Sie den jeweiligen Bereich als Ursache für Ihren Schmerz an.
Verweilen Sie nun im Zentrum der Spannung. Ihr Unterbewusstsein arbeitet immer für Sie. Beobachten Sie absichtslos alles, was in Ihrem Bewusstsein auftaucht: Erinnerungen, Visionen, Klänge, Gerüche ... Sie alle sind mit Erinnerungen Ihrer Kindheit oder einem späteren, sehr einschneidenden Erlebnis verbunden. Die Impressionen sind entweder Teil Ihrer persönlichen Geschichte oder gehören zu Menschen in Ihrer Familiengeschichte. Alle jetzt auftauchenden Erfahrungen hängen direkt oder indirekt mit Ihrem Symptom zusammen.
Versuchen Sie nichts zu ändern, sondern bleiben Sie interessierter Besucher in einem unbekannten Land. Intervenieren Sie nicht. Ihr Unterbewusstsein ist

trainiert und schlau genug, Ihnen nur die Informationen zur Verfügung zu stellen, die Sie im Moment verarbeiten können. Tauchen Sie dann langsam wieder auf. Tun Sie danach zunächst gar nichts. Ihr Unterbewusstsein arbeitet gerade auf Hochtouren. Es beginnt mit der Integration Ihrer bewussten und unbewussten Eindrücke.

Resonanz heilt. Reisen Sie also erneut. Je öfter Sie ohne Kreditkarte – ausgerüstet mit nur leichtem Resonanzgepäck – in Ihren Körper reisen, desto klarer werden die Informationen. Mit ein bisschen Konsequenz und Training wird allein die widerholte Wahrnehmung integrativ wirken und den Weg zu manchmal erstaunlichen Lösungen weisen.

In Kürze

- Rückenschmerzen werden ursächlich durch Zug und Druckkräfte von Atmung, Herzschlag, Zwerchfell, Bauch und Beckenorganen initiiert. Die vierte lumbale Bandscheibe ist die »Bauchbandscheibe«. Verdrängte expansive, meist mit Wut assoziierte Emotionen führen via Zugspannungen der Bauchorgane zu Symptomen der Bandscheibe L4/L5.
- Die fünfte lumbale Bandscheibe ist die »Beckenbandscheibe«. Verdrängte oder abgespaltene Instinkte sowie das Thema Tod führen via Zugspannungen der Beckenorgane zu Symptomen der Bandscheibe L5/S1.

Kapitel 8: Der Zug im Nacken

Im Folgenden werden wir sehen, wie Brustkorb, Hals und Kopf eine Funktionseinheit bilden. Wird diese Einheit unterbrochen, resultieren daraus spezifische Nackensymptome. Wir werden die Geschichten hinter den Symptomen näher betrachten und anhand von einigen Beispielen verdeutlichen. Schließlich gibt es wieder Übungen, die uns helfen, innere Grenzen zu überwinden.

»Ich habe heute Nacht Zug bekommen.« Diese Aussage gehört wahrscheinlich zu den am weitesten verbreiteten psychosomatischen Mythen. Immerhin werden die wenigsten Patienten nachts im eigenen Bett von einem Zug gestreift. Dass sich jemand einfach so »verlegen hat«, ist genauso unwahrscheinlich. Würde unser Nacken nicht einmal einem Luftzug oder einer ungewohnten nächtlichen Liegeposition standhalten, wären wir, evolutionär betrachtet, wohl kaum überlebensfähig gewesen.

Die Kopfgelenke, auch obere Halswirbelsäule genannt, verbinden den Kopf mit der Wirbelsäule. Als wir einst den Wassern entstiegen und an Land gingen, mussten wir uns an die neue Umgebung anpassen und entwickelten unter anderem eine komplex gebaute obere Halswirbelsäule. Die Form ihrer Gelenke versetzte uns in die Lage, den Kopf in alle Richtungen zu drehen. Diese Fähigkeit ermöglichte uns die Orientierung in einer noch fremden Welt und sicherte maßgeblich unser Überleben. Denn die einzigartige Anatomie der oberen Kopfgelenke sorgte dafür, dass wir Nahrung, Freunde und Feinde rechtzeitig aus allen Blickwinkeln erkannten und nicht zur leichten Beute unserer Nahrungskonkurrenten wurden.

Auch heute noch ermöglicht uns die flexible Halswirbelsäule eine 180-Grad-Perspektive. Ein laues nächtliches Lüftchen schafft es nicht, dieses komplex gestaltete Meisterstück aus Nackenmuskeln, Bändern und Gelenken zu versteifen. Zudem ist Nachtluft nicht gefährlich. Neue Kissen übrigens auch nicht. Genauso wenig wie ein Lufthauch

Nackenschmerz verursacht, verursacht eine 128 Gramm leichte, ergonomisch gestylte Computermaus einen Tennisellenbogen. Obwohl sie jeder physikalischen Grundlage entbehren, halten sich diese psychosomatischen Mythen hartnäckig.

Genau wie der untere Rücken ist die Halswirbelsäule mehrfachen Organ- und Faszien-Spannungen ausgesetzt. Wie wir gesehen haben, reagieren diese Gewebe höchst sensibel auf Angst und Stress. Besonders die Funktionen der oberen Halswirbelsäule werden von der Spannung kleiner tonischer Angstmuskeln dominiert. Zusätzlich wirkt sich eine Vielzahl feinster Strukturen, beispielsweise die Organhäute des Thorax, mittelbar und unmittelbar auf die Form und Funktion der Halswirbelsäule (HWS) aus.

Die obere Halswirbelsäule

Anatomische Grundlagen

Der Hals ist ein kleines biomechanisches Wunderwerk. Die sieben Halswirbel sind extrem beweglich und bieten gleichzeitig **zwei großen Nervengeflechten** *(Plexus cervicalis und brachialis)* eine sichere Passage vom Rückenmark in die Peripherie des Körpers. Die Nerven des oberen Halsgeflechts versorgen motorisch alle Nackenmuskeln. Störungen der Halswirbelsäule lassen diese Muskeln sofort anspannen. Die Spannung der Muskeln verstärkt dann die Störung der oberen Halswirbelsäulengelenke, deren Fehlstellung ihrerseits die Muskelspannung immer weiter erhöhen. Aus diesem Kreislauf kommen die gestressten Gelenke des oberen Nackens von alleine nicht mehr heraus. Das nun völlig irritierte obere Nervengeflecht versorgt die Haut des Nackens bis hoch in den Hinterkopf. Die häufig vom Nacken nach hinten oben ausstrahlenden Kopfschmerzen deuten also auf gestörte **obere Kopfgelenke** hin. Zusätzlich verbinden sich die Nerven des oberen Nervenplexus im Innern des Kopfes mit einigen Hirnnerven. Diese sind unter anderem für die Spannung der **bindegewebigen Hirnhäute** mitverantwortlich. Störungen der obersten drei Halswirbel können also weit über den Nacken und das Hinterhaupt hinaus bis direkt in den Kopf strahlen.

Den ersten beiden Halswirbeln, **Atlas und Axis**, kommt dabei eine besondere Bedeutung zu. Die knöcherne Schädelkugel ruht auf dem Atlas, der wiederum von der freien Beweglichkeit des sich unter ihm befindlichen Axis, auch Dreher genannt, abhängig ist. Zwischen dem Kopf und den beiden oberen Wirbeln befinden sich keine Bandscheiben.

Deren komplexe Bewegungsmuster koordinieren kleine, schon durch winzige Spannungen irritierbare Bänder und Muskeln. Jede noch so feine Zugspannung aus Hals und Brustkorb erhöht den Tonus der Haltestrukturen der oberen Wirbel auf schmerzhafte Weise. Das können Sie selbst leicht feststellen.

Lehnen Sie Ihren Kopf ein wenig zurück. Üben Sie dann direkt unter Ihrem Kopf mit den Daumen einen kurzen, kräftigen Druck auf Ihre oberen Nackenmuskeln aus. Tut es weh? Haben Sie sogar die Augen verdreht, weil es so schmerzhaft war? Glückwunsch. Sie haben gerade äußerst professionell eine Störung Ihrer oberen Halswirbelsäule diagnostiziert. Zudem haben Sie etwas Wesentliches über Ihre intrapersonalen Abwehrmuster erfahren: Wenn der ausgeübte Druck schmerzhaft war, neigen Sie sehr wahrscheinlich zu dem Abwehrmechanismus, der sich »Spaltung« nennt. Das ist nichts Ungewöhnliches. Willkommen im Club der erfolgreichen emotionalen Abspalter.

Die obere Halswirbelsäule hat es nicht leicht. Sie erfüllt in erster Linie die schwierige Aufgabe, unseren Kopf und damit unsere Augen unabhängig von den Bewegungen des Körpers auf der Horizontallinie zu halten. Dank dieses Kardangelenks, das die Bewegungen zwischen Kopf und Körper koordiniert, können wir uns in jeder Lebenslage sicher orientieren. Im Gegensatz zu uns können Fische, die vom Wasser getragen werden, ihren Kopf nicht unabhängig vom Körper bewegen. Diesen evolutionären Vorteil haben wir uns mit dem Gang vom Wasser ans Land schwer erarbeitet.

Er hat allerdings auch eine Kehrseite. Die Komplexität der Kopf-Körper-Koordination ist extrem störanfällig. So wirken allein zehn kleine Muskeln plus eine Vielzahl von Bändern auf den Atlas. Sie müssen bei jeder noch so kleinen Kopfbewegung exakt koordiniert werden. Sie sichern unser Genick, halten den Kopf aufrecht, und erst wenn wir einmal plötzlich einnicken, geben sie spontan nach. Unser Kopf sackt dann unkontrolliert und ruckartig nach vorn auf die Brust. Die **zehn Atlasmuskeln** verbinden die Schädelbasis mit der ganzen Halswirbelsäule und werden unmittelbar von Fight-, Flight- oder Freeze-Situationen getriggert.

Ihre Schutzspannungen, die sie wie alle tonischen Muskeln über Jahre hinweg aufrecht erhalten, können dadurch Nerven irritieren, die unten aus der Schädelbasis austreten. Einer dieser Nerven, der **11. Hirnnerv** *(N. accessorius)*, steuert die Spannung des großen, ebenfalls **tonischen Nackenmuskels** *(M. trapezius, pars descendens)*. Der typischerweise verspannte Trapezmuskel kann durch seine Fehlspannung seinerseits die Stellung von Atlas und Axis stören. Andere Muskeln, wie zum Beispiel die **Schulterheber**

(M. levator scapulae), funktionieren nach der gleichen Dynamik. So erhält sich der Kreislauf von Nackenspannung, Nervenirritation, Nackenspannung etc. »hartnäckig« wie von selbst aufrecht.

Ist dieser Kreislauf erst einmal lange genug aktiv, werden kühle Luft, eine nächtliche Fehlhaltung oder der stundenlange Blick auf den Computerbildschirm zum Auslöser, der das bereits vorgespannte, fragile Spannungsgleichgewicht der oberen Halswirbelsäule endgültig zusammenbrechen lässt. Von hinten aufsteigender Kopfschmerz, Tinnitus und Schwindel, Seh- und Konzentrationsstörungen, Kiefergelenkprobleme, Migräne, Schluckbeschwerden etc. sind dann nur einige der möglichen Auswirkungen, die auf das Konto der irritierten oberen Kopfgelenke gehen.

Gut zu wissen

Spannungen der ersten drei Halswirbel sind eng mit emotionalen Abspaltungsprozessen verbunden. Sie steuern direkt und indirekt Nackenspannungen und senden Schmerzreize bis in den Kopf. Ihre (Fehl-)Stellung wird von den Organen und Emotionen des Brustkorbs dominiert.

Das ist aber noch nicht alles. Der unsere Organe entspannende **Vagusnerv** (Parasympathikus) entspringt ebenfalls der Schädelbasis. Damit unterliegt auch er dem Einflussbereich der oberen Halswirbelsäule. Ist diese chronisch verspannt, können die **Organe des Brustkorbs und des Oberbauchs** nicht mehr ausreichend entspannen. Ihr Hypertonus übt dann über spezielle Membran- und Faserverbindungen ihrerseits dauerhaft Zug auf die oberen Wirbel aus. Diese verdrehen sich nun unter dem Einfluss der Organe noch weiter. So entsteht ein zweiter Kreislauf aus Nackenspannung, Organirritation, Nackenspannung etc., der sich von selbst aufrechterhält. Zu den bereits genannten Symptomen können sich bei einer gestörten oberen Halswirbelsäule zusätzlich Verdauungsprobleme, ein nervöser Magen, eine Reizblase oder Nahrungsunverträglichkeiten gesellen.

Die Halsfaszien

Anatomische Grundlagen

Die hochkontraktilen **Bindegewebe des Halses** sehen anatomisch wie ein Schlauch in einem Schlauch in einem Schlauch aus. Der äußere der drei Schläuche *(Fascia cervicalis superficialis)* gibt Hals und Nacken seine äußere Form. Er verliert im Laufe des Lebens an Straffheit und wird manchmal vorn und seitlich geliftet.

Eine Etage tiefer liegt die weitaus wichtigere **mittlere Halsfaszie** *(Fascia cervicalis media)*. Sie hat Kontakt zu allen Organen von Hals und Brustkorb. Jegliche Organspannung des Oberkörpers kann sich durch diese Faszie direkt auf die Halswirbelsäule und weiter nach oben bis auf die Schädelbasis auswirken. So können uns alte organische Erkrankungen des Brustkorbs noch viele Jahre später den Kopf verdrehen. Eine ehemalige Lungenentzündung reicht dafür genauso aus wie kindliches Asthma oder ein scheinbar folgenlos ausgeheiltes Pfeiffersches Drüsenfieber. Auch alte Herzklappenfehler oder Herzarrhythmien können die Wirbel des Halses nicht nur blockieren, sondern auch Bandscheibenvorfälle in der Halswirbelsäule auslösen. Selbst ein als Kind verschluckter Legostein, der ehemals die Speiseröhre irritiert hat, lässt eventuell Jahrzehnte später einen nächtlichen ICE durch den Nacken fahren. An jeder Nackenspannung hängt ursächlich eine ungelöste, individuelle Geschichte.

Ein steifer Nacken »nervt« tatsächlich. Das ist auch kein Wunder. In der Tiefe, rund um die kleinen tonischen Muskeln der Halswirbelsäule, liegt schließlich der innerste Schlauch des Halses. Diese »tiefe Faszie« *(Fascia cervicalis profunda)* hat Kontakt zu allen Nerven der Halswirbelsäule. Zu diesen Nerven gehört der Vagusnerv, der die Organe entspannt. Aber auch der **Bewusstseinsnerv** *(N. phrenicus)*, der das Zwerchfell bewegt und uns atmen lässt, hat Kontakt zur tiefen Halsfaszie. Neben seiner Atmungsfunktion versorgt der Phrenicusnerv die Brustkorb- und Oberbauchorgane. Durch Verspannungen der tiefen Halsfaszie wird der Phrenicusnerv nicht selten irritiert. Eine verspannte tiefe Halsfaszie verflacht dadurch die Atmung. Nicht nur unsere Atmung ist von dem Nerv abhängig. Die Atmung wirkt auch auf die **Zirkulation von Blut und Lymphe** in Bauch und Brustkorb ein. Somit leisten Störungen der Halsfaszien auch Erkrankungen des Brustkorbs Vorschub.

Eine gestörte Flüssigkeitszirkulation in Kombination mit hyperaktiven Myofibroblasten in den Halsfaszien ist, wie wir bereits in Kapitel 4 (siehe Seite 84) gesehen haben, eine Steilvorlage für die Ausbreitung von Bakterien und Viren. Engegefühle im Brustkorb, wiederholte Angina, Extrasystolen, chronisch obstruktive Bronchitis oder unklare Herzbeschwerden sollten immer im Zusammenhang mit den Halsfaszien und der Halswirbelsäule untersucht werden. Hinzu kommt, dass alle Armnerven, die der unteren Halswirbelsäule entspringen, der tiefen Halsfaszie aufliegen. Auch sie können durch deren Fehlspannung unter Zugstress gesetzt werden und in Schultern, Ellenbogen und Hände ausstrahlen. Die motorische, sensorische und immunologische Versorgung des Brustkorbs, der Arme und des Oberbauchs sind somit abhängig von einem gesunden Spannungsgleichgewicht der Halsbindegewebe.

Gut zu wissen

In den Halsfaszien werden auch Emotionen zurückgespannt. Das stört die Atmung, irritiert die Nacken- und Armnerven sowie die Halswirbelsäule und »verdreht« die Schädelbasis samt dem Entspannungsnerv *(N. vagus)*.

Expedition in den Brustraum

Psychodynamische Spuren

Der Brustbereich ist, wie wir im ersten Teil des Buches schon gesehen haben, eng mit dem Thema Trauer assoziiert. Oft lagern in den Geweben des Thorax unverarbeitete emotionale Geschichten. Irritieren diese Geschichten die Halsfaszien über einen langen Zeitraum, werden dadurch auch die Kopf- und Halsnerven betroffen. Das sensible Spannungsgleichgewicht des Übergangs zwischen Kopf und Körper steht damit auf der Kippe. Kleinste äußere Anlässe reichen in solchen Momenten aus, um das Spannungsfass zum Überlaufen zu bringen.

Zurückgespannte Emotionen bedeuten für die Psyche Schwerstarbeit. Traumatische Emotionen, von denen wir glaubten, sie in den Geweben des Brustkorbs sicher endgelagert zu haben, werden durch die verspannten Atmungsbewegungen fröhlich neu ventiliert. In vorgespannten Geweben werden bei durchschnittlich 25 000 Atemzügen pro Tag emotionale Traumata 25 000 Mal bis kurz unter die Bewusstseinsschwelle gehoben und wieder verdrängt. Um deren Verdrängung weiter zu gewährleisten, müssen die psychischen Abwehrmechanismen nun Tag und Nacht durcharbeiten. Das kostet psychische Kraft. Kraft, die für andere Lebensbereiche nicht mehr zur Verfügung steht. Ein Burn-out kann also auch in den Verdrängungsprozessen des Brustkorbs seinen Anfang genommen haben.

Die innere und äußere Anstrengung hat weitere körperliche Folgen. Druck auf dem Brustkorb, verbunden mit dem Gefühl, nicht mehr richtig durchatmen zu können, ist bei einer Vermeidung von Geschichten des Brustkorbs ein häufig auftauchendes Symptom. Weigert sich das Unterbewusstsein eines Patienten weiterhin standhaft, emotionale Informationen zuzulassen, halten auch die Organspannungen und die damit verbundenen Spannungen der Halswirbelsäule an.

Tennis- und Golfer-Ellenbogen entstehen genauso. Die Nerven, die die Unterarmmuskeln versorgen, stammen aus dem unteren Teil der Halswirbelsäule. In ihrem Verlauf haben sie im vorderen Hals auf der Oberseite der Lunge und zwischen kleinen tonischen Treppenmuskeln *(Mm. scaleni)* Kontakt zu den Halsfaszien. Spannen die Faszien an, verändert sich dadurch subtil ihre Nervenleitgeschwindigkeit. Die elektrischen Fehlinformationen befeuern nun weiterlaufend die Unterarmmuskeln. Das elektrische Feuerwerk hinterlässt in den Unterarmmuskeln eine ähnliche Hochspannung, als hätten sie täglich Tausende Abschläge auf der Driving Range absolviert.

Der Zug im Nacken deutet somit auf tiefsitzende Spannungen der Thoraxorgane hin. Forschen Sie also bei chronischen Nackenspannungen in Ihrer Historie nach lange vergrabenen, trauernden, verzweifelten, überforderten oder hilflosen Situationen. Im Bauch wohnt eher Wut, im Brustkorb eher Trauer. Diese erste Orientierung ist im Schattenland der verdrängten Impulse meist hilfreich.

Da die Lungen eng mit dem Thema Trauer verbunden sind, kann abgespaltene Trauer über verspannte Lungenspitzen Zugkraft auf die unteren Nackenwirbel (C6, C7, T1) sowie die tiefen Halsfaszien ausüben. Festgehaltene Trauer stört somit die empfindlichen Funktionen der Halswirbel. Über die Halsfaszien wird die Trauerspannung dann weiter hoch bis zur Schädelbasis geleitet.

Das Herz kann das auch. Genau wie die Lunge sind die oberen Herzbänder direkt mit der unteren Halswirbelsäule verwachsen. Spannt das Herz an, wird die untere Halswirbelsäule genauso wie durch den Lungenzug nach vorne und nach unten festgehalten. Der Nacken wird dadurch steinhart und die unteren Nackenbandscheiben stehen unter Dauerkompression.

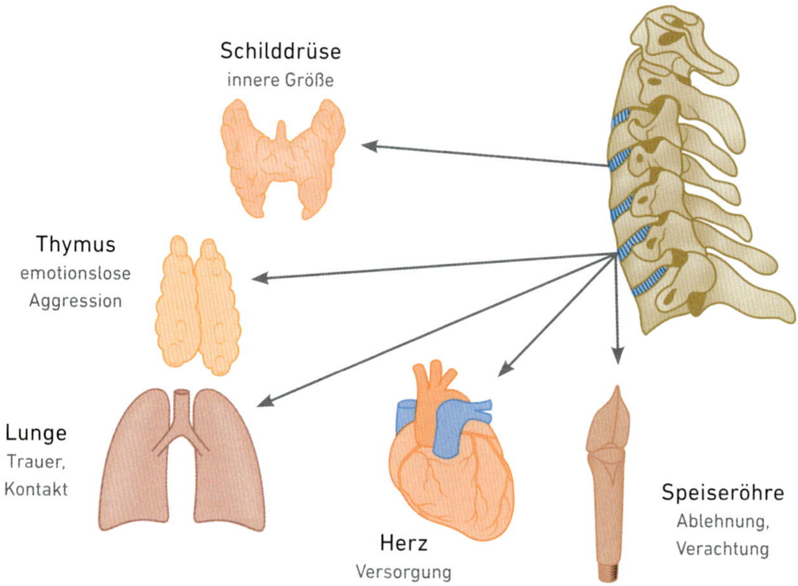

Der Organkompass des Nackens

Die darüber liegenden Wirbel sind nun gezwungen, die Unbeweglichkeit der unteren Wirbel mit Überbeweglichkeit zu kompensieren. Wäre das nicht so, könnten wir unseren Kopf in Trauerphasen gar nicht mehr bewegen. Weil sie mit ihrer akrobatischen Kompensationsarbeit vollkommen überfordert sind, neigen die nun hypermobil gewordenen mittleren Wirbel zu Blockaden. Ein steifer Nacken ist dann das Ende vom Lied.

Dieser Mechanismus – unterer Nacken zu fest, mittlerer Nacken kompensatorisch hypermobil und blockiert – ist ein echter »Klassiker«. Er erklärt, wie ganz ohne Beteiligung der Bundesbahn, plötzlich ein Zug aus dem Brustkorb in den Nacken fahren kann.

Dazu zwei kurze Fallbeispiele:

Dietmar, 25 Jahre, Student der Sozialwissenschaft, kommt mit starken Nackenschmerzen, Schlafstörungen und nächtlichem Kieferknirschen (Bruxismus) zu mir in die Praxis. Prüfungsstress allein kann die Symptome nicht erklären. Bei der osteopathischen

Untersuchung wirkt der Brustkorb nahezu unbeweglich, das Herz ist fest wie ein Stein und das Brustbein ist nach innen gezogen. Die Thoraxspannung muss also schon seit Kindertagen bestehen.
Auch Herzthemen schränken unsere Kopfbeweglichkeit ein. Dabei hat Herzspannung nichts mit dem Thema Liebe zu tun. Der Herzmuskel und der Herzbeutel spannen vielmehr dann an, wenn wir uns auf eine Mission Impossible eingelassen haben. Konkret heißt das: In den überforderten Geweben des Herzens findet sich der meist zum Scheitern verurteilte Versuch, jemanden mit aller (Herzens-)Kraft retten zu wollen. Das ist ein weiterer psychodynamischer »Klassiker«.
In der Anamnese gibt Dietmar an, eine drei Jahre jüngere Schwester mit Down-Syndrom zu haben. Nach ihrer Geburt verlagerte sich die gesamte Aufmerksamkeit der Eltern von ihm auf die kleine Schwester. Seine ganze Kindheit versuchte Dietmar, seine Eltern zu entlasten und seine Schwester tatkräftig zu unterstützen. Diese emotionale Höchstleistung hat sein Herz überfordert und seinen Herzbeutel verspannen lassen.
Anatomisch lassen sich daraus Dietmars Symptome leicht ableiten. Schließlich zieht das Herz die Halswirbelsäule nach vorn, während es die Schädelbasis über die Halsfaszien nach unten zieht. Dadurch wird unter anderem der Nerv, der den Kiefer anspannen lässt (N. trigeminus), irritiert. Sogar die Schlaflosigkeit passt zu Dietmars Geschichte. Den Schlaf vermeidend, versucht er noch immer, über seine kleine Schwester zu »wachen«. Erst nachdem es ihm innerlich gelungen ist, die Schwester in ihr eigenes Leben zu entlassen, bessern sich seine Symptome.

Anneliese, 60 Jahre, klagt über einen chronisch verspannten Nacken und eine in letzter Zeit deutlich gesteigerte Infektanfälligkeit. In der Anamnese gibt sie an, dass sie sich seit Jahren mit ihren Geschwistern in einem »blutigen Kampf« um das Erbe ihrer Eltern befindet.
Bei der körperlichen Untersuchung ist besonders ihr Thoraxeingang auffällig fest. Zudem wirkt ihre Thymusdrüse hinter dem oberen Brustbein wie zementiert. Der Thymus hat als kriegserprobter General des Immunsystems scheinbar nicht nur die Kontrolle über Annelieses körpereigene Abwehr verloren, sondern als Resonanzorgan für emotionslose Aggression dominiert er mit seiner Dauerspannung inzwischen auch ihre Schulter-Nackenregion. Mit dem jahrelangen Krieg ums Erbe überfordert,

ist die Infektanfälligkeit der Patientin eine fast logische Folge der zunehmenden Thymusschwäche.
Die Behandlung bleibt größtenteils erfolglos. Ein Nachgeben im Thorax würde das Ende des Erbschaftskriegs bedeuten. Das würde zum einen sehr teuer werden, zum anderen besteht die Patientin erbittert darauf, im Recht zu sein.

Unabhängig vom Alter der oberen Bandscheiben hat bei beiden Patienten die Geschichte hinter den Organen ursächlich zur Entstehung der Symptome beigetragen. Lösungen sind immer möglich, haben allerdings manchmal einen hohen Preis.

Assoziierte Organe	**Organsprachen**	**Zonen/Symptome**
Herz	verzweifelte Versorgung, unerfüllte Verliebtheit, Aufopferung	gesamte HWS, beidseitig Nacken, Kiefer und Arme, Brustwirbelsäule, Innenohr (Schwindel, Tinnitus, Hören)
Lunge	Trauer, Kontakt	einseitig HWS, Arme und Kiefer, Haut, Innenohr (Schwindel, Tinnitus, Hören), Sehstörungen
Thymusdrüse	emotionslose Aggression	gesamte HWS, unterer Nacken; Allergien, Unverträglichkeiten, Autoimmunerkrankungen
Speiseröhre	Herunterschlucken »minimaler Gifte« wie Ablehnung, Verachtung, Mobbing	beidseitig Arme, gesamte HWS, Schädelbasis, obere Kopfgelenke
Schilddrüse	Suche nach natürlicher Größe, Suche nach Bestimmung	gesamte HWS; Kloßgefühl, unterschwellige Unsicherheit, subtile Ängste

Total abgespalten

Bei vielen Nackensymptomen spielt der Atlas, der oberste Halswirbel, eine wesentliche Rolle. Atlasfehlstellungen können als letzte Instanz emotionaler Abspaltung beschrieben werden. Nicht umsonst boomen Atlastherapien. Sie behandeln allerdings nur das Symptom, nicht aber die symptomauslösenden Geschichten. Deshalb hilft ein schnelles mechanisches Einrenken, wenn überhaupt, nur kurzfristig. So leicht lässt sich die Einheit von Körper und Psyche nun mal nicht überrumpeln. Spannungen sind sinnvoll und spiegeln immer eine emotionale Geschichte wider. Der Atlas fungiert dabei als letztes somatisches Bollwerk gegen die aus dem Körpergedächtnis anbrandenden, emotionalen Impulse. Jede schnelle Manipulation dieses empfindsamen Übergangs zwischen Körper und Kopf hat sofort immense Auswirkungen auf alle Facetten des Bewusstseins. Denn diese Schutzspannung rund um den Atlas ist psychodynamisch manchmal überlebensnotwendig. Wird sie ohne ausreichende therapeutische Begleitung »eingerenkt«, ist das gefährlich, und die psychologischen Folgen sind nicht kalkulierbar. Schließlich fährt auch niemand ohne funktionierende Bremsen Auto. Mit dem Atlas ist das genauso.

Da an jedem blockiertem Gelenk ein Mensch mit seiner individuellen Geschichte hängt, sind somatische Pauschalübungen wie Standarddehnungen oder gar Extremsport nicht zielführend. So sind zum Beispiel die chronisch verspannten Schulterheber tonische Bodyguards. Sie sind physiologisch darauf trainiert, auf gar keinen Fall nachzugeben. Tonische Muskeln verspannen schließlich nicht aus Langeweile. Ganz im Gegenteil. Sie versuchen mit beinahe rührender Hilflosigkeit, den Menschen mit seiner Geschichte zu schützen. Wir können es uns schließlich nicht leisten, in bedrohlichen Situationen den Kopf zu verlieren. Das wissen unsere kurzen Nackenmuskeln erfolgreich zu verhindern. Genauso wenig können wir es zulassen, wenn es drauf ankommt, gleich zusammenzubrechen. Dafür sorgen die unteren Rückenstrecker und stemmen sich mit ihrer Spannung tapfer gegen jede Form von Belastung. Deshalb sind Dehnungen auf Teufel komm raus so uneffektiv. Sie missachten die psychologischen und physiologischen Hilfsangebote der treuen tonischen Schützer. Bei verzweifelten Dehnversuchen dieser Muskeln kämpft der Patient bei jedem Stretching gegen die gesunden Schutzfunktionen seines eigenen Unterbewusstseins an. Das Unterbewusstsein hat aber aus psychologisch nachvollziehbaren Gründen den Hypertonus über Jahre hinweg sorgfältig aufgebaut. Psyche ist nicht dehnbar.

Übung: Das Kissenbrüllen

Ist Ihr Nacken chronisch verspannt? Falls ja, nehmen Sie ein Kissen und drücken Sie es mit beiden Händen fest auf Ihren Mund. Atmen Sie tief durch die Nase ein und brüllen Sie dann mit voller Wucht in das Kissen hinein. Brüllen Sie entweder ein »Ja«, ein »Nein« oder ein krachendes »Sch...« (Sie wissen schon). Das ist zwar alles andere als »nett«, aber nett war die Psyche ja noch nie.

Kurz: Drücken Sie sich aus. Ohne Hemmung. Mit voller Kraft. Es macht keinen Unterschied, welches der drei Wörter Sie benutzen. Wichtig ist dabei nur, dass Sie wirklich mit voller Energie losbrüllen. Ein einfacher wortloser Schrei, am besten tief aus dem Becken kommend, funktioniert auch. Sie können natürlich auch ohne Kissen vor Ihrem Mund losbrüllen. Das setzt allerdings eine ziemliche Freiheit von Scham- und Schuldgefühlen in Ihnen voraus und folglich wären Sie nicht chronisch verspannt. Im Allgemeinen irritiert die Übung ohne Kissen und ohne Ankündigung auch die Familie, von den Nachbarn oder Kollegen mal ganz zu schweigen. Starten Sie also lieber erstmal mit einem Kissen vor dem Mund.

Das Kissen hat einen Sinn. Es ersetzt, psychodynamisch betrachtet, Ihre Zurückhaltung. Indem sich Ihre Zurückhaltung in dem Kissen symbolisiert, bekommt Ihre Psyche die Erlaubnis, ungehemmt loszudonnern. Diese Übung löst die Hals-, Kopf- und Nackenmuskulatur besser als jede Dehnung. Gleichzeitig entspannen sich dadurch Ihr Brustkorb, Ihre Schlüsselbeine, die Halsfaszien und nicht zuletzt Ihr Zwerchfell. Ein Schrei braucht nicht viele Worte. Also denken Sie nicht lange nach. Schreien Sie einfach so ungehemmt wie möglich in das Kissen.

Zehn Wiederholungen reichen zu Anfang. Versuchen Sie wieder mindestens über fünfzig Prozent Ihrer Ausdruckskraft in Ihre Stimme zu legen. Alles über fünfzig Prozent Ausdrucksstärke führt zu unmittelbarer somatischer und emotionaler Entlastung. Natürlich sind hundert Prozent bedingungsloser Ausdruck wünschenswert. Würde das von Anfang an gut funktionieren, bräuchten Sie kein Training. Die Übung ist zu Beginn etwas anstrengend, lohnt aber die Mühe. Seien Sie mutig und steigern Sie Ihre Ausdruckskraft nach und nach. Wie bei jedem Training liegt die Kunst auch hier in der Wiederholung. Wenn Sie jetzt noch Energie übrig haben, nutzen Sie die Stille nach dem Sturm.

Atmen Sie nach den zehn Wiederholungen durch. Spüren Sie sich dann in Ihrem Hals und Brustkorb. Forschen Sie nach einem ehemals nicht ausgedrückten (Auf-)Schrei in Ihrem Hals. Suchen Sie in Ihrem Brustkorb nach gestauter Trauer (Lunge) oder verzweifelter Überforderung (Herz). Lassen Sie wieder sämtliche Informationen ungeordnet an Ihrer Bewusstseinsoberfläche auftauchen.

Wenn Sie nun eine konkrete Situation erinnern, die mit blockierter Wut, Trauer, Aggression oder sexuellem Erleben zusammenhängt, drücken Sie genau diese Emotion aus, indem Sie sie nun erneut ins Kissen brüllen. Stellen Sie sich dabei einfach vor, dass es Ihrer Psyche und Ihrem Körper durchaus möglich ist, zurückgehaltene Emotionen auch nach Jahrzehnten nachträglich und zielsicher auszudrücken. Stimmlicher Ausdruck holt die Geister der Vergangenheit aus ihren Schattenhöhlen und befördert sie freundlich, aber bestimmt ins Licht des Bewusstseins.

Manchmal tauchen bei dieser Übung zu Beginn statt konkreter Situationen nur abstrakte Eindrücke oder Symbole auf. Das macht nichts. In diesem Fall stellen Sie sich wieder die vier magischen Fragen aus dem Resonanzkapitel:

1) Wie sieht dieser Eindruck genau aus?
2) Welche Ausstrahlung oder Energie umgibt ihn?
3) Wenn diese Energie sprechen könnte, was würde sie sagen?
4) Was löst das in diesem Moment in mir aus?

Ihre innere Reaktion auf die vierte Frage wird im weitesten Sinne emotional sein. Brummen, klingen oder dröhnen Sie dann die subtil aufgetauchte Emotion erneut in das Kissen. Das Kissen ist Ihr Freund. Es bewertet und verurteilt nicht. Es nimmt bedingungslos alles an, was Sie loswerden wollen.

Es geht bei dieser Übung nicht darum, die auftauchende Emotion zu verstehen. Das ist nicht unbedingt notwendig. Es geht vielmehr darum, gestaute Emotionen einfach loszulassen. Sie werden sehr schnell wahrnehmen, ob Ihr emotionaler Ausdruck ausreichend war oder ob Sie lieber noch zehn Wiederholungen dran-

hängen wollen.
Sobald Sie das Empfinden haben, dass Sie etwas über fünfzig Prozent Ausdrucksstärke aufgebracht haben, lassen Sie es gut sein: Vergessen Sie die Übung, werfen Sie das Kissen in eine Ecke und machen Sie etwas Schönes. Ihre Psyche braucht jetzt Zeit zur Verarbeitung. Wiederholen Sie die Übung erst am folgenden Tag wieder.
Beim Kissenbrüllen kann letztlich nur ein Wut-, ein Trauer-, ein Aggressions- oder ein Lustschrei herauskommen. Ein Schrei also, der wahrscheinlich schon seit Jahren oder Jahrzehnten in den Halsgeweben zurückgespannt wurde. Mehr als die beiden großen Emotionen und die zwei Überlebensinstinkte hält unsere Psyche bekanntermaßen nicht zurück.
Praktizieren Sie das »Kissenbrüllen« über einen Zeitraum von mindestens ein, zwei Wochen. Das kostet Sie pro Tag maximal zehn Minuten, eher weniger. Sie werden durch die Übung ausdrucksstärker, entspannter, fühlender und im besten Sinne schamloser. Als Nebeneffekt werden Sie feststellen, dass auch Ihr Nacken freier wird.
Zugegeben: Die Übung ist fordernd und sie ist manchmal anstrengend. Sie kostet Energie und Emotionen. Andererseits sind Sie mehr als jeder andere der Experte oder die Expertin für sich selbst. Lösungen lauern überall. Wenn es Ihnen also vor langer Zeit gelungen ist, Schutzspannungen in Hals und Brustkorb aufzubauen, sind Sie heute erst recht in der Lage, sie auch wieder aufzulösen.
Die Kissenübung ist übrigens universell anwendbar. Nach einiger Zeit macht sie sogar Spaß und temporär auch heiser. Sie dient gleichzeitig als emotionale Erste Hilfe. Wenn Ihnen zum Beispiel die Spannung am Arbeitsplatz immer wieder den Hals umdreht, nehmen Sie das Kissen einfach mit ins Büro. Ziehen Sie sich in den Pausen kurz zurück und donnern Sie los. Mit etwas Training verwandelt diese kurze »Stimmübung« Ihren Chef und die Kollegen aus Monstern in freundliche Wesen. Das ist dann kein Wunder, sondern vielmehr Ihr Verdienst. Sie können tatsächlich zaubern.
Zugleich gilt bei dieser wie bei allen Übungen des Buches: Werden die auftauchenden Erinnerungen oder Bilder ausnahmsweise zu stark, holen Sie sich für einen begrenzten Zeitraum professionelle Hilfe.

Eine Trauer-Übung

Trauer lässt sich viel schwerer inszenieren als Wut. Manchmal kommt nach einem wütenden Brüllen ins Kissen durchaus eine Trauerwelle hoch. Falls Sie bewusst mit Trauer experimentieren möchten, probieren Sie doch einfach Folgendes:

Nehmen Sie einen Stift und ein Blatt Papier. Stellen Sie sich nun vor, dass heute der vorletzte Tag Ihres Lebens ist. Morgen um die gleiche Zeit wird Ihr Körper eine Leiche sein. Hier und jetzt haben Sie aber noch Zeit, ungelöste Trauer aus Ihrem Schatten in Liebe zu verwandeln. Schreiben Sie also an mindestens drei Menschen einen Abschiedsbrief. Schreiben Sie an Ihre Kinder, Ihren Partner, Ihre große Liebe, Ihre Eltern, Ihr Haustier usw. Jeder Brief sollte mindestens eine Seite lang sein. Halten Sie – im Angesicht des Todes – nichts zurück.

Benutzen Sie dabei die Begriffe:

a) danken b) annehmen c) verzeihen

Danken Sie bedingungslos. Nehmen Sie bedingungslos an. Verzeihen Sie bedingungslos. Schreiben Sie Ihren Lieben, was Sie von Ihnen annehmen, was stärker ist als der Tod und in Ihrem Herzen weiterlebt. Schreiben Sie von Ihrer Liebe. Bitten Sie um Verzeihung. Bitten Sie darum, dass Ihre Liebe angenommen wird, um in den Zurückbleibenden weiterzuleben. Damit verinnerlichen Sie das DAVI-Prinzip (siehe Seite 254), und es kann seine verborgene Wirkung entfalten. Im letzten Kapitel gehen wir näher darauf ein. Schreiben Sie. Üben Sie, was wirklich heilt.

Wenn Sie mit den drei Seiten fertig sind, lesen Sie Ihre Briefe noch einmal durch, nicht öfter. Fügen Sie diese Seiten Ihrem Testament hinzu oder verstehen Sie die Briefe als Ihr eigentliches Testament. Warten Sie ein paar Wochen ab. Lesen sie Ihr Vermächtnis dann nochmals durch. Das geht nicht ohne Trauer und auch nicht ohne Mitgefühl, die andere Seite der Trauer. Wenn Sie ganz mutig sind, schenken Sie die Kurzbriefe den Adressaten zum Geburtstag oder zu Weihnachten. Ein größeres Geschenk als Ihre Liebe gibt es nicht.

In Kürze

In den komplexen Geweben zwischen Hals und Brustkorb (»thoracis outlet«) finden sich im Allgemeinen unerlöste, trauernde Erinnerungen, die im Hals nach Ausdruck suchen. Oft sitzt hier ein unterdrückter Schrei.

Kapitel 9: Terror im Kopf

Töne sind sich im Wasser wiegende Zellen.
Klänge sind Membranschwingungen.
Hören ist elektrischer Funkenflug.

Ist der Kopf nicht richtig mit dem Körper verbunden, resultieren daraus nicht selten Dissonanzen, die sich unter anderem als störender Missklang im Kopf Gehör verschaffen. Stellen Sie sich vor, Sie könnten zaubern und hätten eine grenzenlose Wahrnehmung. Dazu brauchen Sie nur die Spitze Ihres Zeigefingers etwa einen Zentimeter vor die Öffnung Ihres Gehörgangs zu legen. Gehen Sie nun auf eine mentale Reise ins Zentrum Ihres Hörens. Es ist ganz leicht.

Wandern Sie dank Ihrer unbegrenzten Vorstellungskraft mit Ihrer Fingerspitze zunächst etwa vier Zentimeter in Richtung der Mitte Ihres Kopfes. Dort angekommen, »berührt« Ihre Fingerkuppe die Spitze einer Struktur, die wie ein kleines Schneckengehäuse aussieht. Das Gehäuse ist winzig. Es misst an der Basis etwa drei Millimeter und ist genauso hoch. Dieses kleine Organ wird Hörschnecke oder auch Cochlea genannt. Die Hörschnecke hat bloß zweieinhalb Windungen und befindet sich im Zentrum Ihres Schläfenknochens. Sie wird von so viel Flüssigkeit, der Perilymphe, umströmt, dass sie darin schwimmen und leicht schwingen kann. Diese abfedernde Schwingung schützt Ihre Hörnervenfasern, die sich in dem winzig kleinen Gehäuse befinden. Die Flüssigkeit sorgt also dafür, dass sich Kopfbewegungen nicht störend auf Ihr Hörempfinden auswirken.

Wandern Sie in Ihrer Vorstellung nun noch einen Millimeter weiter in die Tiefe. Sie sind jetzt im Zentrum Ihres Hörens. Hier, im Inneren des Hörschneckengangs, haben Sie

Kontakt zu insgesamt 16 000 Hörnervenbüscheln, auch »Cortiorgane« genannt, die nur Hundertstel Millimeter hoch sind. Genau wie die gesamte Hörschnecke werden auch diese Nervenbüschel im Schneckengang vollkommen von einer Flüssigkeit umspült, der sogenannten Endolymphe.

Ohne diese Flüssigkeit des Schneckengangs wären wir stocktaub. Musik würde uns niemals in andere Welten versetzen. Das wilde Hupen eines von hinten auf uns zurasenden Autos würde uns nicht davon abhalten, stoisch weiter in der Mitte der Straße Fahrrad zu fahren. Der Klang der Worte »Ich liebe Dich« könnte unser inneres Universum nicht von einer Sekunde auf die andere auf den Kopf stellen. Ohne die Endolymphe der Hörschnecke wäre die Welt verstummt.

Töne beginnen hier, in den Wassern des Innenohrs. Von hier aus begeben sie sich auf ihre Reise in unser Bewusstsein. Jeder von außen kommende Schall wird zunächst im Mittelohr mechanisch verstärkt und verwandelt sich in der Endolymphe des Innenohrs in eine Flüssigkeitswelle. Schall wird zur Welle. Sobald uns also ein Klang erreicht, bewegen sich die feinen Haarzellen der 16 000 Nervenbüschel wellenartig, bedingt

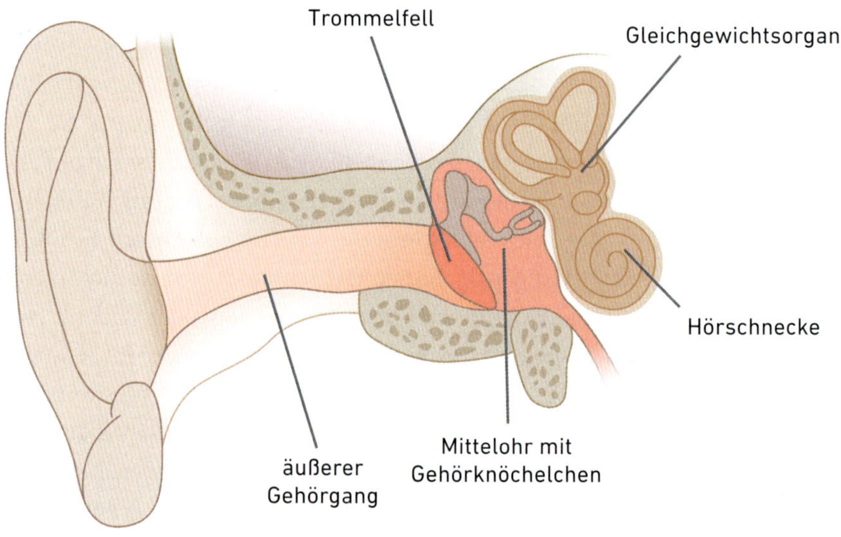

Das Ohr besteht aus Außenohr (Ohrmuschel, Gehörgang), Mittelohr (Gehörknöchelchen) und Innenohr

durch die in Schwingung versetzte Endolymphe, hin und her. Die wellenförmige Bewegung der Haarzellen wird schließlich in elektrische Funken übersetzt. Diese Funken sind es, die wir Bruchteile von Sekunden später im Gehirn in einen Klang oder eine ganze Symphonie übersetzen.

Dieser Vorgang gilt für alle Sinnesempfindungen. Was wir hören, sehen, riechen, schmecken und tasten ist ein elektrisch übersetztes Bild der Vergangenheit. Das sogenannte Hier und Jetzt ist, zumindest sensorisch betrachtet, ein Abbild der Vergangenheit. Ganz gleich, wo genau »Hier« und wann genau »Jetzt« ist: Jeder Sinnesimpuls – und damit auch jeder Hörfunke – ist wichtig. Jeder Impuls will gefühlt und gehört werden.

Instinktive Feuerwerke

Bevor wir die inneren Impulse hören können, folgen die **elektrischen Funken** aber zunächst feinsten Nervenfasern in eine nur wenige Hundertstel Millimeter dünne **Membran** *(Membrana basilaris)*. Diese schwingende Membran gleicht einem flexiblem Stretch-Teppich, der den Boden der Schneckengänge auskleidet. Sie verstärkt die Hörimpulse, kann sie aber auch abschwächen.

Die Klänge von Mozarts »Zauberflöte« sind also Wellen von innerem, klaren Wasser, die durch Membranschwingungen intensiviert wurden, bevor wir in den **Schläfenlappen** unseres Gehirns daraus ein elektrisches Meisterwerk machen. Hören ist ein aktiver Prozess des Erschaffens. Alle dafür notwendigen Strukturen sind extrem sensibel und befinden sich gerade unter Ihrer imaginären Fingerspitze.

Damit aber nicht genug. Die hauchfeinen **Hörnervenfasern** verlassen nun durch etwa 2500 mikroskopisch kleine Öffnungen die Hörschneckenwand. Nach dem Verlassen der inneren Wasser bündeln sie sich zu rund 80000 Fasern und werden damit zum **Hörnerv**. War unser Hören zunächst die Bewegung von Wasser und Membranschwingung, ist es ab jetzt ein zunächst stummes Stakkato von elektrischen Impulsen. Damit wir ein Konzert genießen können, müssen die elektrischen Informationseinheiten dem Hörnerv nach unten zum **Hirnstamm** folgen. Dort, im evolutionär ältesten Teil unseres Gehirns, werden sie mehrfach, unter anderem mit der Steuerung unserer Augenbewegungen, verschaltet. Diese Verschaltung im Instinktzentrum des Gehirns gleicht einem

Feuerwerk und dient auch heute noch unserem Überleben. Wenn es irgendwo knallt, schauen wir reflexhaft in die Richtung, aus der die akustisch wahrgenommene Bedrohung kommt.

Umgekehrt werden auch visuelle Informationen im Bereich des Mittelhirns mit der **Hörbahn** verschaltet. Theoretisch könnten so visuelle Schocks unsere Hörwahrnehmung dauerhaft irritieren. Haben Kinder zum Beispiel die Eltern nicht nur streiten gehört, sondern auch gesehen, wie es zu Handgreiflichkeiten kam, kann sich das visuelle Trauma zwanzig Jahre später lautstark als Tinnitus zurückmelden. Das Gleiche gilt für andere Extremsituationen wie Unfälle, Todesfälle, schwere Verletzungen etc., die beobachtet wurden und die die Betroffenen seitdem einfach nicht mehr »aus dem Kopf bekommen«. Akustische und visuelle Traumata sind eng miteinander verkoppelt. Das ist physiologisch erklärbar und eine alltägliche Erfahrung in psychologischen Praxen.

Endlich im Hirnstamm angekommen, ziehen die elektrischen Informationen nun als Hörbahn nach oben, in Richtung unseres **Großhirns**. Dort kommen sie endgültig als elektrisches Feuerwerk in den Schläfenlappen unseres Gehirns an. Erst dort wird die ehemalige Flüssigkeitsbewegung und Membranschwingung, die anschließend zu einer elektrischen Signatur wurde, von uns zu einer komplexen Hörerfahrung gestaltet. Das

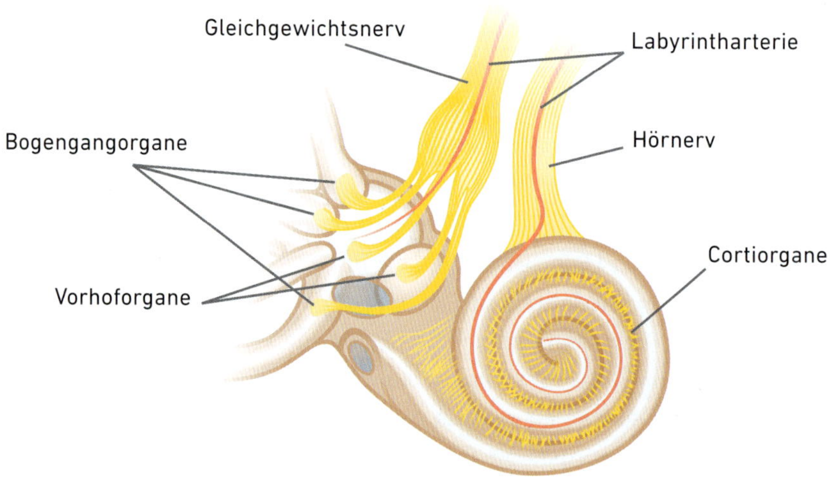

Die Hörschnecke im Innenohr ist das eigentlich Hörorgan

alles geschieht gerade jetzt, in diesem Moment, etwa zwei Querfinger oberhalb Ihres imaginären Zeigefingers, der in dieser Vorstellung ja immer noch auf der Spitze Ihrer winzigen Hörschnecke ruht.

Aus jeder Welle, jedem Nervenzellbüschel, jeder Membranspannung, jeder der 2500 Hörschneckenöffnungen, jeder der 80 000 Nervenfasern und nicht zuletzt aus der Verschaltung der gesamten elektrischen Hörbahn auf dem Weg vom Hirnstamm bis hoch zum Großhirn, könnte ein Tinnitus entstehen. Hinzu kommt, dass jede dieser Strukturen zusätzlich von der Schädelspannung in ihrer unmittelbaren Umgebung abhängig ist. Und das ist bei Weitem noch nicht alles. Beinahe der gesamte Körper kann mit seinen emotional begründeten Spannungen den Kopf und damit die Ohren zum Klingeln bringen.

Tinnitus ist komplex.

Sound of Silence

Tinnitus aurium (lat.: Klingeln der Ohren) ist ein typisches Symptom in modernen Gesellschaften. Statistiken besagen, dass inzwischen jeder vierte Bewohner westlicher Industrieländer im Laufe des Lebens von Tinnitus betroffen ist. 10 bis 15 Prozent der Betroffenen leiden massiv darunter, weitere 2 bis 3 Prozent erleben den bohrenden Ton als realen Terror und sind aufgrund der Dauerbeschallung sogar suizidgefährdet. Dabei gilt Tinnitus nicht einmal als Erkrankung, sondern wird schulmedizinisch einfach als Symptom betrachtet, dessen Ursache leider meist im Dunkeln bleibt. Das Durchschnittsalter beim Auftreten des Symptoms liegt zwischen dem vierzigsten und fünfzigsten Lebensjahr. Männer sind davon etwas häufiger betroffen als Frauen.

So sehr der Ton auch quälen mag: Ein Tinnitus ist ein alltägliches Phänomen. In einer Studie sollten die Versuchsteilnehmer in einem vollkommen schallisolierten Raum einige Zeit allein mit sich selbst verbringen. Von den achtzig Probanden gaben 93 Prozent nach einiger Zeit an, ein Rauschen im Raum zu hören. Tinnitus ist so gesehen ein natürlicher »Sound of silence«, ein Klang der Stille, der immer dann im Inneren entsteht, wenn im Außen nichts geschieht.

Hält die innere Un-Ruhe allerdings länger als sechs Monate an, gilt Tinnitus als chronisch. Manchmal kann ein Arzt während der Untersuchung des Ohrs tatsächlich einen

Tinnitus mithören. Wenn der Ton im Ohr objektiv messbar ist, sind pulsierende Durchblutungsverwirbelungen, Bluthochdruck oder Spannungen des Abflusskanals aus dem Mittelohr, der Eustachischen Röhre, die wahrscheinlichste Ursache der Störung. Das lässt sich meist gut behandeln. Der Großteil der Terrortöne lässt sich jedoch von außen nicht objektiv messen. Sie werden rein subjektiv, also nur von den Patienten wahrgenommen. Zeigen dann durchblutungsfördernde oder entzündungshemmende Medikamente keine Wirkung, und scheitern auch Akupunktur, Neuraltherapie sowie die Gabe von Neurotransmittern (Transmitter Glutamat), ist intrapersonale Resonanz *der* Königsweg für Patienten, um zu verstehen, wie der Ton in ihren Kopf gekommen ist. Gekoppelt mit den vier magischen Fragen weist Resonanz dabei im Idealfall den Weg zur Lösung des Problems.

Krach aus dem Becken

Anatomische Grundlagen

Bei vielen Patienten liegt die Ursache des Tonterrors in Geweben, die weit vom Kopf entfernt sind. Eine Behandlung des Innenohrs bleibt dann erfolglos. So gibt es Berichte von Patienten mit extremem Leidensdruck, die sich, um den quälenden Ton im Kopf loszuwerden, als letztes Mittel den Hörnerv operativ durchtrennen ließen. Nach der Operation waren die Patienten dann einseitig taub, doch der Ton im Kopf zeigte sich von der einschneidenden Prozedur völlig unbeeindruckt. Die Sirene im Kopf kann also durchaus in der Peripherie des Körpers ihren Anfang nehmen.

Spannen zum Beispiel die Beckenorgane übermäßig an, führt das zu einer Kippstellung des **Kreuzbeins** nach vorne. Werden also sexuelle und/oder aggressive Impulse vom Patienten durch die Beckenspannung übermäßig kontrolliert, hat das einerseits potenziell tiefsitzende Rückenschmerzen zur Folge. Andererseits setzt die Fehlstellung des Kreuzbeins auch die daran befestigten Rückenmarkshäute und deren Fortsetzung, die Hirnhäute, unter Zugspannung.

Entspannte **Hirnhäute** sind aber die Voraussetzung für einen gesunden Abfluss der Peri- und Endolymphe aus der Hörschnecke des Innenohres. Die abführenden Kanälchen *(Ductus peri- und endolymphaticus)* liegen zentral im Schläfenbein. Das Schläfenbein *(Os temporale)* ist der Knochen, an dem sich rechts und links die Ohren befinden. Der Durchmesser der **kleinen Knochenkanälchen** beträgt nur wenige Hundertstel Millimeter. Sind die Hirnhäute aufgrund des gekippten Beckens in Hochspannung versetzt, verändert dies die Stellung der mit ihnen verwachsenen Schläfenbeine. Deren Kippung verhindert nun, dass die Flüssigkeiten in den winzigen Kanälchen in die ohnehin verspannten Häute des Gehirns abfließen können. Die **Endolymphe** staut sich und wird sogar in das Innenohr zurückgedrückt. Durch den Rückstau kommen die 16 000 Hörbüschel unmittelbar unter (Flüssigkeits-)Druck und beginnen nun damit, Fehlinformationen in die 80 000 Nervenfasern des Hörnervs zu feuern. Die klingelnden Notsignale der unter Druck geratenen Hörbüschel können auf der Hörrinde des Gehirns als Tinnitus übersetzt werden.

Ein starker **Rückenmuskel** *(M. longissimus)* samt seiner Muskelfaszie verbindet das rückseitige Becken direkt mit dem Schläfenbein. Auch wenn das ein langer Weg ist: Die Stellung des Beckens hat mittelbaren Einfluss auf die Stellung der Schläfenbeine und damit auch auf den darin befindlichen Sitz der Hörorgane. Eine Fehlstellung des Beckens wirkt sich auch auf die **Kiefergelenke** aus. Verdrehte Schläfenbeine bedingen verdrehte Kiefergelenkspfannen. Da sich dadurch der Kiefergelenkkopf in seiner Pfanne nicht mehr rund bewegen kann, führt das auf Dauer zu Problemen am Kiefergelenk. Umgekehrt beeinflussen natürlich auch Störungen der Kiefergelenke, zum Beispiel nach Unfällen oder Zahnoperationen, unmittelbar die Gelenkdynamiken des Schläfenbeins. Somit nimmt auch der Kiefer Einfluss auf die für das Hören so wichtige Flüssigkeitszirkulation der Hörschnecke.

Psychodynamische Spuren

Das Klingeln, Rauschen, Piepen, Brummen und Summen ist somit immer das Produkt einer Überspannung. Tinnitus, und wie wir später sehen werden auch Schwindel, kann also vollkommen unabhängig vom Kopf beispielsweise aus dem Becken stammen und deutet in diesem Fall auf eine starke Instinkthemmung hin. Nicht zuletzt verweist die Beckenspannung auch auf das mit den Instinkten verbundene Thema Tod.

Ein chronisch verspanntes Becken mit seinen potenziell verdrängten sexuellen Konflikten, Gewalterfahrungen, Geschichten von erschüttertem Vertrauen, lebensbedrohlichen Erkrankungen oder emotionalen Verlusten wie plötzlichen Todesfällen kann auch ganz ohne Beteiligung der Rückenmarkshäute direkt auf das Innenohr einwirken.

Abgespaltene Töne

Anatomische Grundlagen

Auch die Spannungen des Halses können einen Tinnitus auslösen. Die meisten **Muskeln des Halses** und die **zugehörigen Halsfaszien** haben Kontakt zur Schädelbasis und damit zu den Schläfenbeinen. Mandeloperationen oder chronische Halsentzündungen samt der dazu gehörenden Psychodynamik können das empfindliche Innenleben der Temporalknochen stören. Nicht umsonst gilt das **Schläfenbein** aufgrund seiner vielfältigen Verbindungen im Körper und der daraus potenziell folgenden multiplen Störungen als »troublemaker of the head«, als Störenfried im Kopf.

In diesem Zusammenhang kann auch eine **Atlasfehlstellung** Tinnitus auslösen. Viele Halsmuskeln beeinflussen anatomisch den Atlas und die oberen Halswirbel. Insbesondere der bei emotionalen Abspaltungsprozessen beteiligte Atlas spielt bei der Blutversorgung der Hörschnecke und des Hörnervs eine entscheidende Rolle. Durch ihn hindurch und über ihn hinweg verläuft die große **Wirbelarterie** *(A. vertebralis)*, aus der die deutlich kleinere Labyrintharterie entspringt, die das Innenohr mit Blut und Lymphe versorgt. Diese für das Hören und Gleichgewicht so entscheidende **Labyrintharterie** ist eine sogenannte Terminalarterie. Das bedeutet, es gibt keine zweite Arterie, die im Notfall ihre Rolle übernehmen kann. Spannt der Atlas mit der ihn umgebenden Muskulatur an, ist die Blutversorgung für das Hören und das Gleichgewicht eingeschränkt. Die Verbindung von Atlas und Labyrintharterie erklärt auch, warum 30 Prozent der Tinnituspatienten durch leichte Kopfbewegungen Einfluss auf die Intensität ihres Tinnitus nehmen können.

Hinzu kommt, dass die Blutzufuhr und der Lymphabfluss des Innenohrs von der Funktion eines im Kopf alles entscheidenden Nervs abhängig sind. Der Trigeminusnerv, auch **Drillingsnerv** genannt, steuert die Blutgefäße des Gehirns, sensibilisiert die Hirnhäute und das Gesicht, und innerviert die Kaumuskulatur. All dies nimmt auf unterschiedlichen Wegen Einfluss auf die gesunde Funktion der Hörorgane. Ist der Drillingsnerv entspannt, ist ein Tinnitus unwahrscheinlich.

Der Drillingsnerv wird jedoch im Hirnstamm von vier Nervenkernen bei seiner Arbeit beeinflusst. Diese **vier Nervenkerne** vermitteln Informationen aus dem Oberkörper *(Fasciculus cuneatus)*, dem Bauch *(N. vagus)*, dem Hals *(N. glossopharyngeus)* und dem Gesicht *(N. facialis)*. Störungen aus all diesen Bereichen können den Trigeminusnerv im

Hirnstamm irritieren. So können Spannungen des Oberkörpers, des Bauchs, des Halses und des Gesichts ebenfalls indirekt Einfluss auf die Funktion des Hörens und des Gleichgewichts nehmen. Da der Trigeminusnerv seinerseits von einer Hirnhaut umwickelt ist, reagiert er via Rückenmarkshautspannung besonders sensibel auf eine veränderte Stellung von Kreuzbein und Becken. Ursachen für eine die Hirnhäute verändernde Beckenstatik können neben den bereits bekannten Organspannungen auch umgeknickte Füße, eine frühere Knieoperation oder Hüftfehlstellungen sein.

Kurz: Es gibt nicht *die eine* Ursache, die jeden Tinnitus erklären kann. Beinfehlstellungen nehmen genauso Einfluss auf die Beckenstellung wie Spannungen der Beckenorgane. Verschiedenste **Zugspannungen** übertragen sich im Körper per Rückenmarkshautzug rasend schnell von ganz unten bis nach ganz oben in die Hirnhäute. Damit werden genau die Nerven, Blut- und Lymphgefäße gestört, die das empfindliche Innenohr ver- und entsorgen. Zusätzlich können Spannungen oder ehemalige Erkrankungen sämtlicher Bauch- und Thoraxorgane, des Halses, des Oberkörpers, des Gesichts und der Augen den Trigeminusnerv beeinträchtigen. Mit ihren Fehlinformationen überfluten und übertönen sie dann die gesunden Funktionen des überforderten Drillingsnervs.

Jede dieser Spannungen sehnt sich nach Auflösung. Wird das aufgrund emotionaler Missverständnisse bewusst oder unbewusst vermieden, ist ein chronischer Hypertonus der Preis der Verdrängung. Das Klingeln der Ohren ist dann nur ein Symptom unter vielen, die alle auf den verzweifelten Versuch des Körpers hindeuten, innere Spannungen zu verarbeiten.

Psychodynamische Spuren

Der Terror im Kopf kann auch das Resultat einer starken emotionalen Abspaltung sein: Wut und Trauer, die beiden emotionalen Schwergewichte, genauso wie sexuelle oder aggressive Impulse sind in diesem Fall als nicht gelebte Schreie im Hals steckengeblieben. Die Halsmuskulatur, die Halsfaszien und nicht zuletzt der Atlas setzen alles daran, die Umwelt vor der inneren emotionalen Bedrohung zu schützen, und spannen an. Die stummen Schreie werden, Abspaltung hin oder her, vom Patienten schließlich als laut dröhnende Dissonanzen im Kopf wahrgenommen. Lang verdrängte Geschichten des Beckens, des Halses, der Kiefergelenke und des Atlas sind echte »Klassiker«, die fast immer mit den ruhelosen Innenohren zusammenhängen. Psychodynamisch formuliert ist Tinnitus somit das lautstarke Getöse ungelöster Impulse und Geschichten, die sich als überforderte Gewebespannungen ausdrücken, um endlich im Kopf gehört zu werden.

Gut zu wissen

Ein Tinnitus kann medizinisch durch nahezu alle Körpergewebe ausgelöst werden. Der Ton ist eng mit emotionaler Abspaltung verbunden und symbolisiert einen inneren (Auf-)Schrei.

Mal wieder überhört

Insbesondere bei Tinnitus und, wie wir im nächsten Kapitel sehen werden, auch bei Schwindel weiß allein der Patient die Lösung. Klingen im Kopf zurückgehaltene Beckeninstinkte? Donnern große, nicht erlaubte Emotionen des Bauchraums zwischen den Ohren? Vielleicht verschaffen sich auch unerlöste Trauer im Brustkorb, ehemals überhörte Hilferufe oder gar Schreie des Halses endlich Gehör.

Die übliche Erklärung, dass von Tinnitus betroffene Patienten etwas nicht hören wollen, stimmt, wird jedoch meist falsch interpretiert. Wesentlich zum Verständnis von Tinnitus ist, dass es dabei um *innere* Impulsantworten auf eine überfordernde Umwelt geht. Diese durften bereits in der Kindheit nicht ausgedrückt werden und werden heute noch immer vom Patienten überhört. Es sind also nicht der Chef, der Partner oder die laute Umgebung, die einen Tinnitus entstehen lassen. Abgesehen von echten Knalltraumata, schaffen das von außen kommende Schallwellen nicht. Tinnitus entsteht innen. Die Umwelt dient dabei lediglich als Taktgeber.

Spannung ist immer Ausdruck von Zurückhaltung, und gerade das sensitive Innenohr reagiert höchst sensibel auf chronische Impulskontrolle. In jedem Ton des Kopfes findet sich ein Anklang von Wut, Trauer, Sexualität oder Aggression. Wann und in welcher Situation die emotionale Deprivation, die jetzt als Tinnitus nicht mehr zu überhören ist, begonnen hat, weiß allein der Klient. Es stimmt also. Bei Tinnitus möchte der

Klient etwas nicht hören. Das, was er oder sie nicht hören möchte, kommt allerdings von innen und nicht von außen. Patienten mit massivem Tinnitus haben, und das wahrscheinlich schon seit Jahren, auf Grundlage von bisher unreflektierten Schuld- und Schamreflexen unterbewusst aktiv von sich selbst weggehört.

Günther, ein Patient in den Mittfünfzigern, hat einen Tinnitus entwickelt, nachdem er ein Jahr zuvor eine neue, sehr junge und sehr attraktive Sekretärin eingestellt hatte. Mit ihr verbringt er die meiste Zeit des Tages im Büro. Günther ist glücklich verheiratet und hat zwei fast erwachsene Söhne. Nur die Sexualität zwischen ihm und seiner Frau ist seit einigen Jahren »eingeschlafen«. Nun ist er jeden Tag mit einem »Objekt der Begierde« zusammen, das seine sexuellen Impulse wieder erblühen lässt, muss aber diese im Büro, vor seiner Frau und vor allem vor sich selbst geheim halten. Das hat seine armen Beckengewebe, sein Kreuzbein und in der Folge auch seine Schädelbasis mächtig überfordert. Nach einem Jahr betrieblich bedingter Triebkontrolle und aufgrund einer ungeprüft übernommenen elterlichen Sexualmoral ist sein Tinnitus schlicht ungelebte, somatisierte Lust. Günther hat eigentlich keinen Tinnitus, Günther ist dauererregt. Es muss eine Lösung her.

Ein unmoralisches Angebot an seine Sekretärin wäre ethisch zweifelhaft und selbst wenn es erfolgreich wäre, würde es das Chef-Sekretärin-Verhältnis auf Dauer beeinträchtigen. Die Sekretärin zu entlassen wäre ethisch genauso wenig tragbar und würde Günthers Konflikt vertagen, aber den Ton in seinem Kopf nicht beruhigen. Also sucht Günther nach anfänglichem Zögern das längst überfällige Gespräch mit seiner Frau. Nach Jahren sprechen sie erstmals wieder über ihre (gemeinsam verdrängten) sexuellen Impulse. Allein die Gespräche entlasten Günthers Kopf und dämpfen das hohe Singen zwischen seinen Ohren. Gleichzeitig bessern ein paar therapeutische Sitzungen zum gleichen Thema inklusive der osteopathischen Mobilisierung von Becken und Schädelbasis deutlich Günthers Symptome. Inzwischen schweigen die Lämmer ganz, und Günther hat insbesondere nachts, nach geglücktem Austausch mit seiner Frau, neue Handlungsalternativen zur Entspannung nicht nur seines eigenen Beckenbodens entwickelt.

Eine Tinnitus-Übung

Da der Ton im Kopf gehört werden möchte, ist die Kissenbrüll-Übung aus Kapitel 8 gerade bei Tinnitus physiologisch und psychologisch sinnvoll. Brüllen Sie also zunächst kräftig los. Im nächsten Schritt gehen Sie mit Ihrem inneren Ton auf Resonanz. Wie alle Menschen können Sie bloß entscheiden, was Sie hören wollen, aber nicht, was Sie *nicht* hören wollen. Hören Sie also nicht mehr weg. Gehen Sie bewusst in das Ohrgeräusch hinein. Wie immer wenn Sie auf Resonanz gehen, lassen Sie alles zu, ohne zu beurteilen oder zu bewerten.

Stellen Sie sich vor, das Geräusch wäre ein Fenster, durch das Sie in die Vergangenheit schauen können. Lassen Sie sich von dem Ton zu seinem Ursprung führen. Wenn Ihre innere Wahrnehmung ins Stocken gerät, legen Sie die Hände auf beide Ohren. Beginnen Sie dann, einen Ton zu singen, zu brummen oder zu grölen, der möglichst genau dem Ton in Ihrem Kopf entspricht. Üben Sie dabei mit den Händen Druck auf Ihre Ohren und damit auf Ihre Schläfenbeine aus. Die Intensität von Stimme und Druck sollte der Intensität des Ohrgeräuschs entsprechen. Lauter Ton, laute Stimme; leiser Ton, leise Stimme. Lauter Ton, viel Druck; leiser Ton, wenig Druck. Wiederholen Sie diese Kombination aus Druck und Stimme mehrfach. Werden Sie also aktiv. Werden Sie zu Ihrer inneren Spannung (Druck) und zu Ihrem inneren Ton (Stimme).

Mit etwas Erfahrung führt diese Übung Sie zu den Wurzeln des Tons. Die Suche wird Sie im weitesten Sinne mit längst vergessenen Situationen samt der daran gekoppelten emotionalen Erinnerungen verbinden. Lassen Sie es nicht mehr zu, von sich selbst getrennt zu sein. Machen Sie sich Ihre Geschichte wieder zu eigen, ganz gleich, was die Auslöser der inneren Abtrennung waren. Sie müssen die manchmal schmerzhafte Vergangenheit nicht bejahen oder gar mögen. Alles, was Sie zulassen, wird wieder untrennbarer Teil Ihres bewussten Selbst. Alles, was wir integrieren, verliert seine symptomauslösende Macht. Das gilt für alle Symptome.

Tönen Sie. Summen Sie. Brüllen Sie, wenn Sie wollen. Folgen Sie dem Ton wie Alice dem weißen Kaninchen in die Tiefen des Kaninchenbaus und weiter ins Wunderland Ihres Bewusstseins. Vertrauen Sie dabei Ihren Händen und noch vielmehr Ihrem Selbst. Vielleicht treffen Sie auf Ihrer Reise die böse Herzkönigin (Mutter) oder den verrückten Hutmacher (paradoxe, kindliche Emotionen). Wenn Sie schließlich auf den Jabberwocky (ungezügelte Instinkte) treffen, versuchen Sie nicht, ihn zu erschlagen, sondern umarmen Sie ihn. Weinen oder wüten Sie, wenn nötig. Nehmen Sie sich während der Übung einfach ganz und gar wahr, ohne etwas verändern zu wollen. Das ist das Geheimnis jeder großen Veränderung.

Diese Übung inszeniert das genaue Gegenteil dessen, was Ihr Unterbewusstsein und Körper bisher praktiziert haben. Auf einen einfachen Nenner gebracht, heißt das: Ausdruck statt Spannung! Wenn der Druck Ihrer Hände und die Intensität Ihrer Stimme exakt dem Ohrgeräusch entsprechen, werden Sie in diesen Momenten eine wundervolle Stille in Ihrem Kopf wahrnehmen.

Übung: Bewegung in der Tiefe

Wenn Sie Lust haben, ein bisschen weiter zu zaubern, probieren Sie jetzt noch etwas aus. Erinnern Sie sich dabei daran, dass im intrapersonalen Ich-Fenster einfach alles wahrgenommen werden kann. Anders formuliert: Für die folgende Übung müssen Sie ein bisschen verrückt sein. Aber wie sagte schon der verrückte Hutmacher im Wunderland zu Alice: »Stimmt. Du bist völlig übergeschnappt. Aber weißt du was? Das macht die Besten aus.«

Halten Sie die Spitze Ihres Zeigefingers einen knappen Fingerbreit vor den Gehörgang Ihres einen Ohrs. Tauchen Sie mental ab, bis Sie gefühlt in vier Zentimetern Tiefe die Spitze Ihrer Hörschnecke berühren. Wenn Sie hier einen kleinen Moment verweilen, werden Sie unter Ihrer Fingerspitze ein leichtes Vor- und Zurückdrehen spüren. Das ist völlig verrückt. Es ist die Bewegung Ihrer Hörschnecke. Sie spüren, wie sich diese, samt aller Nervenfasern und getragen von Flüssigkeit im Zentrum Ihres Schläfenbeins, vor- und zurückwiegt. Anatomisch ist das nicht nur schwierig, sondern völlig unmöglich. Genau deshalb haben Sie nichts zu verlieren. Wie auch immer es funktioniert: Es ist tatsächlich möglich,

die Eigenbewegung Ihrer Hörschnecke zu »erfühlen«. Vertrauen Sie also Ihrer Wahrnehmung.
Gehen Sie dann noch einen Schritt weiter: Nehmen Sie jetzt wahr, ob sich die Drehbewegung unter Ihrem Finger gleichmäßig anfühlt. Wenn die Cochlea stärker vor- oder zurückdreht, beginnen Sie damit, die Drehbewegung zu harmonisieren. Stellen Sie sich einfach vor, dass Sie die Rotation der Hörschnecke am Ende ihres Drehimpulses energetisch »anschubsen« können. Unterstützen Sie Ihr Hörorgan, indem Sie es entweder in die freie oder in die eingeschränkte Richtung anstoßen. Beides funktioniert. Der vorgestellte Druck Ihrer Fingerspitze ist dabei so gering wie möglich und so kräftig wie nötig. Starke Spannungen in den Hirnhäuten erfordern manchmal einen deutlich spürbaren Druck. Geringe Spannung braucht nur ein paar Gramm Druck. Vertrauen Sie also Ihrem Fingerspitzengefühl. Die Zellen Ihres Körpers wissen schon, wie viel oder wenig Druck erforderlich ist, um die Hörschnecke zu lösen. Wiederholen Sie das Anschubsen, für welche Richtung auch immer Sie sich entschieden haben, etwa zehnmal. Lösen Sie danach Ihren Finger.
Wiederholen Sie die Mobilisation nun auf der anderen Seite. Die Hörbahn kreuzt im Hirnstamm zum Teil zur Gegenseite. Deshalb kann ein Ohrgeräusch rechts mit der linken Hörschnecke zusammenhängen und umgekehrt. Denken Sie nicht nach, sondern tauchen Sie einfach noch einmal in das filigrane Wunderwerk Ihres Hörorgans ein.
Gut gemacht. Sie haben gerade selbstständig das Zentrum Ihres Hörens behandelt. Wiederholen Sie die Mobilisation ein paar Mal. Mit etwas Glück hilft schon diese kleine Übung, den Terror im Kopf zu beenden.

Kapitel 10: Der große Schwindel

Schaukelnde Zellen sind Balance.
Fließende Bewegung ist Stabilität.
Gleichgewicht bedeutet Funkenflug.

Schwankende Diagnose

Schwindel stellt neben Kopfschmerzen nicht nur in der Neurologie eines der häufigsten Leitsymptome überhaupt dar. Auch in der inneren Medizin, der Hals-Nasen-Ohren-Heilkunde oder der Orthopädie wird Schwindel als Ausdruck einer der Fachrichtung zugehörigen Störung betrachtet. In all diesen Bereichen wird Schwindel als eingebildete Bewegung des Patienten in Bezug zu seiner Umwelt oder als eingebildete Bewegung der Umwelt in Bezug zum Patienten definiert. Allein dass verschiedene medizinische Fachrichtungen Schwindel als Leitsymptom beschreiben, deutet darauf hin, dass Schwindel viele Ursachen haben kann.

Knapp jeder dritte Bundesbürger erkrankt in seinem Leben zumindest kurzfristig an Schwindel. Genau wie Tinnitus gilt Schwindel zwar als Symptom, nicht aber als eigenständige Erkrankung. Patienten mit Schwindelattacken durchlaufen häufig echte Arzt-Odysseen, bis eine Ursache dafür gefunden werden kann. Das ist allerdings selten der Fall. Schwindel ist zu 90 Prozent »idiopathisch«. Idiopathisch bedeutet, dass keine medizinisch begründbare Ursache für das Symptom entdeckt werden kann.

Bei den restlichen 10 Prozent sorgen handfeste Erkrankungen dafür, dass sich die Welt schneller dreht, als sie sollte. Dazu gehören Entzündungen des Gleichgewichtsnervs *(Neuritis vestibularis)*, Stauungen und Einrisse in den Endo- und Perilymphräumen des Gleichgewichtsorgans (Morbus Menière) sowie Tumore (Akustikusneurinom). Des Weiteren ist Schwindel ein häufiges Begleitsymptom bei Migräne, Bluthochdruck, Multipler Sklerose, Augenerkrankungen, Herzinsuffizienzen, kleinen Schlaganfällen (TIAs) und weiteren Erkrankungen. Auch manifeste psychische Erkrankungen können von Schwindel begleitet werden. Um aufkommende Gleichgewichtsstörungen abzuklären, ist der Gang zum Arzt mehr als sinnvoll.

Ralf ist ein erfolgreicher Industriedesigner. Mit seinen 63 Jahren ist er körperlich noch richtig gut in Form. Jeden Tag besucht er nach dem Büro im Fitnesscenter Cardio-Kurse, macht Gerätetraining und dreht ein paar Runden im Pool.
In den letzten Monaten quälen ihn jedoch zunehmend Schwindelattacken. Währten die Attacken zunächst nur wenige Sekunden, halten sie inzwischen einige Minuten an. Da der Schwindel »immer wie aus heiterem Himmel« kommt, bedeutet er für Ralf eine massive Einschränkung seines Lebens. Bevor ich Ralf in einem meiner Seminare zum Thema Tinnitus und Schwindel kennenlerne, hat er bereits schweren Herzens aufs Autofahren verzichtet und sogar darüber nachgedacht, seinen geliebten Job vorzeitig aufzugeben. Schulmedizinisch ist er im wahrsten Sinne des Wortes auf den Kopf gestellt worden. Alle Untersuchungen haben zu einem klaren Ergebnis geführt: Ralf ist kerngesund. Nun hofft Ralf wie auch die anderen Seminarteilnehmer auf eine simple Theorie, die die Ursache seines Schwindels erklären und lösen würde. Ähnlich wie beim Symptom Tinnitus ist das leider gar nicht so einfach. Auch Schwindel ist komplex.

Anatomische Grundlagen

Hören und Gleichgewicht sind eins. Beide Systeme sind miteinander verbunden. Das **Gleichgewichtsorgan**, das sogenannte Vestibulum, schließt sich anatomisch direkt an die im Bezug zum äußeren Gehörgang eher vorne, in Richtung Nase liegende Hörschnecke an. Würden Sie Ihre Zeigefingerspitze nur einen halben Zentimeter hinter Ihren äußeren Gehörgang, also in Richtung Hinterkopf platzieren, um sich dann wieder etwa vier Zentimeter in die Tiefe zu denken, wären Sie diesmal in Ihrem Gleichgewichtszentrum angekommen. Auch Ihr Gleichgewichtsorgan wird von **Perilymphe** abgefedert und ist mit Endolymphe gefüllt. Genau wie in der Hörschnecke bewegen sich darin **Nervenzellbüschel** im Endolymphstrom.

Im Unterschied zum Hörorgan wird die Endolymphe jedoch nicht durch Schallwellen in Bewegung gesetzt, sondern durch die Bewegungen von Kopf und Körper. Einige der winzigen **Makula**, also Nervenzellen, im Vorhof des Gleichgewichtsorgans vermitteln Ihnen durch ihre Schwingung, ob sich Ihr Körper nach vorne, hinten, oben oder unten bewegt. Die Makulaorgane sind also besonders aktiv, wenn wir Beschleunigung erfahren. So feuern sie ihre elektrischen Signale ins seitliche Gehirn, wenn wir im Auto das Gaspedal durchdrücken (Vor-Zurück-Bewegung) oder wenn das Flugzeug, in dem wir sitzen, in ein Luftloch fällt (Rauf-Runter-Bewegung).

Drehbewegungen des Körpers werden ebenfalls durch winzige, nur Hundertstel Millimeter kleine Haarnervenzellen vermittelt. Sie liegen vor den drei Bogengängen, die sich an die Vorhöfe anschließen. Die **Bogengänge** sind nur einen halben Millimeter breit und sind in einem Neunzig-Grad-Winkel zueinander angeordnet, um jede Rotationsbewegung Ihres Kopfes zu registrieren. Die an ihren Ausgängen befindlichen Haarnerven werden besonders auf der Kirmes im Karussell, beim Tanzen oder beim Purzelbaumschlagen aktiviert.

Bewegt sich Ihr Körper oder Kopf, versetzt das die Endolymphe im Gleichgewichtsorgan in Bewegung. Damit kommen auch die Haarzellen in Bewegung und entfalten ihr elektrisches Potenzial: Balance entsteht genau wie das Hören durch sanftes Schaukeln von Zellen unter Wasser. Stabilitätsempfinden ist also das genaue Gegenteil von Ruhe oder Stillstand, sondern vielmehr Ausdruck eines dynamischen Strömens. Wir empfinden uns und unseren Körper immer erst dann im Gleichgewicht, wenn wir innerlich fließen.

Ist die Ursache des Schwindels tatsächlich eine Störung des Vestibulums, also des Gleichgewichtorgans, wird der Schwindel als »vestibulär« bezeichnet. Eine der häufigsten vestibulären Schwindelformen ist der gutartige, anfallsartig auftretende Drehschwindel. Hierbei wird vermutet, dass winzige Kalkkörnchen, sogenannte **Otolithen**, die in der Endolymphe schwimmen, zeitweise in einen Bogengang geschwemmt werden und diesen dann blockieren. Damit wird der freie Flüssigkeitsstrom im Vestibulum unterbrochen. Solche Schwindelattacken halten nur wenige Sekunden bis maximal eine Minute an. Es kommt dabei zu keinerlei Einschränkung des Hörens. Wird der Kopf nach der kurzen Schwindelattacke bewegt, wird dadurch die Lymphströmung erneut angeregt und der »Ohrsand« potenziell aus dem Bogengang herausgespült. Der Schwindel hört damit genauso schnell auf, wie er begonnen hat. Das ist die einfachste, am meisten verbreitete Form von Schwindel, die sich gut behandeln lässt.

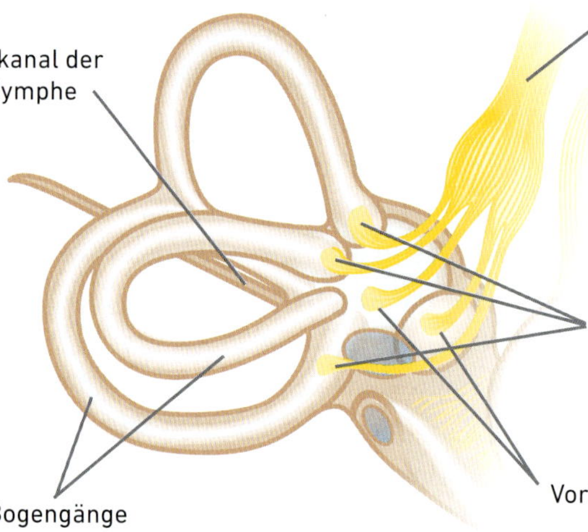

Die Bogengänge im Innenohr dienen der Aufrechterhaltung des Gleichgewichts

Andere Schwindelformen können durchaus »nicht vestibulär« sein, sprich: Ihre Ursache liegt nicht zwischen den Ohren, sondern in den Organ- und Gewebeerinnerungen des Körpers. Da sich die Hörschnecke und das Gleichgewichtsorgan die in ihnen strömenden Flüssigkeiten teilen, kann das Vestibulum von den gleichen Körperstrukturen irritiert werden wie das Hörzentrum. Das sind insbesondere die erwähnten Spannungs-Klassiker: Becken, Hals, Atlaswirbel und Kiefergelenke. Anders als beim Hören sind für ein gesundes Gleichgewichtsempfinden weitere Strukturen notwendig, die nicht im Schläfenbein liegen.

Gleichgewicht ist Teamwork

Anatomische Grundlagen

Standfestigkeit ist ein sehr komplexes Geschehen, an dem mehrere verschiedene Faktoren beteiligt sind. Sie ist das Produkt von exakt aufeinander abgestimmten Informationen aus:

a) Tiefensensibilität
b) optischen Eindrücken
c) dem Flüssigkeitsstrom im Vestibulum

Tiefensensibilität beschreibt die unbewusste Wahrnehmung unseres Körpers in Bezug zur Schwerkraft. Damit wir uns innerlich sicher fühlen, müssen wir also immer ganz genau wissen, wie und wo sich unser Körper gerade im Raum befindet. Insbesondere die **Druckwahrnehmung der Fußsohlen** spielt dabei eine große Rolle. Viel Druck unter den Fußsohlen interpretiert unser Gehirn gemeinsam mit anderen Tiefenrezeptoren als aufrechten Stand, wenig Druck als Sitz, kein Druck als liegende Position. Auch die optischen Eindrücke und der Flüssigkeitsstrom im Vestibulum spielen, wie wir gesehen haben, für unser Gleichgewicht eine wichtige Rolle. Erst wenn die Botschaften der Füße mit denen der Augen und denen des Innenohrs kongruent sind, fühlen wir uns stabil und sicher. Unser Körper sichert sich also wie ein guter Bodyguard dreifach ab, bevor er uns und sich selbst als geschützt ansieht.

Fällt einer der genannten Sinne aus, müssen die beiden verbleibenden den Verlust kompensieren. So hat ein blinder Mensch nicht notwendigerweise eine Gleichgewichtsschwäche; Tiefensensibilität und Gleichgewichtsorgan ersetzen in dem Fall die fehlenden visuellen Eindrücke. Einem Patienten mit Polyneuropathie mag die Sensibilität in den Unterschenkeln und Füßen fehlen, doch Augen und Innenohr kompensieren die abgeschwächte Tiefensensibilität der Füße, sodass der Gang trotz fehlender Fußsohleninformationen sicher bleibt. Würde der gleiche Patient zusätzlich seine Augen schließen, wäre Schwindel die notwendige Folge. Ohne Informationen aus Augen und Füßen ist auch ein kerngesundes Vestibulum mit dem Gleichgewicht überfordert.

Ein kurzer Exkurs in die »Sprache« der Schwindelsinne

Psychodynamische Spuren

Die Füße haben beinahe immer Kontakt zur Erde. Sie vermitteln der Psyche, dass wir als körperliche Wesen Teil der materiellen Welt sind. Angeborene oder erworbene Fußfehlstellungen, Unfälle mit Beteiligung der Beine, Polyneuropathien der Füße (z. B. nach Chemotherapien) können also ursächlich bei der Entstehung von Schwindel beteiligt sein. Das Fußgewölbe spiegelt das Vertrauen in die Welt und in den eigenen Körper. Da die Welt ein Muttersymbol ist – nicht umsonst sprechen wir von »Mutter Erde« –, lässt sich an der Form der Fußsohlen und am Gangbild ablesen, wieviel Vertrauen jemand in seinem ersten Lebensjahr zur Mutter und damit zu sich selbst aufbauen konnte. Hohlfüße wollten wenig, Spitzfüße gar keinen Kontakt zur Welt, und ein Plattfuß mit eingebrochenem Fußgewölbe hat die Hoffnung auf Kontakt und Vertrauen aufgegeben.

Die Augen formen durch ihre Bewegungen in den ersten Lebensjahren die Augenhöhlen. Schmale Augen deuten darauf hin, dass ein Kind wenig in die Welt schauen konnte. Je enger und geschlossener der Blick, desto schwieriger war also der Kontakt zur Mutter und desto weniger Vertrauen findet sich auf dem Grund der Psyche. Im Gegensatz dazu entstehen große »kindliche« Augen, wenn ein Kind viel und hilfesuchend nach Kontakt gesucht und dabei wenig Unterstützung gefunden hat. Die Augen sind also weniger die Spiegel der Seele als vielmehr die Fenster des Vertrauens.

Das Vestibulum bietet dem Körper die überlebensnotwendige Orientierung im Raum. Ohne funktionierendes Gleichgewichtsorgan hätten unsere Vorfahren nicht überleben können. Sie wären zu Futter für andere Spezies geworden. Insofern deuten Störungen des Gleichgewichtssinns auf existenzielle Erschütterungen hin, die nach (Er-)Lösung suchen.

Manchmal senden die einzelnen Sinne unterschiedliche Informationen ans Großhirn. Das haben wir alle schon einmal erlebt. Sicher erinnern Sie sich an Situationen, in denen Sie an einer Kante gestanden haben, vor der es direkt in die Tiefe ging. Vielleicht standen Sie an einer Steilküste, auf einem Hausdach, an einer Schlucht oder vor einem zu niedrigen Geländer in einem Treppenhaus. Am Abgrund zu stehen, löst bei vielen Menschen ganz natürlicherweise eine kurze Schwindelattacke aus. Zusätzlich zum Schwindel entsteht meist noch das Gefühl, von einer unsichtbaren Macht in die Tiefe gezogen zu werden. Das ist keine suizidale Tendenz, sondern einfache Sinnesphysiologie. Der Blick in die Tiefe sendet dem Gehirn die Information Bodenlosigkeit und Sturz. Gleichzeitig vermitteln die Fußsohlen dem Gehirn einen stabilen Stand. Diese zwei sich widersprechenden Informationen kann das arme Vestibulum nicht miteinander in Einklang bringen. In dem Moment beginnt weniger eine Faszination für den Abgrund als vielmehr ein physiologischer Schwindel. Schließt man in diesem Moment die Augen, erhält der Körper sofort seine Stabilität zurück. Dann werden die Füße und das Innenohr in ihrer synchronen Wahrnehmung nicht mehr durch den Blick in die endlose Tiefe gestört.

Die Augen zu schließen und damit die vorbeifliegende Landschaft auszublenden, hilft auch Menschen, denen beim Autofahren übel und schwindlig wird. Umgekehrt kann der feste Blick auf den stabilen Horizont zumindest teilweise Seekrankheit kompensieren. Das irritierte Vestibulum erhält dadurch die dringend benötigte Information, dass alles gut ist und wir uns gerade nicht in den Ausläufern eines Hurrikans befinden.

Augen und Füße verkörpern psychodynamisch beide ein und dasselbe Thema: Vertrauen. Vertrauen ist der Anfang von allem und ohne Vertrauen ist alles Nichts. Rudimentäres Vertrauen erklärt Stabilität zur Illusion und das Leben steht auf tönernen Füßen. Das Gangbild eines Menschen verrät alles über die Entwicklungsgeschichte seines Vertrauens. Gerade im ersten Lebensjahr, genauer in der alles entscheidenden Phase zwischen Zeugung und etwa dem Abschluss des achten Lebensmonats, der taktilen Phase, entwickelt sich unser Urvertrauen. Haben wir in dieser Zeit eine stabile Mutterbindung, entwickelt sich daraus, sobald wir auf die Füße kommen, auch ein stabiler Gang. Kaum ein Symptom spiegelt ein in den ersten Lebensmonaten oder der frühen Kindheit eingebrochenes Vertrauen so sehr wie Schwindelanfälle oder ein unsicherer Gang. Gab es Situationen im Leben, in denen unser Vertrauen früh oder massiv erschüttert wurde, können Jahrzehnte später nahezu unbedeutende Auslöser unser Vertrauen auf die Probe stellen und Schwindelattacken initiieren. Schwindel und Vertrauen widersprechen sich. Das ARAS spielt dabei eine wichtige Rolle und häufig auch ein bisschen verrückt.

Schwindelalarm

Anatomische Grundlagen

Unser **aufsteigendes, retikuläres Alarmsystem (ARAS)** ist nicht nur bei Schwindel, sondern auch bei vielen anderen nebulös auftauchenden Symptomen beteiligt. Es ist Teil einer basalen Hirnstammformation *(Formatio reticularis)*, die lebenswichtige Vorgänge wie Atmung, Kreislauf, Schlafrhythmus und unseren Wachheitsgrad steuert. Evolutionär gehört es zum Reptilienteil unseres Gehirns. Es entspringt mit seinen Nervenbahnen im oberen Rückenmark, und von dort ziehen seine Bahnen weiter hoch ins Gehirn. Zunächst aber durchweben sie den gesamten Hirnstamm. Dort haben sie unter anderem Verbindung zum »blauen Kern« *(Nucleus caeruleus)* und zu den Nervenkernen des Trigeminus. Das hat nicht zuletzt für die Funktion des Innenohrs multiple Folgen.

In echten wie in eingebildeten Bedrohungssituationen feuert das ARAS, um unser Überleben zu sichern, ein Feuerwerk elektrischer Impulse durch den gesamten Hirnstamm. Wird der **blaue Kern** durch eine Überaktivität des ARAS irritiert, führt das sofort zur Ausschüttung des Stresshormons **Noradrenalin.** Der Körper wird damit in Bruchteilen von Sekunden in den bereits bekannten sympathikotonen Fight-Flight-Freeze-Alarmzustand versetzt. Organe, Faszien, Nerven und Blutgefäße spannen unmittelbar an. Auch unsere tonische Schutzmuskulatur wechselt sofort von einer natürlichen Sicherungsspannung in seine überspannte Verteidigungshaltung. Da das ARAS ebenfalls direkten Kontakt zum Ursprungsgebiet des Trigeminus hat, wird in Angst- und Alarmsituationen auch der **Drillingsnerv** durch den elektrischen Overflow überstimuliert. Das führt häufig zu nächtlichem Zähneknirschen und Kieferproblemen, kann aber auch Schwindel auslösen.

Zudem kann der neurale ARAS-Overflow die Blutversorgung und die Abflusswege des Innenohrs drastisch verengen. Das heißt, aufgrund der ARAS- und Trigeminusüberaktivität machen die Labyrintharterie und die Hirnhäute dicht. Bei Stress gelangt zu wenig Blut ins Innenohr hinein, gleichzeitig fließt zu wenig Lymphe wieder heraus. **Blut- und Lymphstau** lösen dann eine Schwindelattacke aus.

Es kann aber noch schlimmer kommen. Die Überaktivität des »Hirnschrittmachers« ARAS kann via elektrischem Frontalangriff auf den Trigeminuskern auch Hörstürze imitieren, Tinnitus auslösen und schlimmstenfalls zu einem epileptischen Anfall führen. Im Gegenzug dazu bewirkt eine Unterfunktion des ARAS Dauermüdigkeit und Antriebslosigkeit bis hin zu Ohnmachtsanfällen.

> **Gut zu wissen**
> Schwindel ist Ausdruck von eingebrochenem Vertrauen. In Stress-/Angstsituationen übernimmt das ARAS das Kommando im Gehirn und irritiert damit den Gleichgewichtssinn.

Damit nicht genug. Imaginäre, also rein emotionale Bedrohungsszenarien triggern weitere Nervenbahnen des ARAS. Einige dieser Bahnen ziehen vom Hirnstamm nach oben bis zur Steuerzentrale aller endokrinen Drüsen, dem **Hypothalamus.** Andere ziehen im

Gehirn noch weiter hoch zum »Tor des Bewusstseins«, dem **Thalamus**. Emotionaler Dauerstress kann also via ARAS durchaus zu **Hormonstörungen** führen. Zusätzlich knallt uns der ebenfalls vom ARAS alarmierte Thalamus jetzt das Tor des Bewusstseins vor der Nase zu. So entsteht in Angstsituationen der bekannte »Tunnelblick«. Der Thalamus übernimmt jetzt im Gehirn das Kommando und entscheidet, was wir in emotionalen Krisen wahrnehmen und was nicht. Einmal im Tunnel, nehmen wir primär nur noch uns selbst und sonst gar nichts mehr wahr.

Kurz: Das ARAS schützt, auch ohne Beteiligung des Großhirns, unser Überleben. Das erklärt, warum wir in Extremsituationen am Arbeitsplatz, bei heftigen Streitigkeiten in der Beziehung oder in lebensbedrohlichen Situationen kaum noch klar denken können. Das ARAS übertönt einfach unser zweifelndes Großhirn. Denken wird dann zur Nebensache und Überleben ist alles.

Da Ralfs Überleben nicht gefährdet ist, stellt sich die Frage, welche existenzielle Bedrohung er erlebt hat, die ihm heute, in Form seines Schwindels, den Boden unter den Füssen wegzieht.

Assoziierte Organe	Organsprachen
Füße	Vertrauen, Kontakt
Augen	Vertrauen
Vestibulum	Existenz

Schwindel und existenzielle Krisen

Psychodynamische Spuren

Psychodynamisch gesehen, deutet langanhaltender Schwindel auf eine erschütternde Lebenserfahrung hin, die so mächtig war, dass sie sofort abgespalten werden musste. Der Abspaltungsreflex schützt das Organ Psyche davor, weiter Schaden zu nehmen. Gewisse traumatische Lebensereignisse dürfen nicht, oder zumindest nicht ständig, erinnert werden. Ein übermächtiges Trauma würde durch ständige Präsenz jegliche Lebendigkeit verhindern. Abspaltung und Verdrängung sind insofern sinnvolle, psychische, erprobte Überlebensstrategien. Allerdings funktionieren die Abspaltungsmechanismen so perfekt, dass Patienten mit chronischem Schwindel beinahe unisono behaupten, noch nie etwas Schlimmes im Leben erlebt zu haben. Ralf ist da keine Ausnahme.

Im Rahmen des Seminars wandert Ralf in einer Resonanzübung mit seiner Wahrnehmung direkt in den Hals. Dort ist Schluss. Ralfs Wahrnehmung bleibt in seinem Hals stecken. Dieser wirkt auf ihn eng, dunkel und zugeschnürt.
Da im Hals erfahrungsgemäß nicht ausgedrückte Schreie »festsitzen«, fordere ich Ralf nun auf, in seinem Innern nach einem Moment seines Lebens zu forschen, in dem er hätte schreien wollen, es aber nicht getan hat. Lange passiert nichts. Die Gruppe und der Raum werden, während Ralf in sich nach der Ursache seiner Halsspannung sucht, immer stiller. Dann, wie aus dem Nichts, lässt ein markerschütternder Schrei den Raum und die Gruppe erzittern. Weitere Schreie folgen. Sind Ralfs erste Schreie noch unartikuliert, gehen die letzten in ein langgezogenes »Neeeeeiiinnn« über. Danach bricht Ralf in Tränen und herzzerreißendes Schluchzen aus. Es dauert eine ganze Weile, bis die emotionale Schmerzflut abebbt und er sich soweit beruhigt hat, dass er der Gruppe von seiner plötzlich aufgetauchten Erinnerung berichten kann.
In der Zeit, als sein ältester Sohn vier Jahre alt war, hatte Ralf einen schweren Autounfall. Sein Sohn war gemeinsam mit ihm im Auto. Im Rahmen der Resonanzübung erinnert sich Ralf an eine Szene, die sein Unterbewusstsein bis zu diesem Zeitpunkt vollkommen abgespalten hat. Ralf erinnert den Moment, als er nach dem Unfall, im Gras liegend und umgeben von Rettungskräften, aufwacht. Die Wucht des Aufpralls hatte ihn durch die Windschutzscheibe geschleudert. Dabei wurde er schwer verletzt. Aufgrund des Aufpralls war Ralf über einen längeren Zeitraum bewusstlos. Der herbeigeeilte Notarzt behandelte Ralfs Verletzungen noch während seiner Bewusstlosigkeit und sedierte ihn außerdem stark mit Schmerzmitteln. Ralfs abgespaltene Erinnerung setzt in dem Moment ein, als er aus der Bewusstlosigkeit aufwachte. Nachdem sich Ralfs Stimme beruhigt hat, kann er der Gruppe davon erzählen.
Der erste visuelle Eindruck, der sich ihm darbot, als er mit halb geöffneten Augen aus der Bewusstlosigkeit auftauchte, muss schrecklich gewesen sein. Unter Tränen erzählt Ralf, dass er sediert, wie er war, zunächst nur mühsam einen Rettungshubschrauber mit drehenden Rotorblättern erkannt hat. Viel tiefer haben sich jedoch die vor dem Hubschrauber hin und her eilenden Rettungssanitäter in sein Unterbewusstsein gegraben. Sie waren damit beschäftigt, eiligst eine Trage mit einem undefinier-

baren Bündel in den Hubschrauber zu heben. Als er das Bündel auf der Trage sah, schrillten in Ralf alle Alarmglocken. Er verstand plötzlich, trotz seiner Sedierung, dass das kleine Bündel auf der Trage niemand anders als sein kleiner Sohn sein konnte. Weil er auf dem Boden lag, konnte Ralf in diesem Moment jedoch nicht erkennen, ob sein geliebter Sohn noch lebte oder nicht. Durch die Medikamente unfähig sich zu bewegen und seinem Jungen zu Hilfe zu eilen, war er in jenem Moment dazu verdammt, stumm und bewegungslos mit anzusehen, wie der Hubschrauber mitsamt seinem Sohn abhob und am Horizont verschwand. Kein Schrei, kein Aufbäumen war in diesem Moment möglich. Unfähig seinen Jungen zu retten, hilflos, verzweifelt und schuldig blieb Ralf zurück. Kurz danach sank er zurück in die Bewusstlosigkeit. Dieses unerträgliche Erlebnis samt dem nicht ausgedrückten Schrei ist seit über dreißig Jahren in Ralfs Halsfaszien verdrängt gewesen. Ralfs Schwindel ist also ein nicht enden wollender Verzweiflungsschrei.

Im Hals mit seinen Faszien, tonischen Muskeln, der Vertebralarterie und dem auf Abspaltung trainierten Atlaswirbel kann eine Störung von bereits einer dieser Strukturen durchaus Schwindel verursachen. Der Mechanismus ist anatomisch gesehen der gleiche wie bei der Entstehung von Tinnitus. Ralf hätte also aufgrund seiner Geschichte auch einen Tinnitus entwickeln können. Die Erfahrung zeigt jedoch, dass Schwindelpatienten fast immer eine existenziell erschütternde Erfahrung erlebt haben. So wie Ralf. Tinnitus tritt dagegen auch ohne lebensbedrohliche Geschichten aus der Vergangenheit auf.

Warum aber ist Ralfs Schwindel erst nach dreißig Jahren ausgebrochen? Auch wenn man postuliert, dass ältere Gewebe weniger elastischer sind und der Körper über weniger Reserve-Energie verfügt, um die mit den Traumata verbundenen Fehlhaltungen zu kompensieren, muss es für Ralfs Schwindel zusätzlich einen Auslöser gegeben haben. Der Körper ist bis ins hohe Alter ein Wunderwerk der Kompensation. Wäre dem nicht so, müssten ausnahmslos alle Mitfünfziger standardmäßig den Boden unter den Füssen verlieren.

Nachdem sich bei Ralf die ersten emotionalen Stromschnellen beruhigt haben, erinnert er sich, dass er vor gut einem Jahr mit einem alten Schulfreund eine Flugschau besucht hat. Sein Freund ist Hobbypilot und hat Ralf zu der Show eingeladen. Im Laufe des Tages haben sie vor einem Hangar auch kurz einen Hubschrauber besich-

tigt. Zwar war es kein Rettungshubschrauber, aber allein der unverwechselbare Anblick des Luftfahrzeugs und später vor allem das »Flop, Flop, Flop«-Geräusch seiner Rotorblätter haben Ralfs traumatische Erfahrung reaktiviert. Als der Hubschrauber im Rahmen der Show dann auch noch abhob, um danach am Horizont zu verschwinden, versetzte dieser Anblick Ralfs ARAS endgültig in höchste Alarmstimmung. Infolgedessen hat sich die Zu- und Abflussdynamik seines Innenohrs schlagartig verändert und der Schwindel tauchte urplötzlich auf.

Den unsichtbaren Hintergrund bei Schwindelgefühlen bilden häufig unverarbeitete und existenziell bedrohliche Krisen. Es braucht etwas Zeit und noch mehr Mut, um solche existenziellen Notsituationen zu erinnern. Mit dem Trauma wird automatisch auch eine existenzielle Angst erinnert. Das ist nicht leicht. Nicht umsonst werden derart bedrohliche Erinnerungen so lange und so tief verdrängt. Findet sich in der persönlichen Geschichte von Schwindelpatienten trotz ehrlicher Selbsterforschung kein existenzielles Trauma, lohnt es sich, in der Familiengeschichte danach zu forschen. Scham-Schuld-Mechanismen überspringen manchmal eine ganze Generation. Auch familiäre Traumata können allein durch den Prozess des bewussten Erinnerns ein Stück weit integriert werden. Das entspannt die Psyche und stabilisiert den Körper.

Schwindel und Lebenslügen

Es klingt furchtbar banal. Ein Dauerschwindel kann auch auf eine große Lebenslüge hindeuten. Beschwindeln wir uns täglich selbst, hinterlässt das Spannungsspuren im Körper. Aus der Perspektive der Anatomie des Ego spiegelt der Spannungsschwindel dann weniger die Zurückhaltung von Traumata oder starken Emotionen wider als vielmehr die konstante Unterdrückung des freien Selbst. Berauben wir uns unserer kreativen Freiheit, sind diesbezügliche Schuldgefühle die natürliche Konsequenz. Wenn Freiheit aus Furcht unterbewusst vermieden wird, führt die Furcht vor der Freiheit notgedrungen zu Schuld und damit zu Spannung. Zurückgehaltener Schatten oder zurückgehaltene Schönheit – die Psyche macht da keinen Unterschied. Ganz gleich ob der Schatten als rabenschwarzer Abgrund oder das Selbst als blendende Sonne gefürchtet wird: Verdrängte Lebendigkeit führt zu Symptomen.

Lebenslügen beginnen meist mit kleinen Schwindeleien. Natürlich können wir uns eine Zeit lang weismachen, dass unsere Partnerschaft trotz der täglich zunehmenden Streitereien völlig intakt ist. Wir können auch fest daran glauben, dass die jahrelange Stagnation im Beruf nur eine kleine Durststrecke ist. Das sind kleine Lügen, auf die notwendigerweise weitere folgen, damit unser fragiles Ego-Konstrukt nicht aus den Fugen gerät.

»Freunde«, die sich nie von sich aus melden, haben dann »einfach nur zu viel zu tun«. Die versprochene und längst überfällige Beförderung bleibt natürlich nur deswegen aus, weil der Chef eben »auch nicht so kann, wie er möchte«. Geschäftspartner belügen einander, wenn sie gemeinsam nicht wahrnehmen wollen, wie es um das gemeinsame Projekt oder die Geschäftsbeziehung tatsächlich steht. Da sich viele im Bekanntenkreis ähnlich still und leise beschwindeln, fallen den Betroffenen ihre kleinen Lebenslügen irgendwann gar nicht mehr auf. Kollektiv geteilte Rationalisierungen (»Bäume wachsen ja auch nicht in den Himmel«, »Rom wurde nicht an einem Tag erbaut« etc.) verstärken die Selbstentfremdung zusätzlich. Sie sind, auch wenn sie gebetsmühlenartig wiederholt werden, nur Lückenbüßer für echte Lebendigkeit. Solche Phrasen können den inneren Schwindel langfristig nicht kompensieren. Das Unterbewusstsein lässt sich auf Dauer nicht belügen. Jenseits aller rationalen Strategien weiß unser Selbst nämlich ganz genau, ob und wann es belogen wird.

Selbstbetrug und Lebenslügen, ob klein oder groß, bleiben nicht ohne Folgen. Das ist einfache psychologische Mathematik: Je grösser die Lüge ist und je länger die Wahrheit verdrängt wird, desto stärker erscheint das Symptom. Lebenslügen summieren sich so lange, bis einem schließlich der ganze Schwindel um die Ohren fliegt. Die Erkenntnis ist dann bitter: Die Freunde waren keine echten Freunde, der Job entspricht nicht einmal im Ansatz dem schon lang begrabenen Lebenstraum, und die große Liebe war als Vernunftsehe von vornherein zum Scheitern verurteilt. Da kann einem wirklich schwindlig werden.

Jede weitere Entscheidung, die auf einer ursprünglichen Lebenslüge aufbaut, wird den inneren Konflikt vergrößern. Mit der Zeit und jeder folgenden Entscheidung entfernen wir uns dann noch weiter von uns selbst. Die Selbstentfremdung führt, genau wie die Unterdrückung von Instinkten oder Emotionen, zu starken Schuldgefühlen. Das Schuldgefühl mündet dann entweder in einem falschen, aufgeplusterten Ego oder darin, dass wir unser Licht ständig unter den Scheffel stellen. Ob übergroß oder klitzeklein: Unterbewusst haben wir längst verstanden, dass wir unser Leben auf Sparflamme leben.

Nicht der illusionäre Schatten wird jetzt vermieden, sondern die strahlende Freiheit unseres Selbst. Wenn wir unser Potenzial nicht in die Welt bringen und uns beharrlich weigern, unsere Kraft zu leben, fühlen wir uns berechtigterweise unserem Selbst gegenüber schuldig. Angst vor Freiheit, die Behinderung des Selbst, ist zwar subtil, wirkt dafür aber umso stärker in den Tiefen der Psyche. Sie ist viel schwieriger wahrzunehmen als das inzwischen schon alltäglich gewordene Schattenboxen.

Werden Lebenslügen nicht als solche erkannt, führt das zu Unruhe im System. Die innere Unruhe steigert sich dann von Jahr zu Jahr. Gedankenjagen, Schlaflosigkeit und das Empfinden, etwas Wichtiges im Leben zu verpassen, werden mit der Zeit immer stärker.

Körperlich wird die sich stetig steigernde Spannung als Druck erlebt. Der Druck zeigt sich häufig im Kopf, auf den Schultern, als Ring um den Brustkorb oder als unklarer Druck im Bauch. Der Körper übersetzt Spannung immer als Druck. Druckerleben ist Spannungserleben. Schließlich drückt niemand real mit einem Mehlsack auf unsere Schultern oder presst unseren Kopf in einen Schraubstock.

In Schwindelattacken somatisieren sich also existenzielle Konflikte und Lebenslügen gleichermaßen. Beide treten gern in dem Gefühl auf, nicht mehr richtig durchatmen zu können. Über kurz oder lang lassen sich Lebenslügen –»Später studiere ich nochmal und mach dann etwas ganz anderes ...«, »Ich warte nur noch auf die richtige Frau ...«, »Ich würde ja gern, aber im Moment geht's wirklich nicht, weil ...« – vor sich selbst oder anderen nicht mehr geheim halten. Drohen sie ans Licht zu kommen, fürchtet das Unterbewusstsein ein emotionales Erdbeben und verliert die Balance. Der innere Kampf zwischen vertrauter Lüge und gefürchteter Authentizität mündet dann in einer myofaszialen Maximalspannung, die Gefäße, Nerven und Organe erkranken lässt. Die überforderten Gewebe können die Lüge nicht mehr kompensieren und das System gerät ins Wanken. Dauerschwindel wird damit zum Ausdruck des Verlusts von innerem Gleichgewicht.

Anspannung hin oder her: Irgendwann fliegt jeder Schwindel auf. Manche Biografien von Schwindelpatienten gleichen denen von Pokerspielern, die seit Jahrzehnten (vor allem gegenüber sich selbst) geblufft haben und nun gezwungen sind, die Karten auf den Tisch zu legen. Zuzugeben, sich selbst betrogen zu haben, gehört zu den schwierigsten Einsichten überhaupt. Auf der anderen Seite öffnet radikales Verlieren neue Lebenswege und schafft Freiheit zwischen den Ohren.

Selbsthilfe bei Schwindel

Bei einem leichten, kurz anhaltenden Schwindel ohne Höreinschränkung hilft, nach ärztlicher Abklärung, das Epley-Manöver. Dabei wird Ohrsand vor allem aus dem hinteren Bogengang des Vestibulums herausgespült. Das Manöver ist einfach, und im Internet finden Sie dazu eine Vielzahl von Beschreibungen und Videos. Gelingt das Manöver, vergessen Sie jegliche Psychodynamik. Es kann vorkommen, dass sich ein bisschen Ohrsand in der Lymphe des Innenohrs verirrt und den Weg nach Hause vergessen hat.

Bei allen anderen, unklaren Schwindelformen hilft wie immer intrapersonale Resonanz. Durchforsten Sie also Ihre Erinnerung nach potenziellen Auslösern in dem Zeitraum, kurz bevor der erste Schwindel begann. Irgendetwas oder irgendjemand muss in Ihnen eine massive Verdrängung, sprich Hochspannung, ausgelöst haben. Die Auslöser für Schwindel können wirklich vollkommen alltäglich sein.

So entpuppte sich bei einem Schwindelpatienten der Kauf eines Anzugs als Auslöser des Schwindels. Als er fünf Jahre alt war, starb seine Mutter. Die vielen schwarzen Anzüge der Trauergäste bei der Beerdigung verband sein Unterbewusstsein fortan mit Verlust und Tod. Jahre später versetzte der Anblick schwarzer Anzüge bei einem Herrenausstatter sein ARAS schlagartig in Erregung und seinen Körper in einen sympathikotonen Ausnahmezustand. Die Schwindelattacke war so stark, dass sie den Patienten zu Boden geworfen hätte, wenn ihm der Verkäufer nicht beherzt unter die Arme gegriffen hätte.

Machen Sie also einen psychologischen TÜV. Untersuchen Sie, ob bei Ihnen die Bereiche Partnerschaft, Beruf, Freundschaften und nicht zuletzt Lebenssinn einer kritischen Überprüfung standhalten. Forschen Sie vor allem nach einer Lüge in ihrer Biografie. Falls Sie dabei auf eine Lebenslüge stoßen, die ihrem selbstkritischen Prüferblick nicht standhält, ersetzen Sie sie zunächst durch Ehrlichkeit sich selbst gegenüber. Damit sichern Sie sich ihre intrapersonale TÜV-Plakette. Lebenslügen lassen sich, auch wenn sie nicht immer vollkommen korrigierbar sind, durch Authentizität ergänzen oder ausgleichen. Das beruhigt oder beendet die Turbulenzen im Kopf. Sprechen Sie aber, bevor Sie vorschnell große Entscheidungen treffen, vorher mit Ihren Partnern und Freunden. Auch Reden heilt.

Eine Schwindel-Übung

Setzen Sie sich auf einen breiten, sicheren Sessel. Lehnen Sie Ihre Wirbelsäule an, Ihr Kopf sollte gerade und mittig über Ihren Schultern sein. Sprechen Sie nun leise den Satz aus: »Ich bin verbunden«. Stellen Sie sich vor, dass der Satz, während Sie ihn aussprechen, von oben nach unten in Ihren Körper hineinrieselt. Weitere Sätze, die die orientierungslos baumelnde Psyche wieder mit dem Hier und Jetzt verbinden, lauten:

- »Ich bin (ergänzen Sie Ihren Vornamen).«
- »Ich bin hier.«
- »Ich bin hier ganz sicher.«

Alle drei Sätze haben sich bei Schwindel sehr bewährt.
Wichtig ist, dass Sie die Sätze langsam und bewusst aussprechen und dabei »beobachten«, wie weit sie schon in Ihren Körper hineinfließen. Diese und ähnliche Sätze verbindet ein Geheimnis. Sie sind einfach und auf jeden Fall wahr. Gerade weil sie einfach und wahr sind, vermitteln sie der Psyche Stabilität. Zusätzlich entkoppeln sie Alltagseindrücke von ehemals traumatisch erlebten Situationen. Ein schwarzer Anzug ist dann einfach wieder ein schwarzer Anzug und nichts weiter.
Probieren Sie es aus. Wiederholen Sie einen der Sätze mindestens 50 bis zu 500 Mal pro Tag. Das klingt nach viel Arbeit und ist es zunächst auch. Die Wiederholung wirkt als Gegenkraft zu den bestehenden Überzeugungen, die Sie sich selbst über Jahrzehnte in die innere Festplatte eingraviert haben.
Im Alltag können Sie diese Sätze auch schneller sprechen. Sie können sie auf dem Weg zur Arbeit summen, im Supermarkt brummen oder unter der Dusche singen. Die Sätze wirken wie ein Mantra, ein Gebet oder wie eine psychologische Zauberformel. Benutzen Sie sie darüber hinaus immer dann, wenn sich auch nur der kleinste Schwindel andeutet. Keine Sorge: Die neuen Sätze funktionieren erstaunlich schnell. Eine Faustregel besagt, dass es die Anzahl an Monaten braucht, die ein Symptom an Jahren besteht, um das Symptom wieder aufzu-

lösen. Zehn Jahre Schwindel brauchen also zehn Monate, um auszuheilen. Das kann auch schneller gehen. Die Psyche braucht einfach ein bisschen Zeit, um sich an neue Wahrheiten zu gewöhnen.

Nach einiger Zeit werden die Sätze im besten Sinne des Wortes »Selbst-verständlich«. Sie werden es merken, wenn Ihr Selbst die frohe Botschaft verstanden hat. Freuen Sie sich darauf. Die Sätze sind psychodynamische Hochpotenzen und können Psyche und Körper nachhaltig stabilisieren.

Symptome kommen nicht aus heiterem Himmel, sondern entstehen, weil der Himmel ehemals verdunkelt war. Die Erinnerungen an dunkle Wolken und Gewittergrollen im lebensgeschichtlichen Hintergrund sind die besten Wegweiser zur Heilung. Das gilt für alle Symptome. Bewusstes Erinnern nimmt den Geistern der Vergangenheit ihre Kraft und mindert körperlich Spannung. Ganz gleich, ob Lebenslüge oder verdunkelte, existenzielle Erfahrung: Über den Wolken scheint immer die Sonne.

In Kürze

Existenzielle Erschütterungen oder unerkannte Lebenslügen bilden häufig den psychodynamischen Hintergrund von therapieresistenten Schwindelerkrankungen.

Kapitel 11: Die geschulterten Systeme

Es gibt Symptome, mit deren Ursache wir nichts zu tun haben. Einige Symptome des Körpers können aus familiendynamischer Sicht (Sie-Fenster) tatsächlich weit vor unserer Geburt entstanden sein. Dieses Kapitel beschreibt den therapeutischen Alltag aus systemischer Sicht anhand von Schultersymptomen. Manchmal tragen Psyche und Körper Lasten, deren psychodynamisches Gewicht ganze Familien zu Boden zieht. Die Schultern sind dabei als professionelle Lastenträger echte Experten im Stemmen von emotionalen Gewichten.

Das systemische Weltbild erklärt, wie wir im ersten Kapitel bereits gesehen haben, die Ursache von Erkrankungen aus der Familien- und Ahnengeschichte. Die Erfahrung unzähliger Therapeuten und Therapiestunden bestätigt diese zunächst verrückt anmutende Theorie. Was haben Großeltern mit Knieschmerzen zu tun, für die es keinen erkennbaren Auslöser gibt? Wie kann ein verschollener Onkel Kopfschmerzen auslösen? Welchen Einfluss hat der Zweite Weltkrieg auf einen entzündeten Schleimbeutel unter dem Schulterdach? Wie führt die als Kind verstorbene Schwester der Mutter fünfzig Jahre später in einem chronisch gereizten Schultermuskel zu Kalkeinlagerungen, dem sogenannten »Supraspinatussyndrom«? Die junge Wissenschaft der Epigenetik bestätigt diese Erfahrungen. Ihre überraschende Botschaft lautet, dass nicht nur das, was andere vor uns in sich hatten, sondern vielmehr das, was sie getan und gelebt haben, unser Schicksal bestimmt. Gelebtes Leben und vor allem die damit verbundenen Erfahrungen sind tatsächlich körperlich vererbbar.

Feststeht: Wenn am Vortag keine Decke gestrichen oder sonst wie über Kopf gearbeitet wurde, sind akute Schulterprobleme von Schreibtischtätern und anderen Nicht-Handwerkern medizinisch kaum erklärbar. Aber nicht nur Schulterschmerzen, sondern alle seltsam anmutenden Symptome des Körpers deuten auf eine systemische Ursache hin.

»Ewige« Symptome

Die systemische Betrachtung eines Symptoms nimmt mehrere Ebenen in den Blick. Zu unserem familiären System gehören ja nicht nur die Eltern und Geschwister (Du-Fenster), sondern alle Generationen, die vor uns gelebt haben (Sie-Fenster). Insbesondere die Großeltern und Urgroßeltern nehmen, systemisch betrachtet, weitaus mehr Einfluss auf unser körperliches und psychisches Wohlbefinden, als wir ahnen. Der sich im Symptom offenbarende Konflikt des Patienten ist dann nicht intrapersonal (individuell verdrängte Emotionen und Instinkte), nicht interpersonal (von den Eltern übernommene, unverdauliche Überzeugungen und Tabus) und nicht wissenschaftlich (Überlastung, Alter etc.) erklärbar, sondern geht primär auf die Übernahme einer »Generationenschuld« im Familiensystem zurück. Ist die Ursache des Schmerzes also familiär begründet, gibt es dafür untrügliche Anzeichen.

Systemisch verursachte Beschwerden entstehen im Allgemeinen langsam. Anfangs kommen und verschwinden sie ohne erkennbare Auslöser. Fast immer steigern sich die systemischen Symptome über einen sehr langen Zeitraum. Nicht umsonst antworten Patienten auf die Frage, seit wann die Probleme bestehen, gerne mit: »Schon ewig«. Eine weitere Antwort, die ebenfalls auf einen systemischen Hintergrund des Symptoms hindeutet, ist die Formulierung: »So lange ich denken kann.« Symptome, die schon vor der Geburt des Patienten im familiären Hintergrund ihren Anfang genommen haben, werden meist als »fremd« erlebt. Zudem scheinen sie so gar nicht zum Patienten zu passen.

Birgit, eine sehr warmherzige und sozial engagiert agierende Krankenschwester, leidet an einer chronischen Magenschleimhautentzündung, begleitet von unklaren Schmerzen in der linken Schulter. Die Organsprache des Magens (überzogene Ratio, bereute Entscheidungen) scheint so gar nicht zur Charakterstruktur der Patientin zu passen. In ihrem Job ist sie daran gewöhnt, schwierige Entscheidungen zu treffen. Sie ist als freundliche und resolute Krankenschwester bekannt und beliebt. Im Rahmen einer Zusatzausbildung zur systemischen Therapeutin beginnt sie schließlich, in ihrer Ahnengeschichte nach möglichen Ursachen der chronischen Magenprobleme zu forschen. Während einer Familienaufstellung stößt sie in der Geschichte ihrer Großmutter auf eine Situation, die ihre Magendynamik erklären kann.

Ihre Oma war im Zweiten Weltkrieg zu einer beinahe unmöglichen Entscheidung gezwungen gewesen. Kurz vor der Flucht aus Ostpreußen musste sie eines ihrer drei Kinder, das an hohem Fieber erkrankt und nicht transportfähig war, bei Nachbarn zurücklassen. Ungewiss ob sie ihr Kind jemals wiedersehen würde, entschied sie sich (Magen) notgedrungen dennoch zur Flucht. Zwar gelang es ihr mit viel Glück, ihre beiden anderen Kinder nach Westen in Sicherheit zu bringen. Die Entscheidung, ihre fiebernde Tochter in höchster Gefahr zurückgelassen zu haben, hatte in ihr jedoch ein tiefes Schuldgefühl hinterlassen. Durch glückliche Umstände gelang es ihr nach dem Krieg, ihr zurückgelassenes Kind, die Tante der Patientin, zu sich zu holen.

Die Großmutter erwähnte diese Episode Birgit gegenüber irgendwann beiläufig, sprach dann aber nie wieder über die Umstände ihrer Flucht. Der Schmerz über die damals verzweifelte Entscheidung und ihr Schuldgefühl, das eigene Kind verlassen zu haben, »schwebte« seitdem als ungelöste Erinnerung im Familiensystem. Aus systemischer Sicht versucht Birgit als liebende Enkelin nun Jahrzehnte später, die unsichtbare Schuld ihrer Oma und damit der ganzen Familie aufzulösen. Die Identifizierung mit dem emotionalen Leid der Großmutter und ihrer Schuld aufgrund der schweren Entscheidung hat die Patientin in einer chronischen Gastritis somatisiert. Ihr unermüdlicher Versuch, die von ihrer Oma (unterbewusst) übernommene Kriegsschuld wiedergutzumachen, würde auch erklären, weshalb sich Birgit in ihrem pflegerischen Beruf geradezu aufopfert.

Zur Lösung des Problems schlage ich eine systemische Familienaufstellung vor. Im Rahmen der Aufstellung fällt es Birgit sehr schwer, der Stellvertreterin ihrer Oma in die Augen zu schauen. Sie kann das Leid dort nicht ertragen. Erst als es Birgit nach mehrfacher, intensiver Aufforderung gelingt, das übernommene Leid und die von ihr mitgetragene Schuld mit aller Liebe in die Obhut ihrer Großmutter zurückzugeben, heilt ihr Magen ab. Genauso heilt die mit dem Magen über Nerven in Verbindung stehende linke Schulter innerhalb kürzester Zeit.

Je rätselhafter ein Symptom zunächst wirkt, desto wahrscheinlicher ist ein systemischer Hintergrund. Das Verständnis von systemischen Dynamiken gehört zum Handwerkszeug eines jeden Therapeuten.

Schultern sind extrem flexible Gelenke. Im Gegensatz zum Knie, das sich im Wesentlichen nur beugen und strecken muss und dabei von starken Bändern unterstützt wird, lassen sich die Schultergelenke in alle Richtungen frei bewegen. Dabei schützen sie nur wenige Bänder. Statt von starken Bändern werden die Schultern vielmehr von der Spannung der sie umgebenden Muskulatur gesichert.

Ihre Beweglichkeit ist zudem abhängig von der Freiheit der Schlüsselbeine, der oberen Rippen, der Schulterblätter und nicht zuletzt von den Nerven, die der unteren Halswirbelsäule entspringen. All diese Strukturen sind natürlich eng mit Organen verbunden, die höchst sensibel auf emotionale Spannungen und systemische Konflikte reagieren. Die rechte Schulter wird wesentlich von der Leber, der Gallenblase und der rechten Lunge beeinflusst. Die linke Schulter reagiert empfindlich auf Störungen des Magens, der Milz und der linken Lunge. Außerdem können sich indirekt Speiseröhren- und Herzbeutelspannungen mit ihren Verbindungen zur unteren Halswirbelsäule auf beide Schultern auswirken.

Geh weg oder komm her

Anatomische Grundlagen

Die rechte Schulter wird von der schweren, blutvollen **Leber** dominiert. Spannt die bindegewebige Leberkapsel wegen nicht ausgedrückten Grolls, Wut oder Rache an (Neinsagen), wird dadurch nicht nur das rechte **Zwerchfell**, sondern auch die rechte **Lunge** mitsamt der rechten Schulter nach vorne-unten gezogen. Leberspannungen sind auch für Laien unschwer in einer leichten Neigung des Oberkörpers nach rechts zu erkennen.

Durch die Leberspannung wird ein Nerv irritiert, der neben der Leberkapsel auch das Zwerchfell und die darunter befindlichen Oberbauchorgane versorgt, also Leber, Magen, Milz und Gallenblase. Dieser **»Geist- oder Gemütsnerv«** *(N. phrenicus)* entstammt der Halswirbelsäule. Er lässt uns atmen und sensibilisiert die Häute von Herz und Lunge. Wird er durch die Leber irritiert, führt das dazu, dass sich ein kleiner, aber feiner Muskel direkt unter dem Schlüsselbein *(M. subclavius)* verspannt. Der **Unterschlüsselbeinmuskel** steuert nun mit seiner Spannung sämtliche Schulterbewegungen. Gleichzeitig übt er, wenn er durch die Leber verspannt wird, direkten Druck auf alle sich unter ihm befindlichen **Armnerven** aus. Jede Leber-, Gallenblasen-, Lungenspannung rechts kann also, via Phrenicusnerv, ursächlich zu Schulterschmerzen rechts führen. Umgekehrt können Magen-, Milz- oder Lungenspannungen links zu Problemen der linken Schulter führen.

Auch das **Herz** ist mit den Schultern verbunden. Mit seinen starken Bindegewebszügen an den unteren Nackenwirbeln kann ein verspanntes Herz, das sich auf einer Mission Impossible befindet, indirekt die in die Schultern und Arme ziehenden Nerven irritieren. Durch die bereits bekannten 25 000 täglichen Atembewegungen werden so die emotionalen, organischen und faszialen Zugspannungen aus dem Oberbauch durch die Herz- und Lungenhäute millionenfach auf die Schultern übertragen. Alle in den Geweben gespeicherten traumatischen Erfahrungen werden damit ebenfalls unterbewusst reinszeniert.

Assoziierte Organe	Organsprachen	Zonen/Symptome
rechte Lunge	Trauer, Kontakt	»Geh weg«: Push rechte Schulter, rechter Arm
linke Lunge	Trauer, Kontakt	»Komm her«: Pull linke Schulter, linker Arm
Herz	verzweifelte Versorgung, unerfüllte Liebe, Aufopferung	beide Schultern und Arme
Magen	Fehlentscheidungen, Überrationalisierung	linke Schulter, linker Arm
Speiseröhre	Schlucken von kleinen »emotionalen Giften«	linke Schulter, linker Arm
Leber	Zorn, Wut, Rache	rechte Schulter, rechter Arm
Galle	Groll, Neid, Missgunst	rechte Schulter, rechter Arm

Psychodynamische Spuren

Die Körpersprache der Schultern und Arme ist einfach. Körpertherapeutisch »sagt« die rechte Schulter »Geh weg«, die linke Schulter sagt »Komm her«. Rechte Schulter: Abstoßung und Verneinung; linke Schulter: Anziehung und Bejahung. Diese Einteilung könnte man damit begründen, dass die rechte Körperhälfte eher mit dem trennenden, männlichen Yang assoziiert wird, die linke Körperhälfte dagegen eher mit dem integrierenden, weiblichen Yin-Prinzip.

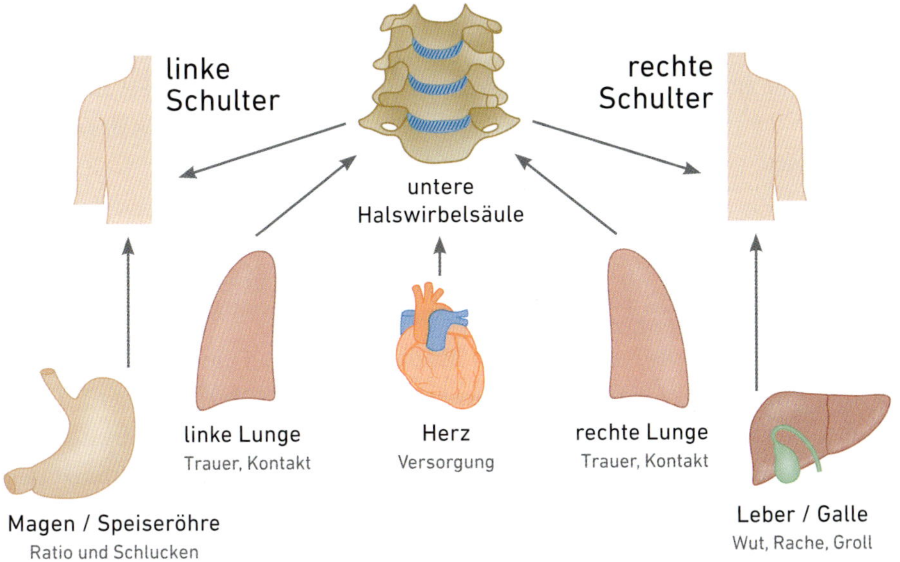

Der Organkompass der Schultern

Das ist empirische Wissenschaft und beruht auf Erfahrungswerten. Wenn also bei Patienten mit rechtsseitigen Schulterschmerzen oder Armproblemen (beispielsweise Tennis- oder Golfer-Ellenbogen) das Symptom zum 262. Mal aufgrund von Lebenssituation entstanden ist, in denen Klienten nicht rechtzeitig »Nein« oder »Stopp« gesagt haben, ist es nicht unwahrscheinlich, dass auch beim 263. Patienten eine ähnliche Geschichte in der Anamnese auftaucht.

Umgekehrt findet sich bei unklaren linksseitigen Schulter-Arm-Syndromen fast immer ein symptomauslösender Moment, in dem der Patient etwas in seinem Leben nicht annehmen konnte oder wollte. Natürlich könnte man dagegenhalten, dass sich Momente, in denen wir nicht ausreichend Ja oder Nein gesagt haben, letztlich in jeder Lebensgeschichte finden lassen. Das stimmt. Lösen sich aber hartnäckige Schulterprobleme plötzlich und allein durch das mitfühlende Erinnern der entsprechenden Lebenssituation wieder auf, sei die These erlaubt, dass Schultergewebe tatsächlich auf innere Prozessen resonieren, die mit Anziehung und Abstoßung oder mit Ja- und Neinsagen assoziiert sind.

> **Gut zu wissen:**
> Die rechte Schulter »sagt« Nein, die linke Schulter »sagt« Ja. Beide Schultern werden durch die Emotionen der Organe des Oberbauchs und des Brustkorbs dominiert.

Ein Schulterexperiment

Beobachten Sie das doch einmal, wenn Sie das nächste Mal einen Stadtbummel machen. Ihnen wird auffallen, dass die überwiegende Mehrzahl der Menschen ihre rechte Schulter subtil nach hinten oder nach oben zurückspannen. Bei anderen steht die rechte Schulter im Vergleich zur linken Seite etwas zu weit vorne-unten. Gleichzeitig neigen die meisten Menschen ihren Oberkörper leicht nach rechts. An jeder dieser Körper- und Schulterstellungen ist der Leber-Gallenbereich, mitsamt der darin »gespeicherten« Emotionen, beteiligt.

Stehen die Schultern hinten/oben deutet das auf eine Wut oder Aggressionshemmung hin. Wenn sie gezielt danach Ausschau halten, werden Sie überrascht sein, wie viele Menschen offensichtlich ihre ganz gesunde Wut, Aggression und ein gesundes Nein zurückhalten. Das ist wirklich leicht zu erkennen. Probieren Sie es an sich selbst aus.

Ziehen Sie Ihre rechte Schulter ein bisschen nach hinten und einen Hauch nach oben. Gehen Sie mit dieser Haltung eine Zeit lang auf und ab. Gewöhnen Sie sich an die Haltung. Werden Sie zu dieser Haltung. Behalten Sie die Schulterstellung bei und gehen Sie damit ein paar Schritte auf einen anderen Menschen, zum Beispiel Ihren Partner, zu.

Registrieren Sie, wie Sie sich dabei fühlen. Sie werden überrascht sein, wie Ihr Gegenüber auf Sie reagiert. Ziehen Sie danach Ihre rechte Schulter etwas nach vorne-unten und wiederholen Sie das Experiment. Im ersten Fall werden Sie in sich ein gesteigertes Wut-Level und das gar nicht so unangenehme Gefühl, gefährlich zu sein, wahrnehmen. Umgekehrt werden Sie sich mit der nach vorn gezogenen Schulter als harmlos und tendenziell schwach empfinden.

Entsprechend fällt die Reaktion Ihres Gegenübers aus. Zurückgespannte und hochgezogene rechte Schultern erzählen also von mühsam zurückgehaltener Wut, während nach vorn gezogene rechte Schultern uns harmlos erscheinen lassen. Beide Haltungen sind natürlich nur ein Bluff. Sie sind nicht authentisch und versuchen, die Umwelt zu beschummeln. Die wenigsten von uns sind so gefährlich wie ein Hells Angel auf Speed, sodass die Umwelt vor uns geschützt werden müsste (rechte Schulter zurück und nach oben gezogen). Genauso wenige sind harmlos wie ein Robbenbaby (rechte Schulter nach vorn-unten gesenkt).

Auf der linken Seite verhält es sich genauso. Nur sind es jetzt der Magen, die Milz, die linke Lunge und der linke Phrenicusnerv, die die linke Schulter und den linken Arm irritieren. Subtile Haltungsanomalien der linken Schulter korrelieren also mit emotionalen Konflikten der linksseitigen Organe. Hinzu kommt, dass die Fehlstellung des linken oberen Körperbereichs auf den Versuch hinweist, etwas im Leben nicht anzunehmen zu wollen.

Push-Pull-Schultern

Bei diffusen Schulterschmerzen müssen die Gelenke ursächlich gar kein Problem haben. Die Schultern sind fast immer nur der Austragungsort ungeklärter, emotionaler Konflikte, die sich in den Geweben der Organe von Brustkorb und Zwerchfell verkörpert haben. Erfahrungsgemäß manifestieren sich dabei in den Schultern an erster Stelle so genannte Push-Pull-Konflikte. Bei einem solchen Push-Pull-Konflikt steht ein Patient vor der Entscheidung, entweder etwas zu beenden (Push) oder etwas ganz anzunehmen (Pull).

So ein Ja-Nein-Konflikt, der dem Patienten vollkommen unlösbar erscheint, kann sogar soweit führen, dass die Schultern ihre Beweglichkeit ganz einfrieren. »Frozen Shoulder« nennt die Medizin eine wie aus dem »Nichts« auftretende, von Entzündungsprozessen begleitete Schultersteife. Es sind die Geschichten hinter dem »Nichts« – wie im Folgenden bei Dirk –, die wirklich spannend sind.

Dirk ist ein echtes Schwergewicht. Schwerreich und genauso schwer auf der Waage, ist er extrem erfolgreich in seinem Beruf und liebt das Leben. Gutes Essen und zum Shoppen zwischendurch mal eben nach New York zu jetten gehören zu seinem Lifestyle. Eines Abends ruft Dirk mich an und bittet um einen Termin. Seine rechte

Schulter hat sich entzündet. Die Diagnose lautet, wie nicht anders zu erwarten, »Frozen Shoulder«. Dirk ist nicht nur Selfmade-Millionär, sondern hat auch jahrelang Seminare zum Thema Bioenergetik besucht. Natürlich ist ihm klar, dass sein Schulterschmerz Ausdruck eines inneren Konflikts ist. Also kommen wir in der ersten Behandlung gleich auf den Punkt. Wir stellen die Frage, welche Push-Funktion (»Geh weg«) Dirk durch die Spannung in seiner rechten Schulter zurückhält. Die Antwort ist schnell gefunden. Dirk ist frisch verliebt.

Das klingt zunächst unlogisch, weil eine neue Liebe bei Männern erfahrungsgemäß nicht gerade zu steifen Schultern führt. Es muss also noch etwas anderes hinter Dirks Symptom stecken. Das eigentliche Problem besteht darin, dass Dirk noch in einer festen Beziehung ist. Er steht also vor dem Problem, seine alte Beziehung beenden zu müssen, um seiner neuen Liebe folgen zu können. Das erfordert von Dirks Psyche ein klares Nein (Push) zur alten und ein klares Ja (Pull) zur neuen Beziehung.

Für eine unverletzte Psyche ist das eine lösbare Aufgabe. Nein sagen zu können setzt natürlich einen guten Kontakt zum Säbelzahntiger Aggression (Becken) voraus. Zusätzlich brauchen die gesunden aggressiven Anteile ein funktionierendes Ausdrucksorgan. Als Nein-Organ eignet sich die rechte Schulter geradezu perfekt.

Nun ist Dirk kein Kind von Traurigkeit. Nach all den Jahren der Bioenergetik fürchtet er die Kraft seiner Beckeninstinkte (Aggression und Sexualität) nicht mehr. Würden Schuld-Scham-Reflexe seine an die Aggression gekoppelte Lust grundsätzlich tabuisieren, hätte Dirk wahrscheinlich auch noch tiefsitzende Rückenschmerzen. Das ist aber nicht der Fall. Dirks Entscheidung (freies Becken) ist klar, nur an deren Ausdruck (rechte Schulter) hapert es noch ein bisschen.

Die »Neue« ist eine alte Liebe, der er nach über zwanzig Jahren zufällig auf der Straße begegnet ist. Nach all den Jahren hat es einfach Zoom gemacht. Die beiden sind wie für einander geschaffen. Um sein Glück zu leben, muss Dirk nur noch seine bestehende Beziehung beenden. Das erfordert ein klares Nein (rechte Schulter) gegenüber seiner bisherigen Partnerin. Das ist Dirk aber unmöglich. Zwar ist Dirk ein echter Kerl und alles andere als feige; nicht umsonst hat er es in seinem Job so weit gebracht. Doch die Unfähigkeit, zu einem geliebten Menschen Nein zu sagen, gründet in seiner Kindheitsgeschichte.

Dirk war im wortwörtlichen Sinne ein »niedergeschlagenes« Kind. Von beiden Elternteilen erfuhr er ausschließlich Schläge und Unterdrückung. Als von den Eltern gehasstes Kind hatte sein System irgendwann gelernt, dass ein Nein immer an lebensbedrohliche Destruktion gekoppelt ist. Das hat in Dirks Psyche tiefe Narben hinterlassen. Ablehnung, Zurückstoßung und Neinsagen sind in ihm zu einem bedrohlichen Monster verschmolzen. Dieses hat Dirk in einen Käfig gesperrt, der aus extrem starken Schuldgefühlen geschmiedet ist. Das Monster sollte nie wieder das Licht des Bewusstseins erblicken. Konsequent ist seither das Neinsagen aus Dirks Vokabular entfernt.

Um seine Angst vor Aggression und Ablehnung zu kompensieren, hat Dirk stattdessen eine übermäßige Großzügigkeit entwickelt. Braucht jemand Hilfe, steht Dirk als Freund und Geldgeber stets bereit. Es gibt nichts, was man von ihm nicht bekommen kann. Unschwer vorstellbar, hat die Nein-Behinderung Dirk im Leben schon viel gekostet. Das anstehende Nein bezüglich seiner jetzigen Partnerin hat uralte Schuldreflexe in Dirks rechter Schulter neu entflammen lassen. Wieder einmal steht er vor seinem ungelösten kindlichen Dilemma. Der kleine, geschlagene Junge im Herzen des großen starken Mannes kann sie einfach nicht von sich wegstoßen (Push). Denn in Dirks innerer Welt existiert kein konstruktives Nein. Um seine Partnerin vor seiner gefürchteten, eingebildeten Destruktion zu schützen, hat Dirk sicherheitshalber die Funktionen seiner rechten Schulter mit auf Eis gelegt. Das ist ihm alles klar. Immerhin ist Dirk ein resonanzfähiger, fühlender Mann. Dennoch dauert es noch ein knappes Jahr, bis er sich ganz von seiner ehemaligen Freundin trennt und glücklich mit seiner neuen, alten Liebe zusammenkommt. Je weiter sich seine imaginäre Schuld auflöst, desto beweglicher wird auch seine rechte Schulter. Unnötig zu erwähnen, dass er sich die Trennung extrem viel kosten lässt, um die imaginäre innere Schuld abzuzahlen. Am Ende ist alles gut. Doch raten Sie, was dann passiert.

Einen Monat später ruft Dirk wieder an. Es war beinahe vorauszusehen: nun hat sich Dirk die linke Schulter »vereist«. Seine linke »Frozen Shoulder« hätte gemäß ihrer Bestimmung einfach nur das Gute zulassen und annehmen sollen (Pull). Das sollte jetzt eigentlich ganz leicht sein. Aber auch das ist Dirk unmöglich. Auf seiner emotionalen Festplatte gibt es einfach kein Programm mit dem Titel: »Das Gute annehmen, leicht gemacht«. In Dirks psychischem Universum existiert aufgrund seiner Geschichte keine App, die er diesbezüglich anklicken könnte. Dass das Leben grundlos gut zu einem ist, kennt Dirk schlechterdings nicht. Anzunehmen (linke Schulter), dass der Krieg zu Ende ist und wir ihn längst gewonnen haben, gehört zu den schwierigsten inneren Entwicklungsschritten überhaupt. Dirk ist da keine Ausnahme. Es dauert also noch ein weiteres Jahr, bis sich auch Dirks linke Schulter wieder enteist. Sie wird schmerzfrei, als er die Liebe seiner neuen Partnerin und damit seine eigene Liebe ganz annehmen kann.

Schuld führt immer zu Spannung. Schuld fungiert als psychischer Universalklebstoff, der jegliche Form von innerer Freiheit verklebt. Sei es die Freiheit, unsere Schatten als Teil von uns zu leben und zu lieben; sei es die Freiheit, ganz und gar wahrhaftig zu sein. Schuld, so subtil sie auch sein mag, ist die letzte imaginäre Grenze, die es in jedem psychischen System zu transzendieren gilt. Bei Dirk waren es gleichermaßen die Angst und die falsche Vorstellung, dass er mit einem gelebten Nein genauso destruktiv und wegstoßend handeln würde (gefrorene rechte Schulter) wie seine Eltern. Die Angst vor Freiheit lag bei ihm noch eine Schicht tiefer und wog noch schwerer. Sie zeigte sich in seiner Unfähigkeit, seine wahre Liebe, und das damit verbundene Schöne und Gute ganz und gar anzunehmen (linke Schulter). Diese letzte Angst liegt wahrscheinlich in jedem von uns in der Tiefe verborgen. Manchmal wird sie sogar von Generation zu Generation »psychologisch vererbt«.

Systemische Schultern

Auch Großeltern verursachen Schulterschmerzen. Denn niemand lebt für sich allein. Alles ist voneinander abhängig, nichts existiert ausschließlich aus sich selbst heraus. Im Buddhismus wird diese Einsicht das Erkennen des abhängigen Entstehens genannt. Das daraus resultierende Verstehen der ursprünglichen Leerheit aller Erscheinungen gilt als eine der höchsten Einsichten, die ein Bewusstsein über sich selbst erlangen kann.

Die Einsicht, dass nichts aus sich heraus, sondern nur im Kontext seiner Umgebung existiert, gilt natürlich auch für unseren Körper. Auch im Körper funktionieren Zellen und Gewebe in gegenseitiger Abhängigkeit. Ein Organismus ist Sinnbild der systemischen Verknüpfung des Einzelnen mit dem Ganzen. Jede Zelle ist Teil eines Zellverbands, der wieder Teil eines Gewebes ist. Gewebe sind Teile von Organen, die ihrerseits Teile von Organsystemen sind. Alle Organsysteme interagieren miteinander und bilden

den Gesamtorganismus Mensch. Der Organismus Mensch ist natürlich auch nur ein Teil von größeren Systemen. Mitsamt seiner Psyche ist er eingebunden in die ihn umgebende Ursprungsfamilie, die ihrerseits aus anderen Herkunftsfamilien zusammengesetzt wurde. Alle Familien sind gleichzeitig Teil einer Region, einer Kultur, einer Nation und eines Planeten. Niemand ist eine Insel.

Wir sind als Individuen also gar nicht so individuell, wie wir glauben. Wir sind Teile von größeren Systemen, die wiederum Teile von noch größeren Systemen sind. Wir tragen somit nicht nur genetisch, sondern auch epigenetisch prägende Informationen unserer Ahnen sowie deren emotionales Erbe in uns. Ignorieren wir unser generationenübergreifendes Gedächtnis, kann daraus im Bewusstsein Verwirrung und im Körper Spannung entstehen. Gerade unsere Schultern tragen nicht selten traumatische Erfahrungen unserer Vorfahren.

Der Fall scheint einfach zu sein. Guido, Mitte vierzig, sportlich, ohne nennenswerte Vorerkrankungen, klagt seit etwa drei Monaten über zunehmende diffuse Schulterschmerzen rechts. Spritzen beim Arzt hatten keinen Effekt und auch andere therapeutische Interventionen sind bisher gescheitert. Die Anamnese ergibt, dass Guido früher sehr, sagen wir, »feierfreudig« war: In jungen Jahren war er geistigen Getränken und anderen bewusstseinserweiternden Stoffen durchaus zugeneigt. Die Hypothese scheint offensichtlich: eine überlastete Leber mit darauf reflektorisch anspannender rechter Schulter.

Weit gefehlt. Zwei Stunden eloquent ausgeführte osteopathische Behandlungen bleiben vollkommen wirkungslos. Zur Frustration des Patienten gesellt sich nun die narzisstische Kränkung des Behandlers und Autors ob seines therapeutischen Versagens. Eine Regel von Carl Rogers, dem Vater der klientzentrierten Therapie, landläufig besser als »Gesprächstherapie« bekannt, lautet: »Wenn alles nichts hilft, geh' zum Äußersten: Wende dich dem Klienten zu«. Guido und ich gehen also zurück in seine Geschichte.

Guido ist selbstständiger Gärtner und betreut im Wesentlichen Friedhöfe. Neben der Wartung von Wegen und Grünflächen hebt er vor allem Gräber aus und pflegt diese, wenn seine Kunden es wünschen. Sein Vater, ebenfalls Friedhofsgärtner, ist bei ihm angestellt, desgleichen sein Großvater, der einst den Familienbetrieb gründete. Diesen gab der Opa vor einigen Jahren an seinen Enkel Guido weiter. Es stellt sich heraus, dass der Großvater die Gartenfirma direkt nach seiner Rückkehr aus dem Zweiten Weltkrieg eröffnet hat. Guidos Großvater ist seit jeher ein wortkarger Mann. Selbst mit seinen über achtzig Jahren arbeitet er von früh bis spät auf den Friedhöfen. Sein Sohn, Guidos Vater, wollte die Firma damals nicht vom Vater übernehmen und trat deren Leitung an seinen Sohn ab. Auch Guidos Vater arbeitet wortkarg von frühmorgens bis spätabends in dem Familienbetrieb. Guido hat sich der stummen Arbeitshaltung angeschlossen.

Als Guido die Geschichte seines Großvaters erzählt, läuft plötzlich ein sympathikotoner Schauer durch seinen Körper. Der Körper erschauert genau in dem Moment, als Guido davon zu erzählen beginnt, wie sein Opa, unmittelbar nachdem er von der Ostfront heimgekommen war, die Firma gründete, um dann stumm mit dem Ausheben von Gräbern zu beginnen. Dieser Tätigkeit widmet der Opa seither sein Leben.

Nachdem der seltsame Schauer in Guidos Körper abgeklungen ist, beschließt er, seinen Großvater auf den Krieg anzusprechen. Um es kurz zu machen: Als Guido sich endlich traut, den wortkargen Familienpatriarchen nach »seinem« Krieg zu fragen, bekommt er eine Antwort, die er nicht erwartet hat: »Endlich fragt mich mal jemand.« Dann erzählt der Großvater dem Enkel von seinen Kriegserlebnissen. Er erzählt von den zahllosen Feinden, die er als junger Scharfschütze erschoss. Er erzählt von dem furchtbaren Grauen und der Schuld, die er als junger Gefreiter erlebt hat. Es erleichtert ihn sichtbar, sich nach all den Jahren des stummen Grauens endlich seine Erinnerungen von der Seele reden zu können. Guido versteht nach dem Gespräch, warum sein Opa nach Beendigung des Krieges kaum noch gesprochen und stattdessen Gräber ausgehoben hat. Nur einen Tag nach dem Gespräch ist Guidos rechte Schulter schmerzfrei. Der Großvater ist nur wenige Monate nach dem Gespräch friedlich gestorben.

Systemisch-psychodynamisches Wissen macht die Heilung von Guidos rechter Schulter leicht nachvollziehbar. Die Schuld des Großvaters über seine vielen Tötungen dominierte jahrzehntelang Guidos männliche Ahnenkette. Die Toten hatten sich als unauslöschbares Symbol von Schuld und destruktiver Aggression (rechte Schulter) in Guidos systemische Männerkette eingebrannt. Guido hatte die Schuld seines Großvaters auf seine Schultern geladen, nachdem sein Vater sich unbewusst geweigert hatte, sie zu übernehmen. Deshalb lehnte Guidos Vater es ab, die Friedhofsfirma des Vaters zu leiten.

Nach dem Gespräch mit seinem Opa hat Guido die Verantwortung für die Toten allein durch die klärende Aussprache unterbewusst in die Hände seines Opas zurückgegeben. Mehr war nicht nötig. Auch dieses Beispiel zeigt: Reden heilt.

Wirken Symptome diffus, fremdartig, unverständlich und entsteht im Zuhörer als Resonanz ein »seltsamer« Beigeschmack, ist ein systemischer Hintergrund mehr als wahrscheinlich. Dann, und nur dann, können systemische Familienaufstellungen kleine Wunder bewirken.

Eine systemische Übung

Wenn Sie in Ihrer systemischen Geschichte etwas verändern wollen, stellen Sie sich Folgendes vor: Rechts hinter Ihnen befindet sich Ihr Vater. Hinter ihm steht sein Vater, dahinter dessen Vater und so weiter. Stellen Sie sich das Gleiche links mit Ihrer Mutter und Ihren weiblichen Vorfahren vor. Rechts hinter Ihnen steht also bis zum Horizont eine unendliche Kette von Männern, links hinter Ihnen eine unendliche Kette von Frauen. Lassen Sie diese Männer- und Frauenlinien in Ihrem Rücken eine Zeit lang auf sich wirken.

Drehen Sie sich dann in Ihrer Vorstellung langsam um und schauen Sie zunächst auf Ihren Vater und die männliche Kette hinter ihm. Machen Sie sich bewusst, dass Sie ohne diese Männer nicht existieren würden. Je weiter Sie zurückschauen, desto wahrscheinlicher wird es, dass Sie in der Kette neben Freude auch Schmerz und Krieg finden. Versuchen Sie nichts daran zu ändern. Nehmen Sie die Männer einfach wahr. Senden Sie dann allen Mitgliedern dieser Kette ein mentales »Danke«. Lassen Sie sich Zeit dabei. Sie müssen nichts verstehen. Erneuern Sie Ihren Dank und lassen Sie zu, dass Sie gehört werden.

Wenden Sie sich danach der weiblichen Kette mit Ihrer Mutter an der Spitze zu. Wiederholen Sie das Ritual des Dankens. Drehen Sie sich dann wieder um. Lassen Sie erneut zu, dass die unendliche Kette von Frauen links und die unendliche Kette von Männern rechts hinter Ihnen stehen. Beginnen Sie nun bewusst damit, tiefer ein- und auszuatmen. Stellen Sie sich vor, dass Sie die Kraft der Männerlinie durch Ihre rechte Schulter, die Kraft der Frauenlinie durch Ihre linke Schulter einatmen.

Beenden Sie danach die Visualisierung und denken Sie nicht weiter darüber nach. Wiederholen Sie dieses systemische Ritual ein bis zwei Wochen lang jeden Tag. Ganz gleich, welche Geschichten sich in Ihrer systemischen Geschichte auch verbergen: Irgendwann ist Annehmen alternativlos, und Danken heilt.

Kapitel 12: Nicht nur Sex zwischen den Ohren

Annehmen heilt. Das haben wir im letzten Kapitel gesehen. Erfahrungsgemäß fällt es uns besonders schwer, unsere sexuellen Impulse und Visionen anzunehmen. Das kann uns buchstäblich zu Kopfe steigen. Dieses Kapitel schildert zunächst die enge Verknüpfung von Beckenthemen mit schmerzhaftem Kopfchaos. Darüber hinaus erklärt es, inwiefern noch andere Organe an der Entstehung von Migräne beteiligt sein können.

Migräne entsteht nicht immer im Becken. Der vielzitierte Orgasmus im Kopf als Synonym für einen Migräneanfall ist nur eine von mehreren Möglichkeiten, das Symptom zu verstehen. Der Begriff Migräne leitet sich aus dem griechischen Wort »Hemikranie« her, das wörtlich übersetzt »Halbköpfigkeit« bedeutet. Es ist in der Körpertherapie nicht unüblich, Migräne auf verdrängt sexuelle Impulse zu reduzieren. Das wird der Komplexität von Körper und Psyche aber nicht gerecht. In der Geschichte von Migränepatienten tauchen neben einer von starker Scham überlagerten Sexualität (Becken) auch Trauer über plötzliche Kontaktabbrüche (Lunge), unglückliche oder nicht getroffene Entscheidungen (Magen) und existenzielle Erschütterungen (Niere) auf. Allen Migränegeschichten gemeinsam ist ein stark ausgeprägtes Schuldgefühl und beinahe immer der gescheiterte Versuch, ungelöste Familiengeheimnisse im Alleingang zu klären.

Das Becken im Kopf

Anatomische Grundlagen

Das Becken und der Kopf sind, obwohl scheinbar weit voneinander entfernt, unmittelbar miteinander verbunden. Die direkteste Verbindung zwischen verspannten Beckenorganen und der Schädelbasis sind die **Rückenmarkshäute**. Sie haben ihren Ursprung im Kreuzbein. In ihrem Verlauf nach oben umhüllen und schützen sie im Rumpf das Rückenmark und im Kopf das Gehirn. Spannen sich die oder Beckenbodenmuskeln an, übersetzt sich deren Spannung bis hoch in die bindegewebigen Häute des Gehirns. So kann sich Beckenspannung direkt auf einen horizontal verlaufenden Anteil der Hirnhäute, das sogenannte Kleinhirnzelt, übersetzen. Genau in diese Haut ist der **Trigeminusnerv** eingewickelt. Spannt die Hirnhaut aufgrund einer Beckenspannung an, kann das also zu einer Funktionsstörung dieses Nervs führen. Wie wir schon bei Tinnitus und Schwindel gesehen haben, kommt diesem stärksten Nerv des Kopfes eine besondere Bedeutung zu.

Neben der Übertragung von Schmerzsignalen des Kopfes, der Steuerung der Kiefermuskulatur und der Sensibilisierung des Gesichts steuert der Trigeminus auch die Blutgefäße des Gehirns. In seinem **zentralen Nervenknoten** *(Ganglion trigeminale)* werden gefäßaktivierende **Neuropeptide** synthetisiert (Substanz P, Neurokinin A, CGRP, VIP) und entlang spezieller Trigeminusnervenfasern in die äußere Bindegewebsschicht *(Adventitia)* der Blutgefäße des Gehirns transportiert. Dort werden die Neuropeptide unter dem Einfluss von Sauerstoff, Kohlendioxid, Blutdruck und dem pH-Wert weiter angereichert. Diese Blutwerte steuern damit, via Verschaltung mit den Trigeminusfasern, die Öffnung und Schließung der Hirngefäße.

Eine Migräneattacke wird, einem Orgasmus nicht unähnlich, von einer **schlagartigen Gefäßerweiterung** begleitet. Nur dass sich statt der orgiastischen Beckenarterien die äußerst empfindlichen Blutgefäße des Gehirns blitzschnell ausdehnen. Die plötzliche Blutfülle als Folge der überfallartigen Dehnung der feinen Schädelblutleiter lässt den Kopf scheinbar platzen und löst unter anderem den Migräneschmerz aus. Zusätzlich spannen unter dem Ansturm des Blutes auch die sensiblen Hirnhäute an. Da alle übrigen elf Hirnnerven ebenfalls Kontakt zu den vom Trigeminus dominierten Hirnhäuten haben, führt die **Hirnhautspannung** während des Anfalls zu Begleitsymptomen wie Sehstörungen, Schwindel, Lichtempfindlichkeit oder Übelkeit. Reduziert man also Migräne allein auf die Dysfunktion arterieller Blutgefäße, stimmt das Bild eines vom Becken in den Kopf verschobenen, sexuellen Höhepunkts.

Es gibt weitere Analogien, die auf einen Zusammenhang von Migräne und Sexualität hindeuten. So verfügen allein **Gesicht** und **Becken** über Körperöffnungen. Die Öffnungen des Körpers haben, psychologisch betrachtet, eine Doppelfunktion. Zum einen sind sie Überlebenszentren (Nahrungsaufnahme und -abgabe, Atmung), zum anderen lustspendende, erogene Zonen. Eine Pränatalmedizinerin berichtete in einem meiner Seminare, dass es Becken und Gesicht sind, die ein Embryo als erstes berührt, wenn er im Mutterleib seinen Körper erforscht. Zudem haben sich unser Becken und unser Gesicht embryonal tatsächlich parallel entwickelt. In den ersten Fetalwochen waren unsere primitiven Hoden oder Ovarien noch eins mit den Nieren. Urvertrauen (Niere) und Sexualität (Geschlechtsorgane) waren also zu Beginn unseres Lebens eine echte organische Einheit. Als etwa sieben Wochen alter Fötus haben wir dann damit begonnen, unsere geschlechtliche Identität zu verkörpern. Zeitgleich mit der Entwicklung unseres Gesichts haben wir die noch winzig kleinen **Keimdrüsen** von unseren **Nieren** getrennt und zu eigenständigen Organen entfaltet. Hoden, Ovarien und Gesichtsentwicklung verliefen also parallel. Mal abgesehen von den Rückenmarkshäuten, die im Körper wie eine Spannungsautobahn Kopf und Becken verbinden, gibt es aus medizinischer Sicht also weitere, einigermaßen begründbare Zusammenhänge, die auf eine **enge Interaktion von Kopf, Gesicht und Becken** schließen lassen. Nicht umsonst wird das Becken in der Körperpsychotherapie auch »das zweite Gesicht« genannt.

Psychodynamische Spuren

Tatsächlich finden sich bei Migränepatienten häufig verdrängte, sexuelle Themen. So kann sich ein sexueller Missbrauch, ganz gleich ob er emotional oder körperlich stattfand, noch Jahrzehnte später als verzweifelter Lösungsversuch in einer Migräneattacke äußern. Aus Sicht des systemischen Fensters könnten sich sogar destruktive sexuelle Erfahrungen aus der Zeit der Vorfahren in Migräneanfällen offenbaren. Auch im interpersonalen Du-Fenster, das die Beziehung zwischen Eltern und Kindern beschreibt, können sich sexuelle Wurzeln der Migräne verbergen. Einfache, kindliche Fehlidentifikationen mit der sexuellen Geschichte der Eltern reichen zum Spannungsaufbau in Kopf, Rückenmarkshäuten und Becken völlig aus. Hat zum Beispiel die Mutter ein sexuelles Trauma erlebt und tief in ihrem Schatten vergraben, wird ein Kind das innere Schweigen der Mutter unterbewusst als Schuld übersetzen. Danach wird es sich fast immer mit der imaginären Schuld der Mutter identifizieren. Die Identifikation mit der Schuld ist der hilflos-liebende Versuch des Kindes, die geliebte Mutter durch eigene Spannungsübernahme von der Schuld zu erlösen.

Das ist ein ganz natürlicher Prozess. In den ersten sieben Jahren lernen Kinder im Wesentlichen durch phasenspezifische Identifikation und Nachahmung. Dabei dienen ihnen die Eltern als Vorbilder. Sämtliche Verhaltensweisen, Weltsichten und Charakterformen werden, wie wir im zweiten Kapitel gesehen haben, am Vorbild der Eltern gebaut und geschliffen. Simple Fehlinterpretationen der elterlichen Spannungsvorbilder reichen aus, um Jahrzehnte später den inzwischen erwachsen gewordenen Kindskopf im Migräneanfall implodieren zu lassen. Dazu braucht es kein selbst erlebtes sexuelles Trauma.

Der kleine Tod

So einfach es klingt: je freier die Eltern, desto freier entwickelt sich das Kind. Daraus werden später instinktsichere und emotional intelligente Erwachsene. Wie nicht anders zu erwarten, gelingt das nicht immer. Das gilt insbesondere für den Umgang mit Sexualität. Kinder können nur bis zu einem gewissen Grad den Umgang ihrer Eltern mit Sexualität kopieren. Durch ihr Verhalten – Zärtlichkeiten, verliebte Blicke, kleine Neckereien, freudvoller Umgang mit dem eigenen Körper etc. – demonstrieren Eltern ihren Kindern idealerweise, dass Sexualität ganz natürlich ist. So sollte es zumindest sein, und eine verspannte Achse zwischen Becken und Kopf wäre damit vollkommen überflüssig.

Bei aller Freiheit bleibt allerdings eine winzige Kleinigkeit, die sich Kinder möglichst nicht von ihren Eltern abschauen sollten. Diese Kleinigkeit ist der Umgang mit sexueller Ekstase. Den Gesichtsausdruck beim Orgasmus müssen wir selbstständig und (zum Glück) ganz und gar ohne unsere Eltern entwickeln. Für sexuelle Ekstasen gibt es keine Vorbilder. Im Orgasmus sind wir mutterseelenallein. Den kleinen Tod (franz.: la petite mort) müssen wir allein und ohne Vorbild sterben. Erst dadurch wird Sexualität zu einem geheimnisvollen Akt. Könnte man Orgasmen mal eben bei Facebook herunterladen, wäre der Zauber der Lust schnell verflogen. Sex kann man nur durch »Trial and Error« lernen.

Genau deshalb fühlen wir uns in der Sexualität zunächst so unsicher. Nicht umsonst wird der sexuelle Instinkt in uns viel stärker tabuisiert als aggressive oder emotionale Impulse. Emotionen finden sich in bunter Vielfalt schon beim psychologischen

Schnorcheln. Sexuelle Strömungen liegen jedoch viel tiefer, noch unter den aggressiven Impulsen. Ganz unten, am Meeresgrund der Psyche, sind die sexuellen Vorstellungen, Fantasien und Traumata zu Hause. Im Vergleich zur beinahe schon alltäglich verdrängten Aggression entspricht das Erkunden unserer sexuellen Geschichte einer Tiefseeexpedition.

Das lässt sich leicht überprüfen. Stellen Sie sich vor, Sie müssten im Rahmen einer beruflichen Fortbildung vor einer Gruppe fünf Minuten lang einen Vortrag halten. Ihr Thema: Meine aggressive Persönlichkeit. Das wäre Ihnen vielleicht zunächst etwas peinlich, würde aber irgendwie funktionieren. Nach einer kurzen Pause wären Sie aufgefordert, einen weiteren Fünf-Minuten-Vortrag zu halten. Diesmal wären Ihre ungezügelten sexuellen Fantasien, Wünsche und Praktiken das Thema. Welchen Vortrag würden Sie lieber halten?

Es stimmt: Sexualität und Migräne sind häufig Spielpartner. Die Begleitsymptome eines Migräneanfalls wie Rückzug in die Dunkelheit, schmerzhaft-scheuer Kontakt zur Umwelt und Übelkeit deuten auf ein primär schambesetztes Thema hin. Der Wunsch nach Alleinsein während einer mehrtägigen Migräne könnte also als beschämter Versuch betrachtet werden, alte (familiäre) sexuelle Schuld im stillen Alleingang auflösen zu wollen.

Allerdings kennt die Psyche keine Kausalität. Dafür kennt sie Korrelationen und funktioniert nach immer gleichen Gesetzen. Nicht jede Migräne muss also auf eine sexuelle Thematik zurückgehen. Es gibt noch andere anatomische und psychodynamische Wege, die Migräne erklären können.

Kein Kloß im Hals

Stellen Sie sich vor, Sie sind auf einer Feier im Freundeskreis und ein Ihnen unbekannter Mensch schüttelt Ihnen bei der ersten Begegnung nicht die Hand, sondern presst seine Hand mit dem gleichen Druck kurz freundschaftlich auf Ihre Kehle. Diese ungewöhnliche Geste ist anatomisch betrachtet vollkommen ungefährlich, könnte aber zu Missverständnissen führen. Potenziell würde sie ungezwungenen Small Talk an dem Abend erschweren.

Der Hals ist die engste Stelle des Rumpfs. Nicht umsonst manifestieren sich Ängste (lat. angustus: Enge) gern in diesem Engpass des Körpers. Alle Impulse, Instinkte und

Emotionen des Körpers finden hier ihren stimmlichen Ausdruck. Wut und Trauer genauso wie Aggression und Sexualität. In der Form des Halses wird offen sichtbar, ob und wieviel ein Mensch ehemals zurückhalten musste. Nicht ausgedrückte Worte, Schreie oder Klänge führen, wie wir bereits gesehen haben, zu Spannungen in den Halsfaszien und den kurzen Halsmuskeln. Alles, was in der Vergangenheit nicht stimmlich formuliert und klanglich ausgedrückt wurde, nimmt damit unmittelbar Einfluss auf die Blutwerte. Klingt verrückt, ist aber so.

Anatomische Grundlagen

Rezeptoren für die **Blutwerte** Sauerstoff (O2), Kohlendioxyd (CO2), Blutdruck und Säuregrad des Blutes (pH-Wert) befinden sich kurz oberhalb der Schlüsselbeine in der Halsschlagader (Carotisarterie, *Sinus* und *Glomus caroticum*). Von dort werden die Werte über den Nerv, der auch für die Spannung der Schluckmuskulatur verantwortlich ist *(N. glossopharyngeus)*, ins Gehirn und in die **Nervenkerne des Trigeminus** *(Nuclei trigemini)* im Hirnstamm weitergeleitet. Halsspannungen beeinflussen somit indirekt die Funktion des Trigeminusnervens. Entsprechend der Blutwerte sendet der Trigeminus dann von seinem Nervenknoten *(Ganglion trigeminale)* die bereits erwähnten Neurotransmitter zu den kleinen Arteriolen des Gehirns.

Die Verbindung von Halsspannung, Schlucknerv und Hirngefäßen haben wir bereits bei der Erklärung von Tinnitus, Kieferproblemen und Schwindel kennengelernt. Darüber hinaus können durch Halsspannungen auch Migräneanfälle entstehen. Medizinisch betrachtet lassen sich also alte Mandeloperationen, wiederholte Anginen im Kindesalter, die Nabelschnur, die bei der Geburt den Hals zugeschnürt hat, Schilddrüsenprobleme oder Schleudertraumen mit Migräne in Verbindung bringen.

Psychodynamische Spuren

All diese Störungen haben natürlich auch einen psychodynamischen Hintergrund. Insbesondere Hemmungen des stimmlichen Ausdrucks sind häufig auf den ersten Blick zu erkennen. Die emotionale Enge des Halses drückt sich bei Patienten zum Beispiel in einer Vorliebe für Rollkragenpullover, bunte Halstücher, Halsketten, die direkt unter dem Kehlkopf verlaufen usw. aus. Auch das genaue Gegenteil, die Unfähigkeit, enganliegende Kleidung im Halsbereich zu ertragen, deutet auf eine angestrengte emotionale Impulskontrolle hin. Fällt Ihr Blick im Erstkontakt auf den Hals, ist es sehr wahrscheinlich, dass dort, ähnlich wie bei Tinnitus und Schwindel, ehemals ein Schrei zurückgehalten wurde.

Stimmlich-emotionale Unterdrückung äußert sich jedoch nicht nur in Kleidungsdetails, sondern wird besonders in Stimmklang und Sprachrhythmus deutlich. Eine auffällig laute Stimme deutet auf einen Wutschrei hin, während sich hinter einer viel zu leisen Stimme stumme Trauer und ein resignierter Hilfeschrei verbergen. Je leiser die Stimme, desto größer die Scham und Hilflosigkeit. Selbst Sprechpausen geben in diesem Zusammenhang häufig Auskunft über die Geschichte eines Symptoms. Die wesentliche Information, die auf die psychologische Ursache der Migräne hindeutet, offenbart sich dann in der Wortwahl nach der ersten großen Sprechpause. Das gilt für alle Symptome. Denn natürlich macht es einen Unterschied, ob ein Patient seine Kopfschmerzen als »mörderisch«, »überfallsartig« oder gar als »höllisch« beschreibt. »Die Gestalt offenbart sich im ersten Satz«, heißt es in der Gestalttherapie. Folgt der Patient solchen ersten Worten nach der Sprechpause in die Tiefen des Kaninchenbaus, findet sich dort immer eine Geschichte die zu den Mord-, Überfall- oder gar höllischen Impulsen passt.

Kleine Gesten, die während eines Gesprächs immer wieder zum Hals gehen, verweisen ebenfalls auf die Unterdrückung starker emotionaler Worte hin. Genauso wie häufiges Schlucken, Seufzen oder ein chronisches Räuspern. Selbst der Griff, der alle zwei Minuten zur scheinbar unverzichtbaren 1,5 Liter Wasserflasche geht, ist körpersprachlich interessant. Wird das minütlich zelebrierte, kurze Trinken mit einem für alle Anwesenden deutlich hörbaren, glurbsenden Schluckgeräusch kombiniert, ist das ein ziemlich klares Signal an die Umwelt. Der erhebliche Wasserkonsum hängt dann weniger mit einer gesunden Lebensweise als vielmehr mit dem unterbewussten Versuch zusammen, unerträgliche Wut oder Aggressionen konsequent »runterzuschlucken«. Im Hals befinden sich also selten echte Klöße, sondern vielmehr unerhörte Geschichten, die in abgedunkelten Zimmern von Migränepatienten nach Lösungen suchen.

Der trauernde Thorax

Anatomische Grundlagen

In der Verflechtung aus Lungen- und Herzhäuten, kräftigen Bändern, großen Gefäßen und Nervenscheiden, die direkt hinter den Schlüsselbeinen liegen, lauern Geschichten von Abschied, Trennung und Schmerz. All diese Strukturen sind kontraktil. Besonders die **Lungenspitzen** können, da sie knapp drei Zentimeter über die Schlüsselbeine nach oben reichen, um sich dort mit den **tiefen Halsfaszien** zu verbinden, dadurch unmittelbar die Schädelbasis nach unten ziehen. Damit nehmen sie Einfluss auf die Durchblutungs- und Entblutungsdynamik des Kopfes. Zudem liegt hinter den Lungenspitzen, ein wichtiger vegetativer **Nervenknoten** *(Ganglion stellatum)*, der durch Lungenspannungen irritiert werden kann. Der Knoten nimmt, neben anderen Funktionen, ebenfalls Einfluss auf die **Blutzufuhr** des Kopfes und ist durchaus an Migräneattacken beteiligt. Zu guter Letzt kann sich die Trauer der Lunge via Zugspannungen der Lungenhäute auch auf die mittleren Halsfaszien übertragen. Deren Faserzüge übertragen ihre Spannung weiter auf die große **Halsarterie** *(Arteria carotis)* samt ihrer Rezeptoren für die Blutwerte. Damit könnte erneut der **Trigeminus** irritiert und die Hirndurchblutung gestört werden. So kommt die Migräne von der Lunge in den Kopf. Medizinisch lohnt es sich also bei Migränepatienten, in deren Geschichte nicht nur nach Beckenstörungen, sondern auch nach Lungenerkrankungen wie kindlichem Asthma, Krupphusten, chronischer Bronchitis oder Lungenentzündungen zu forschen.

Psychodynamische Spuren

Die Lunge ist empirisch gesehen ein Organ, das insbesondere in Trauersituationen und intensiven Kontaktsituationen auf Resonanz geht. Unverarbeitete Trauer führt genauso zu Lungenspannung, wie plötzliche Kontaktabbrüche Lungensymptome bedingen können. Lungentrauer hat viele Gesichter. Frühe Todesfälle, Scheidungen, schmerzhafte Abschiede und insbesondere Trennungen setzen die Lungen häufig unter Spannung. Wird die in den Schatten verlagerte Trauer verstanden und integriert, löst sich die Lungenspannung. Entspannt sich durch die Integration der Trauer die Lunge, entspannt sich auch die Schädelbasis. Die Hirnhäute, die Hirnnerven und besonders der in die Häute eingerollte Trigeminusnerv atmen auf. Damit kann die Steuerung der Hirngefäße neu reguliert werden. Der Stau im Kopf löst sich auf und das Blut kann wieder ungehindert strömen. Führt die intensive Suche nach großen Trauermomenten in der persönlichen Geschichte des Patienten zu keinem Ergebnis, lohnt sich der systemische Blick zurück in die Familienchronik.

> **Gut zu wissen**
> Migräne ist eng mit sexuellen Themen der Beckenorgane assoziiert. Die Trauer des Thorax und überhörte Klänge des Halses stören die Steuerung der Hirndurchblutung genauso wie existenzielle Erschütterungen, die sich auf den Nieren spiegeln.

Eine Magenmigräne

Der Magen hängt nicht in den Kniekehlen, sondern direkt unter dem Kopf. Die kräftigen Magenmuskeln setzen sich nach oben als Speiseröhre fort. Die **Speiseröhre** geht ihrerseits knapp unterhalb des Kehlkopfs beinahe übergangslos in drei große **Schlundmuskeln** über. Mit Hilfe dieser Schlundmuskeln können wir schlucken. Sind sie verspannt, haben wir Schluckstörungen und es fühlt sich an, als hätten wir einen Kloß im Hals. Die Schlundmuskeln ziehen hinter Luftröhre und Kehlkopf weiter nach oben, um schließlich gemeinsam mit einer kräftigen Faszie *(Fascia pharyngobasilaris)* direkt unter der **Schädelbasis** anzusetzen. Spannt der Magen an, werden die Speiseröhre, die Schluckmuskulatur und schließlich auch die Schädelbasis nach unten gezogen. Chronische Magenspannung kann also relativ harmlosen Kopfschmerz, aber auch Migräne verursachen. Wie wir bereits gesehen haben, geht es bei Magenspannungen zumeist um das Thema Ratio und um Entscheidungen, die entweder vermieden oder getroffen und später bereut wurden.

Diana ist eine attraktive Mitvierzigerin, die »schon ewig« an Migräne leidet. In ihrer persönlichen Geschichte gibt es keine wirklich unglücklichen Entscheidungen. Sie ist verheiratet und hat zwei Kinder, die nun bald aus dem Haus gehen werden. Ihre Ehe ist intakt. Ihren Beruf als Redakteurin in einem kleinen Verlag hatte sie zugunsten ihrer Mutterrolle aufgegeben. Diese Entscheidung hat sie aber nie bereut. Bis auf die Migräneattacken, die sie in unregelmäßigen Abständen drei Tage lang außer Gefecht setzen, führt sie ein glückliches Leben. Die Migräne scheint so gar nicht zu ihrer Geschichte und ihren wachen Augen zu passen. Allerdings leidet sie neben ihrer Migräne an chronischen Magenschmerzen und vor allem nachts an quälendem Sodbrennen. Mit der emotionalen Kompasspeilung »bereute Entscheidungen« macht Diana sich im Rahmen einer Behandlung auf die Suche nach den Ursachen für ihre Beschwerden.

Es dauert nicht lange und sie erinnert sich an eine Geschichte, die ihr Vater einmal beiläufig erzählte. Dianas Vater hatte im letzten Kriegsjahr, mit gerade mal 17 Jahren, genau wie seine Freunde und Klassenkameraden einen Einberufungsbescheid erhalten. Aufgrund von persönlichen Beziehungen konnte seine Familie gerade noch verhindern, dass er an die Front musste. Stattdessen bekam er nach einer kurzen Grundausbildung einen sicheren Posten in der Nähe seiner Heimatstadt zugewiesen. Vier seiner engsten Schulfreunde, mit denen er die Grundausbildung absolviert hatte, hatten weniger Glück als Dianas Vater. Sie mussten an die Front. Drei von ihnen starben in den Kriegswirren, der vierte gilt als verschollen. Die Entscheidung, seinen Freunden in Not nicht beigestanden zu haben, und Schuldgefühle angesichts des eigenen Überlebens, belasteten Dianas Vater schwer.

Im Rahmen unserer Therapie holt Diana ihren Vater vor ihr inneres Auge. Als sei keine Zeit vergangen, taucht der jugendliche Vater sofort in ihrem Bewusstsein auf und Diana empfindet außerordentliche Anteilnahme mit dem Leid des 17-jährigen Jungen. Als sie ihm durch die Zeiten hinweg nachträglich aus tiefstem Herzen für seine Entscheidung, nicht in den Krieg zu ziehen, dankt, entspannt sich ihr Magen. Unter Tränen des Mitgefühls fällt es ihr plötzlich ganz leicht, folgende Worte auszusprechen: »Danke, lieber Papa. Danke, dass du zu Hause geblieben bist. Denn ohne dich und deinen Mut zu bleiben würde es mich heute nicht geben«. Dianas Kopf und Bauch sind danach (schuld-)frei.

Raum 101

Das, was uns an die Nieren geht, ist das, was wir am meisten fürchten. Nicht umsonst liegen die Nieren, umgeben von schützendem Fett, gesichert von schlauchförmigen Faszien, gut versteckt unter starken Rückenmuskeln im hinteren Bauchraum. Verborgen hinter allen anderen Organen teilen sich die Nieren den tiefsten Raum des Körpers, das sogenannte Retroperitoneum, nur noch mit den Nebennieren. Was hier emotional abgelagert wird, ist dazu bestimmt, niemals wieder das Licht des Bewusstseins zu erblicken. Dort, in der Tiefe des Rückens ist es still. Begibt man sich zu diesem bestgeschützten Raum des Körpers, ist es eine Reise zum Mittelpunkt der (inneren) Welt. Einmal dort angekommen, kann man sich den Wassern des Lebens nicht mehr entziehen.

Anatomische Grundlagen

Auch die **Nieren** regulieren den Blutdruck. Darauf trainiert, die Wasser des Körpers rein zu halten, sind sie bereit, alles dafür zu tun, um den erforderlichen Filtrationsdruck des Blutes aufrecht zu halten. Dazu produzieren sie **Renin**, ein hormonähnliches Enzym, das bei Blutdruckproblemen dafür sorgt, dass der für die Nierenfunktion überlebensnotwendige **Blutdruck** auf jeden Fall erhalten bleibt. Die Nieren scheiden Giftstoffe aus, und ihre osmotische Kraft hält das Säure-Basen-Gleichgewicht (und damit den pH-Wert) des Blutes im Gleichgewicht. Spannt die **Nierenfaszie** an, kann ihre Spannung Einfluss auf unseren Blutdruck und den pH-Wert unseres Körpers nehmen. So können Nierenspannungen, wenn auch indirekt, die Funktion des **Trigeminusnervs** stören, der die Hirngefäße beeinflusst. Dadurch könnten sich erneut die Durchblutungsverhältnisse im Kopf in Richtung Migräne verschieben. Da auch die **Nebennieren** von Spannungen der Nierenfaszien beeinflusst werden, können Nierenspannungen unmittelbar auf die Ausschüttung der vom Nebennierenmark produzierten Stresshormone Adrenalin und Noradrenalin einwirken. Verspannte Nierenfaszien haben in Kombination mit hyperaktiven kleinen Nierenmuskeln (*M. sphincter fornicis, pelvicis* und *calices*) also durchaus das Potenzial, den gesamten Körper in einen Sympathikotonus zu versetzen. Alle Bindegewebe des Körpers schalten dadurch sofort in den Alarmmodus. Insbesondere die Hirn- und Rückenmarkshäute und die damit verbundenen, feinen Hirnnerven und Hirnarterien reagieren höchst sensibel auf den Nierenalarm. Migräne ist in diesem

Fall nicht die Folge von verdrängten Entscheidungen des Magens, von verborgener Trauer der Lungen oder einem stummen Schrei des Halses, sondern vielmehr das Produkt erschütterter Nieren.

Psychodynamische Spuren

Die hochresonanten Nieren reagieren nur bei schweren, existenziellen Themen. Tiefster Trennungsschmerz, lebensbedrohliche Situationen, Tod und sexuelle Traumata können zu einer dauerhaften Tonuserhöhung im hinteren Bauchraum führen.

Der Raum der Nieren entspricht ziemlich genau dem Raum 101 in George Orwells weltberühmtem Roman *1984*. Der Protagonist des Romans Winston Smith verstößt gegen die Regeln des »Großen Bruders« und wird gegen Ende des Romans gefoltert. Sein Folterer im Liebesministerium, O'Brian, versucht Winston davon zu überzeugen, dass zwei und zwei manchmal fünf ist. Während er Winston quält, belehrt er ihn darüber, dass jenseits des körperlichen Schmerzes in jedem von uns noch etwas anderes wohnt, das wir weitaus mehr fürchten als Schmerz und Tod. »Jeder weiß, was in Raum 101 ist«, sagt O'Brian. »Das, was in Raum 101 ist, ist das Schlimmste auf der Welt.« O'Brian war Nierenspezialist.

Ziehen sich Migränepatienten einige Tage in die Stille zurück, so stellen sie sich vielleicht auch ihrer langen, dunklen Nacht der Seele. Jener existenziellen Einsamkeit also, der jeder Mensch, der sich auf den Weg zu sich selbst macht, eines Tages oder Nachts begegnen wird. Bewusstseinsentwicklung ist eben nichts für Feiglinge.

Die meisten Menschen fürchten diese Fragen und meiden den Raum der Nieren mit der Ziffer 101 auf der Eingangstür. Betreten wir diesen Raum, werden wir mit einer existenziellen Einsicht konfrontiert, ob wir wollen oder nicht. Diese Einsicht besagt, dass wir trotz der uns umgebenden Liebe wie durch eine dünne Papiertür vom anderen existenziell getrennt sind.

Verbunden mit allem und doch existenziell getrennt. Kein Organ spiegelt das Paradox der menschlichen Existenz so treffend wider wie die Niere. Einsamkeit bleibt für jeden von uns das Schlimmste auf der Welt. Ringt also ein Mensch aufgrund von erlebten oder übernommenen existenziellen Traumata mit den wesentlichen Fragen des Seins, gibt es für ihn keinen besseren Ort als den Raum der Nieren. Sie kennen sich mit diesen Fragen aus. Sie sind in der Dunkelheit zu Hause.

Assoziierte Organe	Organsprachen
Geschlechtsorgane	Sexuelle Identität
Hals(-Organe)	Ausdruck, Schreie, Klangerinnerungen
Thoraxeingang	Trauer, Verzweiflung, Hilflosigkeit
Niere	Existenzielle Erschütterung, Ur-Angst, Tod

Eine Migräne-Übung

Wenn es in Ihrer Geschichte sexuelle Unterdrückung gab oder Sie unter Migräne leiden, gehen Sie wie folgt vor: Visualisieren Sie zunächst Ihre Mutter. Stellen Sie sich diesen für Ihre Entwicklung so entscheidenden Menschen so gut Sie können vor. Es kann die Mutter Ihrer Kindheit sein oder eine aktuellere Version. Sollte Ihre Mutter schon verstorben sein, macht das bei dieser Übung keinen Unterschied. Stellen Sie sie sich einfach vor.

Sprechen Sie dann in Richtung Ihrer Mutter leise den Satz aus: »Ich habe Lust«. Verweilen Sie einen Moment. Beobachten Sie mit Ihren inneren Augen die allererste Reaktion Ihrer Mutter. Wenn diese nicht in freudiger Zustimmung besteht, haben Sie in diesem Moment einen wichtigen Hinweis erhalten, wo Ihre Migräne ihren Anfang genommen hat.

Wiederholen Sie das Gleiche mit Ihrem Vater. Achten Sie genauso auf die allererste Reaktion Ihres männlich-sexuellen Vorbilds. Sollte sein Gesicht als Antwort auf Ihren geflüsterten Satz nicht sofort vor Begeisterung strahlen, haben Sie einen zweiten Wegweiser erhalten, der auf die Ursache Ihrer Becken-Kopf-Spannung hindeutet.

Bleiben Sie nun in der Vorstellung und lassen Sie sich von der ersten visuellen Antwort Ihrer Eltern nicht beirren. Halten Sie bewusst etwas Abstand von ihnen. Schauen Sie dann erneut auf Ihre inneren Eltern. Ihr inneres Auge täuscht Sie nicht. Beginnen Sie wieder mit Ihrer Mutter. Flüstern Sie freundlich in ihre

Richtung: »Ich darf das«. Bleiben Sie auf Abstand und wiederholen Sie mehrfach nacheinander »Ich darf das«. Wiederholen Sie dann das gleiche Ritual mit Ihrem inneren Vaterbild.

Machen Sie sich bewusst, dass Sie während der Übung nicht mit Ihren echten Eltern kommunizieren. Sie kommunizieren gerade mit verinnerlichten, zu Schatten gewordenen Elternaspekten, also Elternimagos, die klammheimlich zu Anteilen Ihrer eigenen Persönlichkeit geworden sind. Sie haben die Verbote zunächst wahrscheinlich ungeprüft übernommen (introjiziert) und später zusätzlich in Schamspannungen verkörpert.

Wiederholen Sie noch ein paar Mal »Ich darf das«. Vielleicht löst die Übung zu Beginn sogar eine Migräneattacke aus. Wenn dem so ist, ist das natürlich unangenehm, gleichzeitig wird dadurch die sexuelle Hypothese bestätigt. Forschen Sie also in Ihrer persönlichen Vergangenheit und in Ihrer Familiengeschichte nach entsprechenden Erlebnissen. Löst die Übung starke Spannung und Angst in Ihnen aus, holen Sie sich für eine begrenzte Zeit professionelle Hilfe.

Es dauert eine Weile, bis das »Ich darf das« wirklich in den Zellen ankommt. Im Vergleich zum lichtschnellen Bewusstsein sind die Gewebe des Körpers deutlich langsamer in der Umsetzung neuer Freiheiten. Wiederholen Sie also den Freiheitssatz mehrfach am Tag. Die »Ich darf das«-Übung wirkt auf allen Ebenen des Bewusstseins. Gleichzeitig ist sie ein spezielles Antidot gegen übermächtige, mit sexuellen Erfahrungen verbundene Schamgefühle.

Von der Dunkelheit direkt ins Licht führt das nächste Kapitel, weil es sich mit der Grenzenlosigkeit von Tumoren befasst. Atmen Sie also tief durch.

Kapitel 13: Das Erwachen der Macht

Dieses Kapitel lässt Tumore in einem neuen Licht erscheinen. Es möchte Tumorpatienten Mut machen. Im Folgenden zeige ich einen Weg auf, wie man mit der Diagnose »Krebs« kreativ umgehen kann. Die dargestellte Sicht ist sicher unkonventionell. Mancher Betroffene wird sich damit schwertun. Niemand muss sie sich zu eigen machen. Mir hat sie das Leben gerettet.

»Bevor wir miteinander arbeiten, ist es mir wichtig, dass Sie verstehen, wie ich arbeite.
In meiner Arbeit folge ich drei Grundsätzen:
Erstens: Krankheit ist Absicht.
Zweitens: Unfälle sind Absicht.
Drittens: Dummheit ist Absicht.
Können Sie sich darauf einlassen, Herr Voss?«
Es ist Freitagnachmittag und ich verstehe kein Wort. Mir gegenüber sitzt die Therapeutin. Sie schweigt jetzt und wartet auf meine Antwort. Im Raum ist es vollkommen still. Jenseits der Fensterscheibe, inmitten der Stille, wirkt das geschäftige Hamburg plötzlich Lichtjahre entfernt. Ich verstehe die Frage nicht. Ich bin vierundzwanzig. Vor gerade mal fünf Jahren habe ich noch in Chemotherapien gelegen, beherrscht von nichts anderem als dem Wunsch, endlich sterben zu dürfen. Die Diagnose lautete Nierenkrebs. Prognose infaust. Infaust bedeutet ungünstig. Medizinisch ist es die freundliche Version von tödlich. Tödlich also. Unmöglich zu überleben. Zu weit fortgeschritten, zu groß, zu mächtig, inoperabel. Infaust eben.
Erstaunlicherweise hat das meine Ärzte nicht weiter interessiert. Sie haben mit Chemotherapien begonnen. Sie haben alle meine Einwände ignoriert und unbeirrt weitergemacht. Weiter und immer weiter. Diese großartigen Krieger der Wissenschaft

hörten einfach nicht auf, um meinen Körper zu kämpfen. Selbst dann nicht, als mein jämmerliches »Ich«, den ganz und gar nicht heroischen Kampf gegen den Krebs schon längst aufgegeben hatte. Ein Jahr in der Chemohölle. Tag für Tag. Nacht für Nacht. Tag bedeutete Chemo und Schmerz, Nacht bedeutete Schmerz und schweißnasse Albträume. Die Zeit löste sich damals auf, der Körper auch. Nur der Schmerz blieb. Alles andere verlosch. Was danach blieb, war der Geruch der Gummischläuche unter den Tröpfen, der das Zimmer ausfüllte.

Irgendwann war es vorbei. Der Tumor, doppelte Männerfaustgröße, war verschwunden. Weg, einfach so. Die sogenannten »bösartigen« Zellen meines Körpers waren zerstört. Die Chemos hatten unerwartet gesiegt. Einige Ärzte sprachen damals von einem Wunder. Ein voller Erfolg also. Der Körper war gerettet. Gerettet, nicht geheilt. Von Heilung dürfe man nur ganz vorsichtig sprechen, hieß es; wenn kein Rückfall dazwischenkäme, frühestens in fünf Jahren.

Zu dem Zeitpunkt wusste ich noch nicht, dass sich meine Krebszellen mit ihrer Rückkehr sogar noch zwei Jahre länger Zeit lassen würden. Als wollten sie sich einen kleinen Scherz erlauben, wiegten sie mich die nächsten sieben Jahre in Sicherheit, um dann in Form eines kleinen, beinahe niedlichen Tumors wieder bei mir vorbeizuschauen. Zunächst aber schien der Körper gesichert. Der Körper wohlgemerkt. Denn gänzlich unbemerkt hatten die hocheffektiven und erbarmungslosen Chemokiller, als Nebenwirkung sozusagen, alles Persönliche von mir mit ausradiert. So blieb, von Dankbarkeit weit entfernt, im Moment der Entlassung in mir nichts als Leere, überdeckt von einer hauchfeinen Staubschicht aus falschem Stolz.

Die Augen der Therapeutin vor mir schauen mich interessiert, unangenehm direkt und fordernd zugleich an. Die dichte Stille des Therapieraums wird von Sekunde zu Sekunde unerträglicher. Flucht erscheint unmöglich. Unfähig mich zu bewegen, geschweige denn einen Ton herauszubringen, kommt jetzt echte Angst in mir auf. Sympathikotonus. Das Herz klopft bis zum Hals, schnelle Atmung, hohe Muskelspannung, Schweißausbrüche. Dann passiert es. Unvermittelt bin ich wieder in der Klinik. Steril wirkende weiße Bettbezüge, Tröpfe, Schmerz und vor allem: Ausweglosigkeit. Diese unerbittliche Stille im Therapieraum wird zur Qual. Schlimmer als jede Chemo. Ein Teil von mir weiß, dass es ab jetzt kein inneres Entkommen mehr geben wird. Das war in der Klinik anders. Sterben war dort immer eine Option. Hier im Therapieraum fällt der Tod als letzter Ausweg aus. Ich bin wirklich am Ende. Das Ende der Illusion ist erreicht. Schachmatt. »Ja« antwortet schließlich etwas oder jemand aus mir heraus. Ich ahne es, ohne zu verstehen: Die wirkliche Therapie hat gerade erst begonnen. Therapie ist wie eine OP. Nur ohne Narkose.

Schicksal oder Statistik?

Krebs ist nach Herz-Kreislauferkrankungen die zweithäufigste Todesursache weltweit. Tumore (lat.: Schwellung) sind also mehr als alltäglich. Als Krebs gelten dabei alle »bösartigen« Neubildungen einschließlich Lymphomen und Leukämien. Laut Deutschem Krebsforschungszentrum erkrankten daran 2018 in Deutschland etwa 480 000 Menschen. Jeder vierte Todesfall geht dabei auf eine Krebserkrankung zurück. Rechnet man die gesteigerte Lebenserwartung mit ein, nimmt die Zahl der Erkrankungen absolut betrachtet zwar zu (die Tumorwahrscheinlichkeit steigt signifikant mit dem Lebensalter), ist relativ betrachtet aber leicht rückläufig.

Bei Männern tauchen Tumore am häufigsten in der Lunge auf, bei Frauen in der Brust. Danach folgen in absteigender Reihenfolge Dickdarm-, Gebärmutter-, Magen- und Lebertumore. Die relative Überlebensrate variiert erheblich, je nachdem welches Organ von einem Tumor betroffen ist. Leben bei Brustkrebs nach zehn Jahren noch durchschnittlich 82 Prozent der Patienten, sind es bei Bauchspeicheldrüsenkrebs nur noch 8 Prozent. Der zeitliche Abstand zwischen Entstehung des Tumors und seiner Darstellbarkeit beträgt grob gerechnet zwei Jahre. Der Zeitraum zwischen Entstehung und Ausbruch der Erkrankung variiert je nach Tumorart und kann bei Leukämie über zehn Jahre betragen. Demgemäß schwierig gestaltet sich bei Tumoren die Ursachenforschung. Je weniger Symptome ein Tumor auslöst, desto später wird er diagnostiziert. Entsprechend drastisch sinkt die auf zehn Jahre gerechnete Überlebensrate. Diese Rate beschreibt in Prozent, wie viele Patienten zehn Jahre nach ihrer Tumordiagnose im Vergleich zur Allgemeinbevölkerung noch leben. Sie variiert je nach Tumorart.

Da heutzutage die Menschen länger leben als früher und sich parallel dazu die Diagnosemöglichkeiten deutlich verfeinert haben, werden mittlerweile mehr Krebserkrankungen diagnostiziert. Starb früher ein Patient mit 81 Jahren friedlich an einem Herzinfarkt, stirbt der gleiche Patient heute ebenfalls an einem Herzinfarkt, allerdings dank verbesserter Früherkennung zusätzlich mit einem diagnostizierten Prostatakarzinom.

So steigt statistisch die Anzahl der Krebstoten von Jahr zu Jahr an, auch wenn es absolut betrachtet nicht mehr Tumore gibt als vor vierzig Jahren. Hinzu kommt, dass in der Vergangenheit viel weniger Patienten nach ihrem Ableben seziert wurden. Auf den Totenscheinen zu Beginn des letzten Jahrhunderts stand viel häufiger Schwindsucht statt Krebs. Das überdeckte, ganz elegant, die statistische Anzahl der eigentlich an Tumoren gestorbenen Patienten.

Dank der modernen Diagnostik steigt heutzutage, sobald die Diagnose gestellt ist, auch die durchschnittliche Überlebenszeit. Das klingt zunächst ganz wunderbar, macht für den einzelnen Patienten aber keinen großen Unterschied. Wurde früher ein Leberkarzinom mit, sagen wir, 58 Jahren diagnostiziert und starb der Patient zwei Jahre später daran, wird heute das gleiche Karzinom vielleicht schon mit 54 Jahren entdeckt. Der Patient stirbt dann zwar immer noch mit 60 Jahren, seine Überlebenszeit hat sich in diesem Fall aber, statistisch gesehen, um 200 Prozent erhöht. Das ist ein mehr als zweifelhafter Erfolg. Solche Statistiken helfen Krebspatienten kein Stück weiter. Vielleicht hilft Verstehen. Denn obwohl sie alltäglich vorkommen, sind Krebszellen aus der Nähe betrachtet etwas ganz Besonderes.

Differenzierte Rabauken

Tumorzellen sind **körpereigene Zellen**, in deren Genen Mutationen stattgefunden haben. Auf zellulärer Ebene entstehen in jedem Körper Tag für Tag permanent Tausende von neuen Krebszellen. Üblicherweise schafft es unser Immunsystem locker, die mutierten Zellen zu eliminieren. Werden es aber zu viele und wird das Immunsystem überfordert, nutzen die Zellen mit den **mutierten Chromosomen** die immunologischen Überwachungslücken und vermehren sich explosionsartig. Dabei hilft Vorsorge nicht immer, Krebs zu vermeiden. So löst im Schnitt jede tausendste Mammografie aufgrund ihrer Strahlenbelastung selbst Brustkrebs aus.

Ganz anders sieht es bei Darmkrebs aus. Darmspiegelungen arbeiten ohne Strahlen und bringen nur mit Schlauch und Kamera Licht ins Dunkel. **Darmtumore** entstehen meistens aus **Dickdarmpolypen**, die anfangs nichts anderes als gutartige Wucherungen der Darmschleimhaut waren. Durch den permanenten Reiz des Speisebreitransports, plus der darin eventuell vorkommenden Nahrungsgifte, neigen Dickdarmpolypen zur **Entzündung**. Entzünden sich zu viele Zellen an zu vielen Polypen, ist das Immunsystem damit irgendwann überfordert. Die durch den Entzündungsreiz mutierten Zellen können sich dann, von der Zellpolizei nicht mehr aufgehalten, vermehren. Dabei ist die **Darmschleimhaut** sowieso ein kleines Wunderwerk. Sie gilt als **Wechselgewebe**, deren innere Oberfläche sich alle drei Tage erneuert. Aufgrund ihres extrem hohen Zellumsatzes ist sie natürlich störanfälliger für Mutationen. Auch andere Schleimhäute wie die innere Lungenoberfläche sind Wechselgewebe und deshalb, im Vergleich zur Muskulatur, anfälliger für Tumore.

Werden durch die Mutation Gene betroffen, die für Zellwachstum, Zelldifferenzierung und Zellvermehrung zuständig sind, werden aus ihnen sogenannte **»Krebsgene«** oder Onkogene. Statt sich an einen normalen Zellzyklus zu halten, fördern die Onkogene fortan die **Neubildung von Zellen** (Neoplasie) und sind ursächlich für die Entstehung von Tumoren verantwortlich. Zudem besteht die Möglichkeit, dass sogenannte »Tumorsuppressorgene« mutieren. **Tumorsuppressorgene** geben üblicherweise darauf Acht, dass sich eine Zelle nicht in eine Krebszelle verwandelt. Von der übergeordneten Kontrolle der supprimierenden Steuerproteine befreit, degenerieren ganz natürliche Zellen dann leicht zu Krebszellen. Anders als die normalen Zellen, die sich an ihre Umgebung anpassen, schlagen die kontrollbefreiten Rabauken mächtig über die Stränge und dehnen sich – befreit von jeglicher Bevormundung und Unterdrückung – unkontrolliert in alle Richtungen aus.

Die Auslöser für Mutationen sind vielgestaltig und werden schon lange kontrovers diskutiert. Von außen auf den Körper einwirkende Faktoren können die Mutationsrate befeuern. So bieten Asbestumgebungen und Kettenrauchen den Lungenzellen gute Bedingungen zur Mutation, während übermäßig viel UV-Licht-Einstrahlung die Mutationsfreudigkeit von Hautzellen fördern kann. Auch **Viren** (Onkoviren) und **Bakterien**, die fortlaufende Entzündungsreaktionen in den Geweben hervorrufen, begünstigen die Genmutation von Zellen. **Dauerhafte Entzündungsherde** (Präkanzerosen), wie sie zum Beispiel bei Hepatitis B oder chronischen Dickdarmentzündungen (Colitis ulcerosa) vorkommen, gelten als Mutationsschmieden.

Natürlicherweise erfordern die entzündeten Zonen einen kontinuierlichen Neuaufbau der zuvor durch den Entzündungsprozess zerstörten Zellen. Der zur Neubildung der Ersatzzellen notwendige Dauereinsatz von **Immunstoffen und Wachstumsfaktoren** (Zytokine) steigert dabei die Mutationswahrscheinlichkeit der neu gebildeten Zellen.

Keine der genannten Krebsursachen ist jedoch kausal. Die Auslöser der Genmutationen sind Gegenstand der internationalen Forschung und stammen wahrscheinlich aus allen vier Ecken der Medizin. Ein kettenrauchender Asbestverleger, der in seiner Freizeit gerne ohne Atemschutzmaske Autos lackiert, *muss* genauso wenig an Lungenkrebs erkranken, wie eine Frau mit diagnostizierten HPV (Humane Papillom-Viren) an Gebärmutterhalskrebs erkranken *muss*. In beiden Fällen ist lediglich die statistische Wahrscheinlichkeit einer Krebserkrankung erhöht. Das war's dann aber auch schon. Echte Kausalitäten gibt es weder in der Psyche noch im Körper. Statistische Wahrscheinlichkeiten sind so wenig in Stein gemeißelte Wahrheiten, wie genetische Dispositionen handfeste Diagnosen sind. Beide sind lediglich das, was sie sind: Dispositionen und Wahrscheinlichkeiten. Sonst nichts. Diese Regel gilt für alle Symptome der Psyche und des Körpers: Korrelationen ja, Kausalitäten nein.

Haben die Genmutationen erst einmal stattgefunden, vermehren sich die neu gebildeten Zellen massiv. Zum einen fehlen ihnen die Suppressorgene, zum anderen bilden viele Tumorzellen im Gegensatz zu allen anderen Zellen des Körpers keinen Zellklebstoff (Fibronektin), der im letzten Moment das Zellwachstum noch begrenzen könnte. Üblicherweise hält das Vernetzungsprotein **Fibronektin** Zellen und ganze Zellverbände zusammen. Es kann sogar einzelne Zellen kontrahieren lassen. Doch ohne Fibronektin sind die Zellen jeglicher Anspannung und Führung beraubt; so verwandeln und vermehren sich ehemals hochdifferenzierte Zellen ungebremst zu degenerierten Krebszellen. Bei der **Degeneration** verlieren sie ihre ehemals hochspezifischen Funktionen und sinken dabei auf das geistige Niveau herumgrölender Jugendlicher am Ballermann 6 herab.

Im sogenannten »Grading« werden die Tumorzellen von G1 (hochdifferenziert) bis G4 (kaum differenziert, anaplastisch) eingeordnet. Lässt sich eine Metastase in der Lunge leicht einem ursprünglichen Prostatakarzinom zuordnen, gelten die Zellen der Metastase als hochdifferenziert (G1). Finden sich in der entsprechenden Metastase bei einem anderen Patienten kaum noch Zellen des Primärtumors, gilt diese als nicht differenziert (G4). Je differenzierter, sprich je höher entwickelt die Tumorzellen sind, desto besser ist die Aussicht auf Heilung.

Allen Tumoren gemeinsam ist, dass sie fantastische **Selbstversorger** sind. Sie bilden während ihres Wachstums ein dichtes Netz von Blutgefäßen (Angioplasie) und haben überhaupt kein Problem damit, ihren Nachbarn damit das Wasser abzugraben.

Vor allem anderen aber weigern sich Tumorzellen zu sterben. Sie halten nichts von **Apoptose**, dem gengesteuerten Selbstmord, der bei allen anderen Zellen üblich ist. Der programmierte apoptotische Zelltod dient üblicherweise der Ausschaltung schädlicher Zellen und kontrolliert die Größe von Geweben. Schon in der Embryonalzeit sorgt Apoptose für das Überleben der am meisten geeigneten Zellen und sichert später den altersentsprechenden Zell-Turnover. Alle Zellen des Körpers sind also von Haus aus altruistisch. Wenn sie nicht mehr gebraucht werden, lösen sie sich ohne viel Federlesens auf. Sie sterben einfach. Anders als Entzündungen weigern sie sich zudem, ihre Nachbarschaft mit ihrem Tod zu belästigen.

Tumoren ist diese Form von Zellaltruismus dagegen völlig schnuppe. Sie können nahezu ewig leben und feiern dabei ihre Grenzenlosigkeit. Die sogenannten **»gutartigen« Tumore** verhalten sich dabei etwas weniger rabaukenhaft, halten sie sich doch noch in Maßen an die Spielregeln des Körpers. Dennoch fordern auch sie ihren Raum und verdrängen breitbeinig und ziemlich gnadenlos, einer Straßengang gleich, ihre Nachbarn. Dabei bleiben sie aber in ihrem Revier. Sie metastasieren nicht. Zwar terrorisieren sie gehörig ihre Umgebung, schreiben sich dabei aber nicht Weltherrschaft oder gar die totale Apokalypse auf ihre Fahne.

Anders die **»bösartigen« Tumore.** Wenn sie aus Oberflächengeweben entstanden sind, spricht man von **Karzinomen** (griechisch »karzi« für »Krebs« und »om« für »Geschwulst«). Liegt ihre Heimat mehr in Binde- oder Stützgeweben, werden sie zu **Sarkomen** (griechisch »sarx« für »Fleisch«). Auch Blutzellen und Drüsengewebe können degenerieren und sich anschließend massiv vermehren. Anders als die »gutartigen« Geschwülste kümmern sich die »bösen Zellen« nicht darum, was andere sagen; mafiagleich infiltrieren sie ihre Nachbarorgane. Bei der **Metastasierung** bewegen sie sich durch Blut und Lymphe und übernehmen, wie ein von allen gefürchteter Mob, schnell die Kontrolle über den gesamten Körper. Absolute Macht ist das erklärte Ziel der einfach gestrickten und dennoch in ihrer Unmittelbarkeit, ihrem Lebenshunger und Überlebenswillen nicht zu überbietenden Zellmafiosi. Ganz nebenbei vermehren sie sich auch noch, schamfrei wie sie sind, wie die Karnickel. Diese Fähigkeit zur sexuellen Ausschweifung teilen sie mit ihren »gutartigen« Kumpanen.

Jenseits aller Vorstellungen

Tumore sind Tumore und sonst nichts weiter. Die Unterscheidung in »gut« (maligne) und »böse« (benigne) ist irreführend und gefährlich. Schließlich ist ein Tumor nur eine Ansammlung von körpereigenen Zellen. Moralisch gefärbte Beschreibungen verzerren den Blick auf die Bedeutung von Tumorerkrankungen und stören zusätzlich potenzielle Heilungsprozesse. Es gibt so wenig gute oder böse Tumore, wie es eine gute oder böse Leber gibt. Ein Tumor ist moralfrei. Er ist alles andere als ein vom Patienten unabhängig existierendes Wesen, das, warum auch immer, Böses im Schilde führt. Tumorzellen sind einfach nur Zellen. Alle Zellen sind Teile des Patienten und damit, ganz gleich ob Tumorzelle oder nicht, zunächst vollkommen in Ordnung. Keine Zelle ist besser oder schlechter, richtiger oder falscher als irgendeine andere Zelle. Genauso wenig wie ein Mensch richtig oder falsch, geschweige denn gut oder böse ist, sind Zellen weder gut noch böse.

Die Einteilung von Menschen und Zellen in gut und böse ist also eine verzerrte Sicht, die immer noch erstaunlich weit verbreitet ist. Sie unterstützt die illusionäre Trennung von Körper und Geist. Dabei ist diese Sichtweise insbesondere für Tumorpatienten fatal. Sämtliche humanistischen Therapieverfahren gehen von einer völlig anderen Prämisse aus. Sie betrachten alle Erkrankungen als Ausdruck eines unterbewussten Lösungsversuchs des Körpers. Das gilt ganz besonders für Tumore. Erst dann, wenn Tumore als ein wesentlicher Anteil von Patienten betrachtet und akzeptiert werden, können sie ihre individuelle Bedeutung für die Betroffenen entfalten und sich so von zellulärer in bewusste Kraft verwandeln. Heilung, wie auch immer man diesen Begriff definieren möchte, wird nur durch Integration möglich.

Tumore scheinen sich nicht zufällig an bestimmten Organen zu manifestieren. Je weniger ein Organthema integriert ist, je früher ein dieses Thema betreffende Trauma stattgefunden hat und mehr Entsprechungen es bezüglich des Themas im Familiensystem gibt, desto wahrscheinlicher ist nach meiner Erfahrung eine Tumorerkrankung. Gibt es also schon seit Generationen unerlöste Trauerfälle und plötzliche Kontaktabbrüche in einer Familie, könnten die Lungen, die für diese Themen prädestinierte Resonanzorgane sind, in einem Tumor nach Erlösung dieses Themas suchen. Gibt es in einer Familie auffällig viele Fälle von sexuellem Missbrauch, könnte sich ein Tumor im Bereich der Unterleibsorgane manifestieren. Lokalisation, Größe und Typus (»gut« oder

»böse«) eines Tumors sind im Allgemeinen mit den spezifischen Organsprachen verknüpft. Zusätzlich zeichnen sich Tumore, im Gegensatz zu alltäglicheren Erkrankungen, besonders durch ihre Kraft und Grenzenlosigkeit aus. Eine Magenverstimmung gleicht also eher einem Bobbycar, ein Magentumor hingegen einem Formel-1-Boliden. Ganz gleich wie und wo Tumore erscheinen, eines steht fest: Sie gehören dazu.

In Kapitel zwei habe ich schon kurz das Prinzip des »Owning« aus der Gestalttherapie vorgestellt. Es besagt, dass alles, was ein Klient körperlich und geistig erlebt, vollkommen zu ihm gehört. Dieses Prinzip ist bei Tumorerkrankungen besonders relevant. Jedes Symptom und natürlich auch jeder Tumor kann als somatischer Ausdruck der Persönlichkeit des Patienten gesehen werden und ist als solcher erst einmal wertzuschätzen. Erst wenn der Klient versteht, dass er »Owner«, also Besitzer seiner Krankheit ist, kann er damit zum aktiven Gestalter seiner Gesundung werden. Diese Sichtweise fordert Patienten dazu heraus, sich kreativ mit ihren Erkrankungen auseinanderzusetzen und diese sowohl als Ausdruck ihres Schattens als auch als Potenzial ihres Selbst anzunehmen. Unterstützt von Ärzten und Therapeuten werden sie dadurch ermächtigt, eigene Entscheidungen zu treffen und persönliche Lösungen finden.

Wird Patienten stattdessen suggeriert, ihr Tumor sei »bösartig« und müsse »bekämpft« werden, sind das knallharte Nozebos. Im Gegensatz zu Placebos, die das Unterbewusstsein auf Heilung einstimmen, bewirken Nozebos das genaue Gegenteil. Das Unterbewusstsein des Patienten ist schließlich nicht dumm. Es hört solchen Botschaften, insbesondere wenn sie von Autoritätspersonen in weißen Kitteln kommen, ganz genau zu. Entsprechend ihrer persönlichen Geschichte wird das Unterbewusstsein einiger Patienten solche moralisch gefärbten Nozebos schlimmstenfalls eins zu eins übersetzen in: »Ich bin bösartig und muss bekämpft werden«. Unnötig zu erwähnen, dass solche von außen implantierten Überzeugungen einer Regeneration oder gar Heilung massiv im Wege stehen. Nozebos wie »gut« und »böse« sind sinnfrei und befeuern mit ihrer Bedeutungslast augenblicklich alte Schuld- und Schammechanismen, die in der Familiengeschichte des Patienten begründet sind. Schuld und Scham sind Geistesgifte, die besonders bei Tumorpatienten tödlich wirken. Sie verstärken, inzwischen sogar messbar bereits vorhandene Spannungen (siehe Kapitel 4). Falls Sie also ein »Krebspatient« sein sollten, lassen Sie sich bitte nie wieder einreden, dass etwas an Ihnen oder in Ihnen falsch oder gar bösartig ist. Das Gegenteil ist der Fall. Tumore können machtvolle Gefährten sein und bieten wie kaum eine andere Erkrankung die Möglichkeit zu echter Lebendigkeit.

Bedingungslose Größe

Sind Tumorzellen erst einmal mutiert, so sind sie nicht mehr besonders differenziert. Ihre schiere Masse ist zwar beeindruckend, individuell sind sie aber recht einfach gestrickt. Sie streben nicht nach intellektuellen Höchstleistungen, sondern geben sich mit Versorgung und Vermehrung zufrieden. Nach Professor Johannes Huber, dem führenden holistischen Gynäkologen Österreichs, sind das sowieso die einzigen beiden Themen, mit denen sich die gesamte Evolution seit jeher beschäftigt hat: fressen und paaren. Die einzige wesentliche Frage, die sich ein evolutionäres Individuum täglich stellt, so Huber, lautet schlicht: Was soll man essen und mit wem sollte man sich paaren? Betrachtet man aktuelle Nachmittagsprogramme einiger Fernsehsender, scheint diese ernüchternde Einschätzung der Spezies Mensch hin und wieder zutreffend zu sein.

Einfachheit bedeutet jedoch nicht notwendigerweise Primitivität. Tumore sind wahre Meister des einfachen Lebens. Intellektualisierungen sind ihnen fremd, und sie brauchen auch keine Statussymbole. Tumore sind mit ihrer Lebensweise das genaue Gegenteil von dem, was die Gestalttherapie »Mindfucking« nennt. Sie zerbrechen sich nicht ständig über Nichtigkeiten den Kopf und versinken deshalb auch nicht in chronische Selbstzweifel. Sie handeln lieber, anstatt lange darüber nachzudenken, was alles passieren könnte.

Einfach und geradeheraus treffen Tumorzellen klare Entscheidungen. Sie gehen ihren eigenen Weg und sagen bedingungslos Ja zu sich selbst. Dabei kümmern sie sich nicht die Bohne darum, was ihre Nachbarn dazu sagen. Kraftvoll und von sich selbst überzeugt, nehmen Tumore ihren Raum ein. Jenseits von Schuld und Scham stehen sie zu ihrer Größe und wachsen über sich selbst hinaus. Es scheint, als hätten Tumore längst das transformiert, was die amerikanische Autorin, Unternehmerin und spirituelle Lehrerin Marianne Williamson als das größte Hindernis eines jeden Menschen bezeichnet, nämlich die Angst vor Freiheit und Größe. Sie schreibt: »Unsere tiefgreifendste Angst ist nicht, dass wir ungenügend sind. Unsere tiefgreifendste Angst ist, über das Messbare hinaus kraftvoll zu sein.« Ihre Worte werden häufig der Antrittsrede Nelson Mandelas zum frei gewählten Präsidenten Südafrikas zugeschrieben.

Wenn Patienten sich auf den Weg machen, ihre Tumorerkrankung und damit sich selbst besser zu verstehen, werden sie Folgendes feststellen: Tumore sind unermesslich kraftvolle Anteile der eigenen Persönlichkeit. Als solche arbeiten Tumore immer *für* und niemals gegen den Patienten. Auch wenn sie mit ihrer bedingungslosen Größe und Kraft etwas über das Ziel hinausschießen: Tumore sind machtvoll, furchtlos und frei.

Tumorzellen lassen sich nicht unterdrücken und weigern sich hartnäckig, sich selbst zu begrenzen. Schließlich haben Kontraktion und Abkapselung noch nie zu gesteigerter Lebendigkeit geführt. Von Selbstkontraktion weit entfernt, ziehen Tumorzellen frei durch den Körper und lassen dabei alte Bindungen los. Weder Angst vor Schuld noch Angst vor Freiheit halten sie dabei auf. Mutig stehen sie zu ihrer eigenen Macht und Größe. Jenseits jeglicher Verdrängung sind sie, unverfälscht und ausdrucksstark, das genaue Gegenteil einer psychologischen Seuche, die Wilhelm Reich als »emotionale Pest« titulierte. Reich, einer der Väter der modernen Körperpsychotherapie, beschrieb damit schon in den vierziger Jahren des 20. Jahrhunderts »die Unduldsamkeit gegenüber spontanen Lebensäußerungen, Emotionen und Lustempfindungen«. Er sah darin die eigentliche Ursache für Neurosen und Erkrankungen.

Tumore sind alles andere als normal. Sie feiern das Leben und sind dabei wild und ursprünglich zugleich.

Burn-in oder Burn-out?

Von Normalität und Anpassung unbefleckt, sind Tumorzellen in gewisser Weise der zelluläre Gegenentwurf zum Burn-out. Betrachtet man das Massenphänomen Burn-out aus dem Ich-Fenster, bedeutet es, dass jemand mit einem Fuß auf dem Impuls-Gaspedal steht (»Ich will ...«) und mit dem anderen Fuß auf der Scham-Schuldbremse (»Ich darf aber nicht ...«). Dabei verbrennt das unnachgiebige Selbst-Ausbremsen auf Dauer sämtliche Lebenskraft. Burn-out hat also mit dem Außen wenig zu tun, sondern ist das Produkt konsequenter Selbstvermeidung. Die Umwelt dient im Burn-out-Prozess nur als Auslöser eines ungelösten inneren Konflikts. Burn-out ist hausgemacht. Auch wenn emotionale Abspaltung und Instinktverweigerung inzwischen alltäglich geworden sind: Immer nur nett sein funktioniert auf Dauer nicht. Ungeprüfte Anpassung führt nicht zu Lebensglück. Nicht umsonst breitet sich Burn-out in modernen Gesellschaften mit hoher Geschwindigkeit aus. Burn-out ist so gesehen auch ein bisschen feige und nicht selten einfach nur die unterbewusste Belohnung fürs angepasste Bravsein.

Anstatt für etwas zu brennen (Burn-in) haben sich Burn-out-Klienten darin perfektioniert, nichts mehr von sich selbst und von ihrem impulsiven Potenzial für wahr zu nehmen. Sie sind aufgrund frühkindlicher Programmierungen nicht bereit, den Preis für wahre Lebensfreude zu zahlen. Exzessiver Fernseh- und Internetkonsum sind bei Burn-out häufig Kompensationsversuche, die auch keine Lösung bieten. Echte Emotionen gibt es nicht im Fernsehen, und Instinkte sind nicht im Internet zu finden. Emojis helfen als Surrogat oder behelfsmäßiger Ersatz von wirklicher Lebendigkeit auch nicht weiter.

Kontakt mit sich selbst und anderen, der beherzte intra-, inter- und transpersonale Resonanzfähigkeit voraussetzt, kann man nur im Bewusstseins-Internet kostengünstig herunterladen. Freiheit braucht Mut. Freiheit braucht die Entschlossenheit, sich selbst wirklich zuzulassen, um damit Grenzen aufzulösen, zu erweitern oder neu zu definieren. Tumorzellen können das längst. Im Gegensatz zu den sogenannten »sozialen« Medien haben sie millionenfache echte Follower.

Unsterbliche Kraft

Bei aller Kreativität haben die Zellrowdys jedoch ein alles entscheidendes Manko: Mit ihrem wahllosen Expansionsdrang schießen Tumore deutlich über das Ziel hinaus. Konsequent betrachtet, fehlt es Tumorzellen an Orientierung und Sinn. Sie wissen nicht, wofür es sich lohnt, ihre Kraft einzusetzen. So gelingt es ihnen trotz all ihrer Qualitäten nicht, sich in einen Organismus zu integrieren. In ihrer Grandiosität übersehen sie völlig, dass dauerhaftes Glück nur in Verbundenheit mit etwas Größerem entstehen kann.

Obwohl sie unter optimalen Bedingungen tatsächlich unsterblich sind, verstehen Tumorzellen nichts von der Unendlichkeit des Bewusstseins. Ohne ein anderes Ziel als sich selbst zu kennen, bleibt ihnen der freiwillige Zelltod, der dem großen Ganzen dient, fremd. Als Gorillas im Schimpansenkäfig halten sie es eben nicht für nötig, sich selbst zu reflektieren. Davon, sich in den Dienst anderer zu stellen, ganz zu schweigen. Obwohl sie die Größten sind, bleibt ihnen das Geheimnis wahrer Größe verborgen. So bringen sie mit ihrer unreflektierten Grandiosität zunächst ihre Umgebung und schließlich sich selbst um.

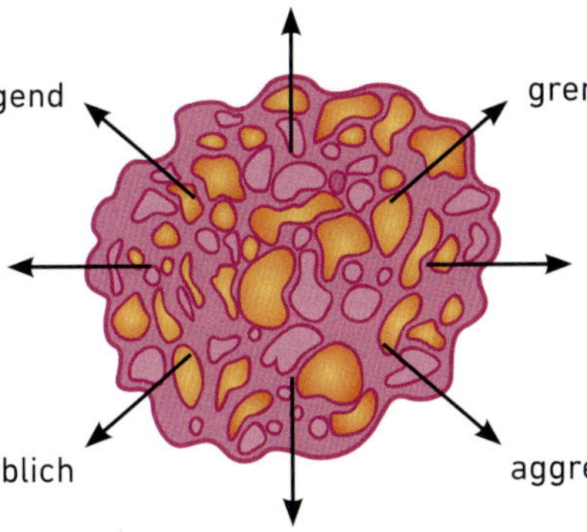

Ein Tumor schert sich nicht um Scham oder Schuld. Er ist unbegrenzte Energie.

> **Gut zu wissen**
> Tumore sind alles andere als brav. Die entdifferenzierten Rabauken leben einfach jenseits aller Konzepte von Gut und Böse. Sie sind grenzenlos und frei. Als grandiose Selbstversorger nehmen sie ihren Raum ganz und gar ein und scheren sich nicht darum, was ihre Nachbarn sagen. Jenseits von innerer Kontraktion lassen sie schuld- und schamfrei alle Unterdrückung hinter sich. Sie sind bereit, alte Bindungen aufzulösen, um sich in neue, ihnen noch unbekannte Bereiche vorzuwagen. Zu guter Letzt sind sie unsterblich.

Eine Tumorstrategie

Leben gelingt nur *mit* Tumoren. Der Kampf gegen den Krebs ist grundfalsch und wird von niemanden gewonnen. Kampf gegen was auch immer ist Ausdruck von falscher Größe und somit Teil der Tumorgenese. Vielleicht ist genau deswegen das Herz so gut wie nie Schauplatz eines Tumors. Nur 0,05 Prozent aller Tumore manifestieren sich im Herz. Das Herz ist ein Kraftwerk, das nicht müde wird, sich in den Dienst des größeren

Organismus zu stellen. Von allen Organen ist es der stärkste Muskel. Es ist ein konsequenter Selbstversorger weil es sich selbst mit Blut und Nervenimpulsen versorgt. Dennoch nimmt es Hilfe von anderen in Form von Venenklappenaktivität, der Pumpkraft der peripheren Gefäße, der Sogkraft des Thorax etc. an. Obwohl es vollkommen autonom funktionieren könnte, integriert es sich in seine Umgebung und stellt seine Größe in den Dienst zum Wohle aller. Man könnte sagen, das Herz lebt die Kraft und Integrität eines transformierten Tumors.

Leben Sie also wie ein Tumor.

Werden Sie zu einem Tumor, dann brauchen Ihre Zellen dies nicht für Sie zu tun. Leben Sie wild, frei, grenzenlos und kümmern Sie sich nicht mehr darum, was andere Leute sagen. Beeindrucken Sie Ihren Tumor so sehr, dass er sich endlich verstanden fühlt und beruhigt in Rente gehen kann. Klingt leicht, ist es auch. Alles was sie dazu brauchen, besitzen Sie längst. Sie müssen nur Gebrauch von Ihren Ressourcen machen, die bisher im Dornröschenschlaf geschlummert haben.

Natürlich ahnen Sie, worauf das hinausläuft. Ihre wahren Ressourcen sind Ihre kreativen Emotionen und unbestechlichen Instinkte. Erinnern Sie sich: Aggression entscheidet, Wut verändert, Trauer eröffnet Mitgefühl, und Lust erklärt sich von selbst. All das ist echte Lebendigkeit, völlig ver-rückt und sicher alles andere als normal. Was haben Sie schon zu verlieren außer ein paar Illusionen über sich selbst?

Nutzen Sie also Therapie, Selbsterfahrung oder Coaching. All diesen Wegen ist eines gemeinsam: Sie alle nehmen etwas weg, anstatt etwas hinzuzufügen. Sie stehlen Ihnen unreflektierte Glaubenssätze, vermeintlich anständige Überzeugungen und todlangweilige Spannungen. Diese Strategie hilft bei allen Erkrankungen. Ganz gleich, ob sie sich auf der psychischen oder körperlichen Seite der Bewusstseinsmedaille ausdrücken: Was danach noch von Ihnen übrigbleibt, ist echt. Und wenn man allen Weisheitstraditionen dieser Welt Glauben schenken darf, ist es unzerstörbar. Tumore tragen in sich eine gewaltige Transformationskraft. Dadurch unterscheiden sie sich von anderen Erkrankungen. Diese Kraft können Sie nutzen.

Um wie ein Tumor zu leben, müssen Sie also nichts dazulernen. Sie müssen nur zulassen, dass Ihnen etwas für immer verloren geht. Das sind im Wesentlichen unreflektierte Bindungen, Beziehungsmuster und andere Gewohnheiten. Lassen Sie sie sterben. Beerdigen Sie destruktive berufliche und private Bindungen. Ein Tumor verdeutlicht Ihnen in Lichtgeschwindigkeit, wer zu Ihrer inneren Familie gehört und wer nicht. Innere

Familienmitglieder sind wahre Freunde. Sie schrecken vor Tod und Tumoren nicht zurück. Sie bleiben bedingungslos an Ihrer Seite und schenken Ihnen, jeder auf seine Weise, ihre Liebe. Innere Familienmitglieder erwarten dafür keinen Dank. Sie sind ohne große Worte für Sie da. Punkt.

Überprüfen Sie also Ihre innere Familie. Nur weil sie genetisch mit jemanden verwandt sind, bedeutet das noch lange nicht, dass der- oder diejenige auch zu Ihrer inneren Familie gehört. Räumen Sie auf. Vertrauen Sie auf Menschen, die sie absichtslos unterstützen. Lassen Sie alle anderen radikal sterben: Trauen Sie sich zu töten, sprich Nein zu sagen. Ihre Tumorzellen können das bereits und warten nur darauf, dass Sie endlich ihren Job übernehmen. Noch einmal: Werden sie zu einem Tumor.

Eine Tumortaktik

Damit das Ganze nicht zu einem gewaltigen Egotrip wird, braucht Ihre Strategie noch ein Ziel. Ein Ziel, das beschreibt, wozu es gut ist, dass ausgerechnet Sie noch ein bisschen weiterleben. Um es gleich vorwegzunehmen: Eine schöne Kreuzfahrt im kommenden Jahr ist kein Lebensziel, das einen Tumor auch nur im Mindesten beeindruckt. Damit die Strategie funktioniert, muss Ihr Ziel jenseits jeglicher Egozentrik liegen und größer sein als Sie selbst. Damit ist es automatisch auch größer als Ihr Tumor. Um ein wirksames Lebensziel zu definieren, ist es also unumgänglich, dass Sie etwas Größeres in sich selbst finden. Das hat mit Religion nichts zu tun. Richten Sie auf der Suche nach dem Größeren Ihren inneren Kompass einfach auf »Liebe« aus. Das hat wiederum mit Romantik nichts zu tun. Egal was Sie finden: Das Größere in Ihnen beinhaltet immer einen Aspekt von Liebe. Liebe stellt sich in den Dienst von etwas Größerem und ist definitiv größer als Sie und Ihr Tumor.

So hart das klingt: Sie werden sowieso sterben, ob mit oder ohne Tumor. Aber der Tumor öffnet Ihnen jetzt die Tür zu einer echten Kurskorrektur. Nutzen Sie seine Kraft. Finden Sie etwas, für das es sich wirklich zu leben und zu sterben lohnt. Stellen Sie sich, anders als Ihr Tumor, in den Dienst des Guten, Wahren und Schönen. Mit etwas intrapersonaler Resonanz werden Sie etwas in sich entdecken, das diesem Größeren entspricht. Machen Sie sich also auf den Weg. Finden Sie etwas Grenzenloses und Unsterbliches in sich.

Geben Sie sich dabei nicht mit kleinen Zielen oder Halbheiten zufrieden. Stehen Sie zu Ihrer Größe. Das macht Ihr Tumor auch. »Ich werde ein bisschen weniger arbeiten und mal ein paar Freunde treffen« ist viel zu klein und wird Ihrer inneren Größe nicht gerecht. Machen Sie sich nichts vor: Sie können einen Tumor nicht betrügen. Ihr Ziel, für das es sich zu leben lohnt, muss Ihre Tumorzellen wirklich beeindrucken. Wenn Sie glauben, etwas gefunden zu haben, wofür sich Ihr Weiterleben lohnt, reden Sie darüber mit Menschen, die zu Ihrer inneren Familie gehören. Wenn Sie in deren Augen ein Leuchten, gleichzeitig aber auch Irritation entdecken, sind Sie auf dem richtigen Weg. Werden Sie von Ihren Freuden zudem für vollkommen verrückt erklärt, haben Sie etwas wirklich Wertvolles in sich gefunden.

Stellen Sie, im Gegensatz zu Ihren Tumorzellen, das was Sie gefunden haben, in den Dienst von anderen. Erzählen Sie Ihrem Umfeld davon. Das ist nicht arrogant, sondern mutig. Genießen Sie den Hauch des Erhabenen. Werden Sie zu einem Tumor des Guten, Wahren und Schönen. Auf dem Weg dorthin können Sie zwischendurch ruhig mit Ihren Tumorzellen sprechen. Tumore sind, vorsichtig formuliert, etwas einfach gestrickt und brauchen fast immer klare Anweisungen.

Tumortalk: Mit dem Tumor auf Du und Du

Statten Sie im Geiste Ihrem Tumor einen Besuch ab. Stellen Sie ihn sich, ganz gleich in welcher Form er auftaucht, so gut wie möglich vor. Sprechen Sie dann folgende Sätze aus:

1) Du gehörst dazu!
2) Wenn du weiterwächst, sterbe ich!
3) Wenn ich sterbe, stirbst du auch!

Auch wenn es schwerfällt: Nehmen Sie den Tumor an. Weit davon entfernt, böse zu sein, gehören die Tumorzellen ganz selbstverständlich zu Ihrem System. Nur durch Annahme dessen, was ist, können Sie die Kraft Ihres Tumors nutzen. Alles andere funktioniert auf den inneren Ebenen nicht. Versuchen Sie es. Integration heilt, Kampf zerstört.

Die allermeisten Tumore wissen einfach nicht, dass sie auf einem Himmelfahrtskommando sind. Wenn ein Tumor erst einmal verstanden hat, dass sein unkontrolliertes Wachstum ihn früher oder später selbst umbringt, hat er die Chance, eine neue und für alle Beteiligten ungefährlichere Form anzunehmen. Geben Sie ihm diese Chance. Schicken Sie ihm die Dreierbotschaft. Auch ein Tumor braucht Ziele.

Tumortaktiken für Fortgeschrittene

Wenn Sie Ihre persönlichen Tumorqualitäten weiter trainieren möchten, nehmen Sie jetzt Ihr Handy zur Hand. Scrollen Sie durch die Galerie. Löschen Sie dann 90 Prozent all Ihrer Fotos. Behalten sie nur die Bilder, die für Sie unmittelbar Liebe und Kontakt zum Größeren widerspiegeln. Das sind wahrscheinlich Bilder von Ihren Kindern, Lebenspartnern, Freunden, Haustieren und von außergewöhnlichen Lebensereignissen. Behalten Sie das Wesentliche im Auge und lassen Sie gleichzeitig alles andere los. Löschen Sie, auch wenn es schwerfällt, zumindest ein paar Bilder. Mit dem Löschen verabschieden Sie sich von der Illusion der Beständigkeit und gewöhnen sich an die Vergänglichkeit aller Dinge.

Loslassen ist trainierbar, Freiheit auch.

Wenn Sie weiter üben wollen, werfen Sie rigoros alle Gegenstände, Möbel, Kleidungsstücke etc. aus dem Haus, die Sie im letzten Jahr nicht angefasst haben. Wenn Ihr Lebenspartner dazu gehört, werfen Sie ihn oder sie gleich mit hinaus. Seien Sie dabei freundlich, aber nicht nett. Ihr Tumor kann das bereits problemlos. Nutzen Sie seine Kraft.

Sofern Ihr Körper es im Moment zulässt, können Sie sich auch vier Wochen bedingungslos einer guten Sache zur Verfügung stellen. Von Tierheim bis zum Vorlesen im Hospiz: Geben sie Egozentrik und »emotionaler Pest« in sich keinen Raum mehr. Alfred Adler, der Begründer der Individualpsychologie, nannte dieses Vorgehen die »Rosskur«. Er hat sie sehr erfolgreich bei seinen depressiven Patienten angewandt. Springen Sie also nicht über Ihren Schatten, sondern springen Sie mitten hinein. Überwinden Sie imaginäre Grenzen und erlauben Sie sich, so einfach wie möglich zu sein. Stellen Sie sich in den Dienst von etwas Zeitlosem. Reisen Sie dabei mit leichtem Gepäck. Probieren Sie es aus. Es funktioniert. Sie, und niemand sonst, sind die Kraft und Autorität in Ihrem Leben. Seien Sie so radikal wie Ihr Tumor und bleiben Sie gleichzeitig mit etwas Gutem verbunden.

Zu guter Letzt: Gehen Sie, wenn Sie körperlich dazu in der Lage sind, auf einem Friedhof spazieren. Lesen Sie die Inschriften auf den Grabsteinen. Die Namen der Toten werden Sie daran erinnern, dass jeder Moment Ihres Lebens, Tumor hin oder her, kostbar ist. Die Steine sind Symbole der Ewigkeit. Sie verbinden Sie, ohne dass Sie etwas dafür tun müssen, mit den unvergänglichen Aspekten Ihres Seins. Die Höfe des Friedens verbinden Sie mit der Stille Ihres Selbst.

Machen Sie nach dem Besuch Ihr Testament, falls das noch nicht geschehen ist. Hören Sie nicht auf falsche Mutmacher, die behaupten, dass Sie sicher noch viele Jahre vor sich haben. Die meisten dieser ewigen Optimisten verdrängen mit ihrem chronischen Frohsinn bloß ihre eigene Vergänglichkeit. Verdrängung von existenziellen Themen ist sinnfrei und gibt Ihrem Tumor unnötig Futter. Seien Sie also mutiger als die meisten Menschen in Ihrem Umfeld. Ein Tumor ist echt stark und Sie sind es auch. Gewöhnen Sie sich an die Endlichkeit des Lebens und die Unendlichkeit Ihres Bewusstseins.

Bewusstes Leben braucht die bewusste Beschäftigung mit dem Tod. Erst dadurch wird es wertvoll. Das gilt für jeden von uns. Irvin D. Yalom, der Begründer der existenziellen Therapie, schrieb dazu: »Obwohl uns die Physikalität des Todes zerstört, rettet uns die Idee des Todes.«

Was soll man dem noch hinzufügen?

Im Therapieraum ist es still. Ich habe gefühlt ein ganzes Leben in diesem Sessel verbracht. Die Augen der Therapeutin schauen freundlich, fast schon verschmitzt. Die Geräusche der Stadt vor den Fenstern stören die Stille so wenig wie das Sonnenlicht, dass abwechselnd leuchtende Muster und Schatten auf der Wand gegenüber erscheinen lässt.

»Bist du sicher, dass du gehen möchtest? Du weißt, dass ein Hundertmeterlauf erst auf der Ziellinie endet und nicht bei 99 Metern.« Wir duzen uns nach all den Jahren. Es geht natürlich nicht um Leichtathletik, sondern darum, ob ich soweit bin, meine Therapie nach sieben intensiven Jahren zu beenden. »Wenn du nur 99 Meter läufst, hast du nichts erreicht.«

Stille.
»Ich weiß«, antworte ich. Dann, nach kurzem Zögern: »Ich gehe.«
Stille, kein Ton. Nur dieser Blick.
Dann erscheint ein Lächeln auf ihrem Gesicht.
»Gut«, sagt sie.
Ich atme auf.
Ein bisschen Staub tanzt noch immer im Sonnenlicht.

Heilung geschieht unaufgeregt. Ich erinnere mich in diesem Zusammenhang an einen Satz eines meiner Lehrtherapeuten: »Ach Bernhard, dich kann sogar ein kleines Mädchen behandeln.« Peng. Das hat damals wehgetan. Heute weiß ich, dass dieser Satz stimmt. Heilung ist unschuldig und einfach, ohne dabei naiv zu sein. Sie braucht nur vier Buchstaben. Um diese vier Buchstaben geht es im letzten Kapitel des Buches.

Kapitel 14: Was wirklich heilt

Dieses kurze Abschlusskapitel beschreibt ein grundlegendes Heilungsprinzip. Auch wenn Heilung ein großes Wort ist: In dem vorgestellten Prinzip verbünden sich Psyche und Soma tatsächlich zu einer unschlagbaren Kraft.

Das DAVI-Prinzip

DAVI heilt. DIVA und VIDA genauso. Die vier Buchstaben, in welcher Reihenfolge auch immer, stehen für:

D	Danken
A	Annehmen
V	Verzeihen
I	Inneres Kind

Psychodynamisch betrachtet, entstehen und halten Symptome nur deshalb an, weil wir eine oder alle vier dieser inneren Qualitäten verneinen. Würden wir also radikal verzeihen, danken, annehmen und unsere spielerisch-kindlichen Anteile ausleben, hätten wir keine Probleme. Das Leben wäre bis zuletzt eine freudige Herausforderung, und die natürlichen Verschleißerscheinungen des Körpers würden uns nicht weiter jucken. Wir wären erfüllte Menschen. Leider ist es meist anders.

Konsequent umgesetzt, wirkt das DAVI-Prinzip auf drei Ebenen. Zunächst können wir uns selbst verzeihen, danken und uns mit all unseren Schattenseiten annehmen (Ich-Fenster). Das Gleiche können wir im Hinblick auf andere tun (Du-Fenster). Und natürlich hilft es auch gegenüber der Welt, dem Universum oder »Gott« (Sie-Fenster), wenn wir nicht allzu viel Ablehnung an den Tag legen. Ganz gleich, wie groß ein Problem psychisch oder somatisch zu sein scheint: Ein bisschen Annehmen geht immer. Danken ist schon etwas schwieriger und Verzeihen manchmal nicht möglich. Das macht aber nichts. Alle DAVI-Qualitäten haben die gleiche Kraft. Gelingt es uns, ehrlich und ohne Berechnung nur eine der vier Qualitäten innerlich zu aktivieren, werden dadurch alle anderen mit angeregt.

Auch jetzt können Sie mit der Kraft der Sprache arbeiten, indem Sie heilende Sätze wiederholen. Hier sind einige intrapersonale Sätze aus dem Ich-Fenster, die Ihnen das Annehmen erleichtern: »Ich nehme meine Wut, Trauer, Rache, Lust, Männlichkeit, Weiblichkeit, Lust, Schmerzen, Aggression, Schönheit, Symptome, Liebe ... an.«

Danken geht genauso einfach: »Ich danke mir für meine Wut, Rache ...«

Auch Verzeihen funktioniert nach dem gleichen Prinzip: »Ich verzeihe mir meine Wut, Trauer, Aggression, Vorwürfe ...«

Auf der interpersonalen Ebene (Du-Fenster) sagen Sie einfach: »Ich danke/nehme an/verzeihe meinem Mann, meiner Frau, meinen Kindern, meinem Job, meinen Eltern ...«

Auf der transpersonalen Ebene (Sie-Fenster) klingt das DAVI-Prinzip in etwa so: »Ich danke/nehme an/verzeihe dem Universum, der Liebe, Gott, Buddha, der Welt, der Weisheit ...«

Die Liste möglicher Lösungssätze ist endlos. Wichtig ist dabei nur, dass Sie die Sätze wirklich erfühlen. Falls Ihnen das zu Beginn noch schwerfällt, machen Sie dennoch weiter. Selbst wenn Sie während der Übung nur 5 Prozent vom Inhalt der Sätze spüren: Ihr Körper wird die gute Botschaft von Zelle zu Zelle weitersagen, nach dem Motto: »Achtung, alle mal herhören, neue Infos von ganz oben ...«

Eine DAVI-Übung

Nehmen Sie ein Bild, einen Gegenstand oder ein anderes Symbol, das für Sie »das Größere« repräsentiert. Das kann ein Kreuz, ein Buddha oder ein Foto von Ihrer Familie sein. Jedes Symbol funktioniert, solange es für Sie wirklich für etwas Größeres steht.

Dann verneigen Sie sich davor. Im Ernst. Verneigen Sie sich. Letztlich repräsentieren alle Symbole des »Größeren« nur unser Selbst. Verneigen Sie sich also vor sich selbst. Wenn Ihnen die Übung zu seltsam erscheint, machen Sie sich klar, dass jeder große Weisheitslehrer dieser Welt sich problemlos vor Ihnen verneigen würde. Warum also sollten Sie es nicht auch tun? Verneigen Sie sich vor sich selbst und legen Sie sich anschließend flach auf den Bauch.

Strecken Sie die Arme zur Seite und schließen Sie Ihre Augen. Verzichten Sie in diesem Moment auf Ihren Stolz, Ihre Scham und jeden noch so eloquenten Einwand Ihres Ego. Beachten Sie es einfach nicht weiter. Beginnen Sie vielmehr damit, einige der zuvor genannten Sätze zu murmeln. Solange in Ihren Formulierungen die Worte »ich verzeihe«, »danke« oder »nehme an« vorkommen, liegen Sie immer richtig. Gehen Sie dabei so bedingungslos vor wie ein Tumor. Werden Sie gleichzeitig wieder zu dem unschuldigen Kind, das Sie einst waren und das aus der Kraft seines Herzens buchstäblich alles verzeihen, für alles Dankbarkeit empfinden und alles annehmen kann.

Die höchste Form des Gebens ist das Aufgeben. Geben Sie also vollkommen auf. Verlieren Sie Ihr Ego kompromisslos und gewinnen Sie dafür Ihr Selbst zurück. Genießen Sie danach die Stille des Moments.

Aller Digitalisierung zum Trotz wirken in unseren psychischen Organen Gesetze, die älter sind als gesellschaftliche Strömungen oder politische Meinungen. Diese Gesetzte sind transkulturell und so alt wie die Menschheit. Eines dieser Grundgesetze lautet: DAVI heilt.

Im Diamantweg-Buddhismus wird diese DAVI-Übung übrigens »Verbeugung« genannt und in abgewandelter Form als eine von vier Grundübungen mindestens 111 111 Mal wiederholt.

Wir können also immer etwas tun.

Anhang

Ein Körpersprachen-Test

Wie wir gesehen haben, ist der Körper anatomisch und psychologisch von Fuß bis Kopf eine Funktionseinheit. Nach der Lektüre der vergangenen Kapitel sollten Sie inzwischen ein Profi im Lesen von Körperspuren sein. Wenn Sie also Lust haben, überprüfen Sie jetzt Ihr neues Wissen. Werden Sie zu einem Körperdetektiv. Lösen Sie folgenden Fall, indem Sie den verborgenen Spuren des Körpers folgen:

> *Corinna ist Ende zwanzig, schlank und extrem sportlich. Viermal pro Woche geht sie ins Fitnessstudio und liebt es, »sich so richtig auszupowern«. Im Job ist sie beliebt, engagiert und erfolgreich. Von emotionalen Belastungen scheint sie weit entfernt zu sein. Sie besitzt ein strahlendes Lächeln, und wenn sie den Raum betritt, geht immer ein bisschen die Sonne auf. Ihr Freund ist sinnigerweise Personal Trainer. Die beiden sind ein echtes Powerpaar. Alles wirkt perfekt. Das einzige, was Corinnas Lebensfreude zunehmend trübt, sind die »echt nervigen« Blasenentzündungen, die sich in letzter Zeit häufen. Sie hat schon mehrmals Antibiotika genommen, dennoch tauchen die Entzündungen immer wieder auf. Hinzu kommt ihr steifer Nacken, der mal besser, mal schlechter, aber »besonders morgens irgendwie hammerfest« ist. Schulmedizinisch ist Corinna topfit.*

Nacken und Blasenprobleme scheinen auf den ersten Blick gar nicht zusammenzupassen. Das macht nichts. Folgen Sie zunächst der Organsprache der Blase und überlegen Sie anschließend, welche Organe Corinnas Nacken verzerren könnten. Um Ihnen das Zurückblättern zu ersparen: Bei der Blase werden Sie auf das Thema Vertrauen stoßen, das sich bei Corinna entweder mit der Trauer der Lungen, der Überforderung des Herzens, der emotionslosen Aggression des Thymus oder der Ratio des Magens vermischt haben muss. Die folgenden Informationen werden Ihnen helfen, eine erste körpersprachliche Hypothese aufzustellen.

In Corinnas Anamnese fällt auf, dass sie beim Sprechen zwischen den Sätzen kleine Pausen macht, die einen Hauch zu lang sind. Fast klingt es so, als würde Corinna seufzen. Das ist ein entscheidender Hinweis. Wenn Sie wissen, dass Corinna beim Sprechen leicht seufzt und verzögert atmet: An welches der oben genannten Nackenorgane denken Sie nun? Genau. An die Lunge. Nach einiger Übung werden Sie nicht mehr zurückblättern müssen, um zu verstehen, dass Corinnas Sprachrhythmus subtile Trauer ausdrückt. Wagen Sie jetzt eine erste Hypothese. Da Sie wissen, dass alle Spannungsmuster, ob körperlich oder psychisch, in der Kindheit und Jugend entstehen, formulieren sie einen Satz, in dem die Begriffe »erschüttertes Vertrauen«, »Kindheit« sowie »Trauer« und »Kontakt« vorkommen. Sie können damit, einer Kompasspeilung gleich, nicht sehr weit daneben liegen. Vielleicht lautet Ihre Hypothese wie folgt: In ihrer Kindheit oder Jugend muss Corinna etwas im unmittelbaren Kontakt erlebt haben, das ihr Vertrauen erschüttert und sie zutiefst traurig gemacht hat. Etwas in dieser Art muss passiert sein, anders sind die Symptome der sportlichen Corinna nicht zu erklären. Dies ist ihre Geschichte:

Bis zu ihrem 15. Lebensjahr hatte Corinna eine glückliche Kindheit. Eines Abends erschien ihre Mutter nicht zum gemeinsamen Abendessen. Das war ungewöhnlich, denn dieses Ritual war ihr immer sehr wichtig gewesen. An diesem speziellen Abend aber fehlte die Mutter. Nach kurzem Suchen fanden Corinna, ihr Vater und ihre kleinen Brüder im Zimmer der Mutter auf deren Schreibtisch vier fein säuberlich vorbereitete Briefumschläge. Corinnas Mutter hatte ihrem Mann und ihren drei Kindern jeweils einen freundlichen Abschiedsbrief geschrieben. Der Inhalt war bei allen gleich. Sie wünschte jedem von ihnen viel Glück für das weitere Leben. Sie selbst wolle ihr Leben noch einmal neu beginnen, deshalb würde sie gehen und auch nicht mehr zurückkommen. Peng. Das war's. Trotz polizeilicher Suche blieb Corinnas Mutter seit jenem Abend unauffindbar. Das klingt unglaublich, ist aber genauso geschehen.

Glückwunsch. Ihre Hypothese war wirklich gut. Der Schock des Verlassenwerdens dürfte Corinnas Vertrauen erschüttert haben und erklärt ihre therapieresistenten Blasenprobleme. Gleichzeitig hat die verdrängte Trauer über den plötzlichen Kontaktabbruch der Mutter mit allergrößter Wahrscheinlichkeit Corinnas Lungen seit Ihrem 15. Lebensjahr verspannt. So lassen sich zunächst ihre Nackenschmerzen und ihr Seufzen erklären. Doch es kommt noch ein Organ hinzu. Sie sind Körperdetektiv. Finden Sie also die Spannungsspur eines weiteren Organs im nächsten Absatz.

Nachdem der erste Schock abgeklungen war, übernahm Corinna in den folgenden Jahren die Aufgabe, ihrem Vater und ihren kleinen Brüdern die Mutter zu ersetzen. Sie war diejenige, die an Elternsprechtagen zu den Lehrern ging, um die schulische Entwicklung ihrer Brüder zu begleiten. Sie erledigte die komplette Haushaltsführung und entlastete ihren Vater so gut sie konnte. Seit jenem denkwürdigen Abend tat Corinna einfach alles dafür, ihren jüngeren Geschwistern das Leid über den Verlust der Mutter und ihrem Vater das Leid über den Verlust der Ehefrau abzunehmen.

Natürlich ist es eine Mission Impossible, die Corinna übernommen hat. Haben Sie folgerichtig an das Herz gedacht? Sehr gut. Erinnern wir uns: 25 000 Atemzüge und 120 000 Herzschläge pro Tag multipliziert mit 15 Jahren ziehen seither an Corinnas Halswirbelsäule. Geben Sie es auf dem Taschenrechner ein. So häufig hat sich Corinnas Trauma seit damals subtil wiederholt.

Warum aber treten die Blasenentzündungen erst jetzt auf und nicht schon vor Jahren? Es muss einen Auslöser für die Entzündungen gegeben haben. Wenn Sie Corinnas Geschichte weiterverfolgen, wird offensichtlich, was die Initialzündung für die Symptome ist.

Corinnas Symptome begannen einige Monate nach Erhalt eines Briefes. Tatsächlich hat sich die Mutter nach 15 Jahren des Schweigens mit einem freundlich distanzierten Brief aus dem Ausland in Corinnas Leben zurückgemeldet. In den wenigen Zeilen stand kein Wort des Bedauerns, sondern nur die unpersönliche Frage, wie denn »alles inzwischen so ginge«. Nochmals Peng.

Der Auslöser war diesmal nicht pareidologisch versteckt, sondern ganz offensichtlich. Dass dieser zweite Brief ihrer Mutter Corinnas Trauma reaktiviert hat, haben Sie sicher gleich erkannt. Fassen wir das Bisherige zusammen:

Der kalte Brief hat in Corinna psychodynamisch die Trauer um den Verlust ihrer Mutter reaktiviert und sie an die gefühlte Überforderung erinnert, für eine ganze Familie als Ersatzmutter funktioniert zu haben. Die Erinnerung an diese Mission Impossible hat ihren Herzbeutel getriggert. Folgerichtig hat sich Corinnas tapferer jugendlicher Versuch, nur ja nicht unter Trauer und Belastung zusammenzubrechen, als Herz- und Lungenspannung manifestiert. Aber auch scheinbar aus dem Nichts auftauchende Blasenentzündungen können das Resultat eines festen Brustkorbs sein. Der die Blase versorgende Vagusnerv entspringt wie beschrieben der Schädelbasis. Wird seine Funktion beim Austritt aus der Schädelbasis oder in seinem weiteren Verlauf durch Brust- und Bauchraum gestört, irritiert das über neurale Verschaltungen, die bis in den Hirnstamm reichen, auch die Blasenmuskulatur. Dieser Mechanismus führt zu Symptomen, die von einer nervösen Reizblase bis hin zu manifesten Blasenentzündungen reichen.

Da kein Organ und kein Gelenk für sich alleine stehen, folgen Sie nun den anatomischen Spuren von Körper und Psyche. Wissen Sie noch, was ebenfalls automatisch anspannt, wenn der untere Nacken fest ist? Haben Sie gerade an die obere Halswirbelsäule gedacht? Gut. Übersetzen Sie die Spannung. Wenn Sie dabei auf den Begriff »Abspaltung« kommen, sind Corinnas Symptome erklärt.

Um die Brustkorbspannung zu kompensieren, haben Corinnas kurze Nackenmuskeln ebenfalls ihr Bestes gegeben. Sie haben die Halswirbelsäule mit einem reflektorischen Hypertonus aufgerichtet, dabei den Atlas verdreht und Corinnas Vagusnerv irritiert. So haben sie Corinna zum Preis ihrer Symptome zumindest somatisch dabei geholfen, ihren Kopf »über Wasser« zu halten.

Aufgrund ihrer Geschichte ist Corinnas steifer Nacken mit einer Atlasfehlstellung genauso erklärbar wie – via Vagusreizung – ihre Blasenentzündungen. Dass der Zug in Corinnas Nacken morgens besonders stark ist, hängt wahrscheinlich damit zusammen, dass das Unterbewusstsein nachts ohne die Ablenkungen des Alltags stärker und ungefiltert aktiv ist. Unsere psychischen Abwehrmechanismen müssen beim Träumen sehr viel mehr Verdrängungsarbeit leisten als tagsüber. Das erklärt, warum Corinna, wie viele andere Patienten auch, trotz ausreichendem Schlaf morgens wie gerädert aufwacht.

Und wieso treibt Corinna so intensiv Sport? Trauen Sie sich auch hier eine letzte Hypothese zu? Denken Sie daran, dass es für Psyche und Körper nur zwei Wege zur Entspannung gibt. Führen Sie dabei Begriffe wie »Trauer«, Wut«, »Sport«, »Ausdruck«, und »Impulse« zu einer griffigen Hypothese zusammen. Sie könnte folgendermaßen lauten:

Corinnas sportliche Hyperaktivität (»Ich brauche jeden Tag irgendwas mit Sport«), ist der unbewusste Versuch, verdrängte wütende Impulse, die sie unterbewusst gegenüber ihrer Mutter hegt, körperlich abzuleiten. Unter jeder Trauer lauern schließlich immer auch Aspekte von verdrängter Wut. Um Wut aufzulösen, ist Sport nur bedingt hilfreich. Sport ermüdet zwar Impulse, aber er löst sie nicht auf. Deshalb fühlen sich einige Patienten geradezu gezwungen, täglich Sport zu machen. Sport ist in solchen Fällen kein Ausdruck von Freude und Freiheit, sondern der inadäquate Versuch, unerträgliche innere Prozesse zu besänftigen. Das ist auf Dauer keine Lösung. Exzessives Jogging macht uns vielleicht etwas schlanker, mehr aber auch nicht. Wie in Corinnas Fall kann es dazu führen, dass sich Sportjunkies mit jedem Laufkilometer weiter von sich selbst entfernen.

Das ist alles. Sie haben den Fall gelöst.

Wenn Sie diesem Beispiel folgen konnten, sind Sie für den psychosomatischen Alltag gut gerüstet. Mit Resonanz und etwas Übersetzungstraining werden Sie zunehmend Freude dabei empfinden, sich selbst und Ihre Mitmenschen zu verstehen.

Zum Schluss noch ein gut gemeinter Tipp: Wenn Sie sich ein paar Freundschaften erhalten wollen, üben Sie anfangs das Lesen von Körperspuren aus naheliegenden Gründen lieber an entfernten Bekannten.

Wissen ist immer noch Macht.

Dank

Besonderer Dank gilt Silke für ihren fuchsgleichen Instinkt. Meinen Lektorinnen Angelika und Antje für ihre immer kritische, kreative Unterstützung und nimmermüde Bereitschaft, die vorliegenden Worte jedes Mal erneut zum Besten zu wenden. Dank gilt meinen Ärzten, Ausbildern und Therapeuten, die immer wieder um mich gerungen haben. Gertraud, der weisen Frau, die mich schließlich gerettet hat. Tiefster Dank geht an meine buddhistischen Lehrer, deren zeitloses Lächeln alles relativiert. Meinen Patienten und Seminarteilnehmern gilt besonderer Dank dafür, dass sie mir vertraut und mich schon so lange ausgehalten haben. Ich danke meinen Freunden, die erstaunlicherweise geblieben sind, und nicht zuletzt Simone, meiner mutigen und unvergleichlichen Gefährtin.

Anmerkungen

Die Angaben zur Pornoindustrie im Kapitel »Emotionen und Instinkte« beziehen sich auf Zeit online 27.1.2012 und statista.com.

Das Zitat von Peter Sloterdijk im Kapitel »Resonanz und Heilung« stammt aus seinem Roman *Das Schelling-Projekt*, Suhrkamp Verlag, 2016.

Das Zitat von Irvin D. Yalom im Kapitel »Das Erwachen der Macht« stammt aus seinem Buch *In die Sonne schauen. Wie man die Angst vor dem Tod überwindet*, btb, 2008.

Literaturverzeichnis

Adler, Alfred: *Das Leben gestalten*, Frankfurt am Main: Fischer Verlag 1981

Alexander, Eben: *Blick in die Ewigkeit*, München: Ansata 2013

Arbuckle, Beryl: »Scoliosis Capitis«, *JAOA*, Bd. 70, Oct. 1970, S. 131–137

Bahnemann, Fritz: *Anthropologische Grundlagen einer Ganzheitsmedizin*, Stuttgart: Haug Verlag 1990

Barral, Jean-Pierre, Mercier, Pierre: *Lehrbuch der viszeralen Osteopathie*, Bd. l, München/Jena: Urban und Fischer 2016

Barral, Jean-Pierre, Crobier, Alain: *Manipulation kranialer Nerven*, München/Jena: Urban und Fischer 2008

Berne, Eric: *Spiele der Erwachsenen*, Reinbek: Rowohlt Verlag 1993

Biedermann, Heiner: *KISS Kinder*, Stuttgart: Thieme Verlag 2007

Boorstein, Seymour (Hrsg.): *Transpersonale Psychotherapie,* Frankfurt am Main: Scherz Verlag 1988

Borasio, Gian Domenico*: Über das Sterben*, München: dtv 2013

Brisch, Karl Heinz, Hellbrügge, Theodor: *Bindung und Trauma*, Stuttgart: Klett-Cotta 2003

Buber, Martin: *Ich und Du*, Stuttgart: Reclam 1995

Caroll, Lewis: *Alice im Wunderland*, Berlin: Insel Verlag 1973

Clement, Ulrich: *Guter Sex trotz Liebe*, Berlin: Ullstein Verlag 2008

Dahlke, Rüdiger, Dethlefsen, Thorwald: *Krankheit als Weg*, München: Goldmann Verlag 1983

De Coster, Marc, Pollaris, Annemarie: *Viszerale Osteopathie*, Stuttgart: Thieme Verlag 2016

Dethlefsen, Thorwald: *Schicksal als Chance,* München: Goldmann Verlag 1992

Dörner, Klaus, Plog, Ursula, Teller, Christine, Wendt, Frank: *Irren ist menschlich*, Köln: Psychiatrie Verlag 2009

Downing, George: *Körper und Wort in der Psychotherapie*, München: Kösel Verlag 1996

Duale Reihe, *Anatomie*, Stuttgart: Thieme Verlag 2017

Freud, Sigmund: *Massenpsychologie und Ich-Analyse*, Frankfurt am Main: Fischer Verlag 1991

Frymann, Viola M.: »The Trauma of Birth«, *Osteopathic Annals*, Mai 1976, S. 197–205

Frymann, Viola M.: »Relation of Disturbances of CranioSacral Mechanisms to Symptomatology of the Newborn, Study of 1250 Infants«, *JAOA*, Bd. 65, Juni 1966, S. 1059–1075.

Gigerenzer, Gert: *Risiko*, München: btb 2014

Green, Hannah: *Ich hab Dir nie einen Rosengarten versprochen*, Reinbek: Rowohlt Verlag 2000

Groddeck, Georg: *Das Buch vom Es*, München: Ullstein Verlag 1992

Grunwald, Martin et al.: EEG changes caused by spontaneous facial self-touch may represent emotion regulating processes and working memory maintainance, Elsevier Nr. 1557, 4.4.2014

Hellbrügge, Theodor: *Die ersten 365 Tage im Leben eines Kindes*, München: Knaur 1976

Hellinger, Bert: *Die Quelle braucht nicht nach dem Weg zu fragen*, Heidelberg: Carl-Auer-Systeme Verlag 2002

Höppner, Stefan, Rang, Norbert G.: *CSO, Cranio Sacral Osteopathie*, Stuttgart: Haug Verlag 2002

Huber, Johannes: *Der holistische Mensch*, Wien: edition a 2017

Hüther, Gerald, Weser, Ingeborg: *Das Geheimnis der ersten neun Monate*, Weinheim: Beltz Verlag 2019

Jacobi, Jolande: *Die Psychologie von C. G. Jung*, Frankfurt am Main: Fischer Verlag 1987

Johnson, Stephen M.: *Charakter-Transformation*, Leipzig: Trans Form Verlag 2007

Jolig, Sam, Voss, Bernhard: *Wut tut gut*, Goldmann Verlag 2015

Juhan, Deane: *Job's Body, A Handbook for Bodywork*, Barrytown: Station Hill Press 1987

Jung, Carl Gustav: *Der Mensch und seine Symbole*, Düsseldorf: Walter Verlag 1991

Jung, Carl Gustav: *Erinnerungen, Träume, Gedanken*, Düsseldorf: Walter Verlag 1990

Kapleau, Philip: *Die drei Pfeiler des Zen*, München: O.W. Barth Verlag 1994

Kolster, Bernhard, Ebelt-Paprotny, G.: *Leitfaden Physiotherapie*, Neckarsulm: Jungjohann Verlagsgesellschaft, 1996.

Kurtz, Ron: *Körperzentrierte Psychotherapie*, Essen: Synthesis Verlag 2002

Küstenmacher, Marion und Werner Tiki, Haberer, Tilmann: *Gott 9.0*, Gütersloh: Gütersloher Verlagshaus 2013

Levitt, Eugene E.: *Die Psychologie der Angst*, Stuttgart: Kohlhammer Verlag 1980

Lewin, Roger: *Is your brain really neccesary*? Science 12 [illegible] 980 vol. 210, Issue 4475, pp 1232–1234

Lewit, Karel: *Manuelle Medizin*, München: Urban und Schwarzenberg 1987

Lipton, Bruce: *Intelligente Zellen*, Dorfen: Koha Verlag 2016

Lowen, Alexander: *Körperausdruck und Persönlichkeit*, München: Goldmann Verlag 1981

Lütz, Manfred: *Irre! Wir behandeln die Falschen*, München: Goldmann Verlag 2011

Maassen, Andreas: *Checkliste Parietale Osteopathie*, Stuttgart: Haug Verlag, 2011

Magoun, Harold Ives: *Osteopathy in the Cranial Field*, The Cranial Academy, 1976

Mahler, Margaret S., Pine, Fred, Bergman, Anni: *Die psychische Geburt des Menschen*, Frankfurt am Main: Fischer Verlag 2008

McLean, Paul: A *Triune Concept of the Brain and Behavior*, Toronto: University of Toronto Press, 1974

Mehrabian, Albert: *Silent Messages*, Belmont: Wadsworth Publishing Company 1972

Mentzos, Stavros: *Neurotische Konfliktverarbeitung*, Frankfurt am Main: Fischer 1984

Milne, Hugh: *The Heart of Listening*, Bd. 1 u. 2, Berkeley: North Atlantic Books 1998

Möckel, Eva, Mirtha, Noori: *Handbuch der pädiatrischen Osteopathie*, Amsterdam: Elsevier 2006

Montagu, Ashley: *Körperkontakt*, Stuttgart: Klett-Cotta1995

Moore, Keith L.: *Embryologie*, Stuttgart: Schattauer Verlag 1990

Mukherjee, Siddhartha: *Der König aller Krankheiten*, Köln: Dumont Buchverlag 2018

Myers, Thomas W.: *Anatomy Trains*, München/Jena: Urban und Schwarzenberg 2015

Naranjo, Claudio: *Gestalt*, Freiburg im Breisgau: Arbor Verlag 1993

Nehls, Michael: *Das indoktrinierte Gehirn*, Vörstetten: Mental Enterprises Verlag 2023

Nydahl, Lama Ole: *Von Tod und Wiedergeburt*, München: Droemer Knaur 2014

Orwell, George: *1984*, Berlin: Ullstein Verlag 1976

Panse, Winfried, Stegmann, Wolfgang: *Angst Macht Erfolg*, München: Volk Verlag 2007

Paoletti, Serge: *Faszien*, München/Jena: Urban und Fischer 2001

Parnow, Hanna, Schmidt, Petra (Hrsg.): *Zusammen arbeiten, zusammen wachsen, zusammen leben*, Berlin: Springer 2019

Perls, Frederick S., Baumgartner Patricia: *Das Vermächtnis der Gestalttherapie*, Stuttgart: Klett-Cotta 1990
Perls, Frederick S.: *Gestalttherapie in Aktion*, Stuttgart: Klett-Cotta 2002
Pischinger, Alfred: *Das System der Grundregulation*, Stuttgart: Haug Verlag 2009
Polster, Miriam und Erving: *Gestalttherapie*, Frankfurt am Main: Fischer Verlag 1993
Reich, Wilhelm: *Charakteranalyse*, Köln: Anaconda Verlag 2010
Riemann, Fritz: *Grundformen der Angst*, München: Ernst Reinhardt Verlag 2002
Rogers, Carl R.: *Die klientenzentrierte Gesprächspsychotherapie*, Frankfurt am Main: Fischer Verlag 2009
Ruppert, Franz: *Verwirrte Seelen*, München: Kösel Verlag 2002
Scheich, Günter: *Positives Denken macht krank*, Frankfurt am Main: Eichborn Verlag 1997
Schleeger, Bruno M.: *... und wo ist das Problem ...?*, Wuppertal: Peter Hammer Verlag 2011
Schleip, Robert: *Lehrbuch Faszien*, München: Urban und Fischer 2014
Schmidt, Petra (Hrsg): *Frauenpornos*, Books on demand 2013
Schmidt, Robert F.: *Grundriss der Neurophysiologie*, Berlin: Springer 1987
Schultz, Roland: *So sterben wir*, München: Piper Verlag 2019
Stevens, John O.: *Die Kunst der Wahrnehmung*, Gütersloh: Gütersloher Verlagshaus 2006
Still, Andrew T.: *Philosophy of Osteopathy*, Portland: Rudra Press, 1986
Stone, Caroline: *Die inneren Organe aus Sicht der Osteopathie*, Verlag für ganzheitliche Medizin Dr. Erich Wühr GmbH, 1996
Sutherland, William G.: *Teachings in the Science of Osteopathy*, Portland: Sutherland Cranial Teaching Foundation, 1990
Tausch, Anne-Marie: *Gespräche gegen die Angst*, Reinbek: Rowohlt Verlag 1994
Unger, Raymond: *Die Wiedergutmacher*, München: Europaverlag 2018
Unger, Raymond: *Vom Verlust der Freiheit*, München: Europaverlag 2021
Upledger, John E.: *A Brain is Born*, Berkeley: North Atlantic Books 1996
Upledger, John E.: *Im Dialog mit der Zelle – Cell Talk*, Stuttgart: Haug Verlag 2006
Van den Berg, Frans: *Angewandte Physiologie*, Stuttgart: Thieme Verlag 1999
Van Lommel, Pim: *Endloses Bewusstsein*, München: Knaur Verlag 2009
Vogl, Reinhard: *Akupunktur und bioenergetische Analyse*, Stuttgart: Haug Verlag 1990

Voss, Bernhard: *Auf den Spuren der Kindheit*, physiopraxis, 10/2012, Stuttgart: Thieme Verlag

Weber, Andreas: *Alles fühlt*, Berlin: Berlin Verlag 2007

Weber, Gunthard: *Zweierlei Glück*, Heidelberg: Auer Verlag 1995

Weiss, Halko, Benz, Dyrian: *Auf den Körper hören*, München: Kösel Verlag 1997

Wenninger, Asanger (Hrsg.): *Handwörterbuch Psychologie*, Beltz Verlag 1999

Westerhuis, Pieter, Wiesner, Renate: *Klinische Muster in der Manuellen Therapie*, Stuttgart: Thieme Verlag 2013

Williamson, Marianne: *Rückkehr zur Liebe*, Goldmann Verlag 2016

Yalom, Irvin D.: *Existenzielle Psychotherapie*, Köln: Edition Humanistische Psychologie, 2000

Yalom, Irvin D.: *In die Sonne schauen. Wie man die Angst vor dem Tod überwindet*, München: btb 2010

Weitere Informationen zum Autor sowie zu Seminaren und Ausbildungen zum Thema Körperspuren finden Sie unter **www.koerperspuren.de** und **www.voss-institut.de**.